Therapiekonzepte in der Physiotherapie

Maitland

Thieme

Therapiekonzepte
in der Physiotherapie

Maitland

Gerti Bucher-Dollenz
Renate Wiesner

Robin Blake
Elly Hengeveld
Pierre Jeansgros
Veronika Schöb Mezzanotte
Hugo Stam
Harry J. M. von Piekartz
Alfons Welling
Pieter Westerhuis

46 Abbildungen

19 Tabellen

Georg Thieme Verlag

Stuttgart · New York

Bibliographische Information
der Deutschen Bibliothek
Die Deutsche Bibliothek verzeichnet diese Publikation in der Deutschen Nationalbibliographie; detaillierte bibliographische Daten sind im Internet über http://dnb.ddb.de abrufbar.

Wichtiger Hinweis: Wie jede Wissenschaft ist die Medizin ständigen Entwicklungen unterworfen. Forschung und klinische Erfahrung erweitern unsere Erkenntnisse, insbesondere was Behandlung und medikamentöse Therapie anbelangt. Soweit in diesem Werk eine Dosierung oder eine Applikation erwähnt wird, darf der Leser zwar darauf vertrauen, dass Autoren, Herausgeber und Verlag große Sorgfalt darauf verwandt haben, dass diese Angabe **dem Wissensstand bei Fertigstellung des Werkes** entspricht.
Für Angaben über Dosierungsanweisungen und Applikationsformen kann vom Verlag jedoch keine Gewähr übernommen werden. **Jeder Benutzer ist angehalten**, durch sorgfältige Prüfung der Beipackzettel der verwendeten Präparate und gegebenenfalls nach Konsultation eines Spezialisten festzustellen, ob die dort gegebene Empfehlung für Dosierungen oder die Beachtung von Kontraindikationen gegenüber der Angabe in diesem Buch abweicht. Eine solche Prüfung ist besonders wichtig bei selten verwendeten Präparaten oder solchen, die neu auf den Markt gebracht worden sind. **Jede Dosierung oder Applikation erfolgt auf eigene Gefahr des Benutzers.** Autoren und Verlag appellieren an jeden Benutzer, ihm etwa auffallende Ungenauigkeiten dem Verlag mitzuteilen.

Rüdigerstraße 14
D-70469 Stuttgart
Telefon: + 49/(0)711/8931-0
Unsere Homepage: http://www.thieme.de

Printed in Germany

Umschlaggestaltung: Thieme Verlagsgruppe
Umschlaggrafik: Martina Berge, Erbach
Zeichnungen: Christine Lackner, Ittlingen
Layout: Ulrike und Arne Holzwarth, Stuttgart
Satz: medionet Prepress Services Ltd., Berlin
Druck: Westermann Druck Zwickau GmbH

ISBN 978-3-13-144771-5 1 2 3 4 5

Therapiekonzepte in der Physiotherapie – Vorwort zur Reihe

Bei der Planung dieser Buchreihe stellten wir uns natürlich die Frage, ob es noch zeitgemäß sei, Therapiekonzepten eine Plattform in einer Fachbuchreihe zu geben, sie damit so zu exponieren. Versuchen Physiotherapeuten doch – im Zeitalter der Akademisierung – gerade das „Konzept-Denken" zu überwinden und ihre Therapie im Sinne einer bestmöglichen evidenzbasierten Praxis zu gestalten. Andererseits wissen wir, dass es sehr zeitgemäß und eine Voraussetzung für wissenschaftliches Denken und Handeln ist, Wissen transparent zu machen, Konzepte offen und mit Hintergrundwissen zu diskutieren. Dazu soll diese Reihe beitragen.

Therapie beginnt mit sorgfältigem Untersuchen. Idealerweise analysieren Therapeuten heute mit dem Prozess des Clinical Reasonings die Komplexität jedes einzelnen Anlasses, der Patienten oder Klienten zur Therapie, in die Rehabilitation oder zur Prävention führt. In der Therapieplanung bestimmen Ziele die Richtung, die sich entsprechend der ICF (Internationale Klassifikation der Funktionsfähigkeit, Behinderung und Gesundheit, WHO 2001) auf verbesserte Bedingungen von Strukturen und Funktionen beziehen, auf das Meistern des Alltags und auf die Teilhabe am sozialen Leben.

Wie passen die Konzepte, die zum Teil seit vielen Jahren bestehen (ehemals nach bestem Wissen zu Stande kamen) und in der Regel auf Erfahrungs- bzw. auf empirischem Wissen beruhen, in die heutige Physiotherapie?

Fakt ist, dass die oben genannten Ziele auch heute nicht selten mithilfe der Methoden und Techniken unterschiedlicher Konzepte erreicht werden.

Drei weitere Gründe sprechen ebenfalls für eine kritische Auseinandersetzung mit den Therapiekonzepten:

- Es gibt bereits Wirksamkeitsnachweise, die jeweils im fünften Kapitel „Forschungsbedarf und Forschungsnachweise" der einzelnen Bände dieser Reihe dokumentiert werden.
- Patienten und Therapeuten erleben täglich den Nutzen vieler konzeptorientierter Therapien. In den Konzepten steckt jede Menge Erfahrungswissen, auf das die Physiotherapie nicht verzichten kann. Viele Vertreter der Konzepte sind heute nicht nur willens sondern zunehmend auch in der Lage, notwendige Fragen zur Wirksamkeit der Methoden und Techniken ihres Konzepts zu formulieren, Studien durchzuführen und ausgehend davon ihre Konzepte zu reformieren. Dass bisher wenig geforscht werden konnte, liegt sicher auch an der Gesamtsituation der Physiotherapie in Deutschland. Eine Ausbildung auf der Ebene von Berufsfachschulen behindert den Zugang zu Forschung. Gleichwohl werden z.B. von Seiten der Kostenträger im Gesundheitswesen Wirksamkeitsnachweise gefordert. Eine paradoxe Situation. Erst seit Hochschulen Bachelor- und zunehmend auch Masterstudiengänge für Physiotherapeuten anbieten, bahnt sich der Weg zur Forschung. Möge diese Buchreihe dazu beitragen, offene Fragen zu formulieren.
- Ein Konzept basiert auf Prinzipien, beinhaltet unterschiedliche Methoden und besitzt auf der konkreten Handlungsebene eine Vielzahl von Techniken. Diese Reihe gibt den Vertretern der Konzepte die Möglichkeit, ihr Konzept in einer „upgedateten" Version vorzustellen. Alle Autorenteams sind aufgefordert, herauszuarbeiten, warum ihr Konzept ein unverzichtbarer Teil des physiotherapeutischen „Werkzeugkastens" ist. In diesem Bild entspricht ein Konzept also einem Werkzeug, das für unterschiedliche Bedürfnisse variabel einsetzbar ist. *„Für den, der nur den Hammer kennt, besteht die Welt aus lauter Nägeln."* Dieses Zitat von Paul Watzlawick galt im übertragenen Sinn vielleicht in den vergangenen Jahren für den ein oder anderen Konzept-Vertreter (ich könnte auch Konzept-Fan sagen). Heute gilt es, viele Werkzeuge zu nutzen. Die Konzepte erhalten damit einen Platz in der Physiotherapie, der

ihrem Sinn entspricht. Sie werden zu Werkszeugen, zu Tools – wie es neudeutsch heißt – und dann eingesetzt, wenn sie gebraucht werden.

Hille Viebrock, Physiotherapeutin aus Bremen, ist unsere „Hüterin des Konzepts“. Sie war maßgeblich an der Entwicklung der Reihe beteiligt und liest alle Manuskripte unter den Fragestellungen: *Stellen die Autorenteams das Konzept verständlich dar?* und *Wird der konzeptionelle Gedanke der Reihe eingehalten?*

Sie berät bei Bedarf die Autoren im Sinne des Konzepts, gibt Feedback als erste Leserin und arbeitet eng mit Frau *Dorothee Richard* zusammen, die die diese Reihe redaktionell betreut. Beiden danke ich herzlich dafür.

Rosi Haarer-Becker
Physiotherapeutin,
Programmplanung Physiotherapie

Berufliche Vita Hille Viebrock

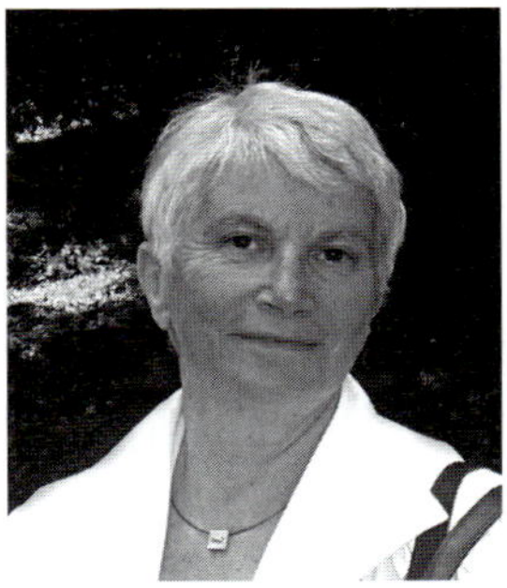

Bis 1964 Ausbildung zur Physiotherapeutin in Marbug
1968-1982 Arbeit in eigener Praxis
1970 Weiterbildung (Bobath) in Hamburg für die Arbeit mit behinderten Kindern
1972 Weiterbildung(Refresher Bobath) in Bern
1973-1979 Mitarbeit im Doktoranden-Colloquium im Fachbereich Behindertenpädagogik der Universität Bremen
1974 Weiterbildung in Wahrnehmungstätigkeit und Wahrnehmungsstörungen in Bad Ragatz, Schweiz
Von 1982- 2003 leitende Physiotherapeutin im Integrationsbereich des Landesverbandes ev. Tageseinrichtungen für Kinder, Bremen
Entwicklung des Konzeptes zur Integrierten Therapie
Von Mai 1991-Mai 2007 Vorsitzende der Vereinigung der Bobath-Therapeuten Deutschlands e.V..
Seit Mai 2006 Koordinierung des Wissenschaftlichen Beirates der Vereinigung der Bobath-Therapeuten Deutschlands e.V.

Geleitwort

In der heutigen Zeit der evidenzbasierten Medizin ist es notwendig, den Schatz von Erfahrungen, die theoretischen Modelle und den Platz in der gesundheitlichen Versorgung der verschiedenen Physiotherapiekonzepte zu beleuchten und zu diskutieren. Therapie oder Gesundheitsförderung sind sehr komplexe Prozesse. Sie sind umfassender als das, was Messdaten beschreiben können. In den Therapieprozessen passiert eine Menge, was durch die Kriterien der evidenzbasierten Medizin nicht erfasst wird. Es ist einiges in der Therapie messbar, aber genau wie in der Medizin, längst nicht alles. Da gilt es, neben dem Messbaren, qualitative Prozesse zu beschreiben und deren theoretische Fundierung herauszuarbeiten.

Dieses hat sich die Buchreihe *Therapiekonzepte in der Physiotherapie* zur Aufgabe gemacht.

Es werden verschiedene Konzepte mit ihrer theoretischen Fundierung, mit ihrem großen Erfahrungsschatz, ihrer wissenschaftlichen Durchdringung und ihrem Platz in der gesundheitlichen Versorgung in Deutschland vorgestellt.

Da die verschiedenen Bände dieser Reihe einem gemeinsamen Muster folgen, lässt sich ein guter Vergleich der Konzepte anstellen, ihre Überschneidungen und ihr Einzigartiges erkennen.

Therapeutinnen und Therapeuten können mithilfe dieser Reihe über ihren eigenen „Konzept-Tellerrand“ hinausblicken und sich patienten- und situationsbezogen individuell in ihrem therapeutischen Vorgehen entscheiden.

Kostenträger erhalten einen Überblick über die Vorgehensweisen und Effekte der verschiedenen Physiotherapiekonzepte in der Gesundheitsversorgung.

Am Ende der Reihe wird die Vielfalt der therapeutischen Konzepte in der Physiotherapie deutlich werden. Spannend wäre es, in einem weiteren Schritt herauszuarbeiten, wodurch die Vielfalt entsteht:

Durch die konzeptionelle, theoretische Fundierung?

Durch die Prinzipien?

Durch die Methoden?

Durch die Techniken?

Oder durch alle vier Ebenen?

Und wie viel Gemeinsamkeiten zeigen sie trotz der Vielfalt?

Hille Viebrock

Vorwort

Die Idee, im Rahmen der Buchreihe *Therapiekonzepte in der Physiotherapie* das Maitland-Konzept vorzustellen, hat uns sofort begeistert. In Zukunft wird es immer mehr zu einer Verschmelzung der einzelnen Konzepte kommen und gerade deshalb erscheint es uns wichtig, die konzeptionelle, theoretische Fundierung, die Prinzipien, die Methoden und die Techniken des Mailtand-Konzeptes zusammenfassend zu dokumentieren. Das Maitland-Konzept hat seit seiner Entwicklung in den 50er Jahren die Physiotherapie maßgebend beeinflusst. Viele Physiotherapieausbildungen, vor allem im angelsächsischen Raum, wenden die Prinzipien, Methoden und Techniken aus dem Maitland-Konzept an. Aus Feedback von Kursteilnehmern wissen wir, dass das Konzept eine große Hilfe bei der Analyse und Behandlung von individuellen Patientenproblemen ist.

Das Maitland-Konzept ist ein manualtherapeutisches Konzept und somit ein Spezialgebiet der Physiotherapie für das Management von neuromuskulo-skelettalen Bewegungsdysfunktionen. Wir sind alle herausgefordert, den Spagat zwischen den Ansprüchen der Wissenschaft, der Kostenträger, dem evidenzbasierten Vorgehen und dem individuellen Problem des Patienten und seinen Ansprüchen auszuführen. Für G.D. Maitland ist die geistige Beweglichkeit des Therapeuten eine Grundvoraussetzung, um diesen Spagat möglichst elegant und effektiv zu beherrschen. Maitland legt Wert auf sorgfältige und umfassende Untersuchung, die zur genauen Anwendung von Bewegungsbehandlungen führt. Die Beurteilung des Effekts solcher Behandlungen auf den Patienten, bildet die Basis für moderne klinische Verfahrensweisen. Die Definition von EBP (Integration von bester Evidenz aus Forschung mit klinischer Expertise und individuellen Patientenwerten) entspricht genau der Vorgehensweise im Mailtand-Konzept. Das Denkmodell Brickwall, bildet die Basis für dieses Vorgehen und für das heutige Clinical Reasoning.

Der Leser, der sich mit den Alleinstellungsmerkmalen des Konzeptes befasst, wird schnell klar, welcher Reichtum an Grundlagen im Maitland-Konzept verborgen ist. Diese werden im Kapitel 2 dargestellt und sollen aufzeigen, was die Einzigartigkeit des Konzeptes ausmacht und inwiefern sich das Konzept von anderen abgrenzt.

Dieses Buch soll dem interessierten Physiotherapeuten helfen, möglichst schnell einen Einblick in die Prinzipien, Methoden und Techniken des Konzeptes zu erhalten.

Es eignet sich auch ausgezeichnet für Physiotherapeuten in der Ausbildung, Berufsanfänger oder auch anderen Berufsgruppen zur Orientierung.

Die inhaltliche Gliederung entspricht den anderen Büchern dieser Reihe und stellt sich folgendermassen dar:

- Im Kapitel 1 werden die geschichtlichen Hintergründe des Konzeptes dargestellt
- Im Kapitel 2 schildern wir das Konzept heute mit der Darstellung der Alleinstellungsmerkmale
- Im Kapitel 3 wird gezeigt, wie das Konzept am Beispiel eines Patienten angewandt wird
- Im Kapitel 4 geht es um die Bedeutung des Maitland-Konzeptes aus gesundheitswissenschaftlichen Perspektive
- Im Kapitel 5 wird dargestellt, welchen Bezug das Konzept zur Forschung hat
- Im Kapitel 6 wird mit einem Blick ins Ausland dargestellt, wie sich das Konzept verbreitet hat und wie es sich heute vor allem in Europa darstellt
- Im Anhang findet der Leser alles Wesentliche über das Kurssystem und die Aus- und Weiterbildung

Die Basisprinzipien dieses Konzeptes sind aktueller als je zuvor. Es wird immer weiter verfeinert und an die jeweiligen Anforderungen angepasst. Das Maitland-Konzept gehört zu den großen und bedeutenden Strömungen in der Manuellen Therapie. Mit diesem Buch wollen wir dokumentieren, wo wir

heute stehen und wohin wir uns weiter entwickeln wollen.
Es ist uns gelungen mehrere Autoren für dieses Buch zu gewinnen, erst das hat es möglich gemacht die einzelnen Kapitel durch Spezialisten zu beleuchten. Wir möchten an dieser Stelle unseren Autoren herzlich danken, für Ihre spontane Zusage und für die engagierte Mitarbeit an diesem Buch.
Herzlichen Dank an Dorothee Richard für ihren Input durch die redaktionelle Bearbeitung und an Rosi Haarer-Becker vom Thieme Verlag für ihre stets unterstützende und aufmunternde Betreuung.

Gerti Bucher-Dollenz und Renate Wiesner

Sackett, D. L., Rosenberg, W. M. C., Gray, J. A. M., Haynes, R. B., & Richardson, W. S. (1996). Evidence based medicine: what it is and what it isn't. British Medical Journal, 312(7023), 71-72.

Anschriften

Gerti Bucher-Dollenz
Mittelgasse 27
CH 8888 Heiligkreuz

Renate Wiesner
Fellendsweg 24
28279 Bremen

Robin Blake
4 Manor Court
HG4 3RP Ripon North Yorkshire
GROSSBRITANNIEN

Elly Hengeveld
Batlimattweg 3
5036 Oberentfelden
SCHWEIZ

Pierre Jeangros
Chemin de Crochet 20
1095 Lutry
SCHWEIZ

Veronika Schöb Mezzanotte
Avenue Vinet 11
1004 Lausanne
SCHWEIZ

Hugo Stam
Breitestraße 36
5330 Zurzach
SCHWEIZ

Dr. Harry von Piekartz
Stobbenkamp 10
NL 7631 CP Ootmarsum
NIEDERLANDE

Prof. Dr. Alfons Welling
Institut 5 Behindertenpädagogik
Fachbereich Erziehungswissenschaft
Sedanstrasse 19
20146 Hamburg

Pieter Westerhuis
Heimlisbergstraße 47
4513 Langendorf
SCHWEIZ

Vitae

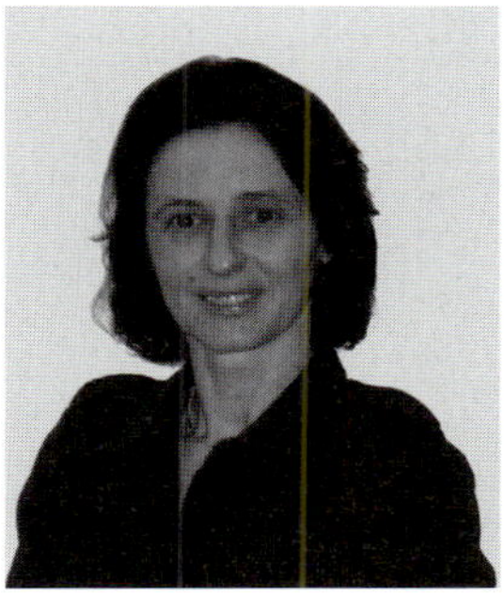

Gerti Bucher-Dollenz

MAS Physiotherapie (University of South Australia), MAS Educational Design (PHW Zürich), Dip Phy, OMT

Gerti Bucher-Dollenz diplomierte als Physiotherapeutin 1983 in Klagenfurt, Österreich, 1993 erwarb sie den MAS in Manipulativer Physiotherapie an der University of South Australia, Australien. Sie unterrichtet seit 1994 als IMTA Dozentin Kurse in Manueller Therapie nach dem Mailtand Konzept in der Schweiz, Deutschland und Österreich. Zusätzlich unterrichtet sie seit 1996 Neurale Mobilisationen für die NOI (Neuro-Orthopaedic Institute, Australia). Da die Unterrichtstätigkeit im Bereiche Manueller Therapie zu ihren beruflichen Schwerpunkten zählt, absolvierte sie 2007 eine MAS Ausbildung in Educational Design an der PHW in Zürich.

Neben ihrer Unterrichtstätigkeit arbeitet sie als Physiotherapeutin in einer Privatpraxis in der Schweiz, mit dem Schwerpunkten Manuelle Therapie (Orthopaedie und Neurologie) sowie chronisches Schmerzmanagement. Zusätzlich ist sie als klinische Supervisorin und Prüfungsexpertin für die OMT Ausbildung der Schweiz tätig.

Gerti Bucher-Dollenz ist ein aktives Mitglied der IMTA und war von 2001 bis 2004 Chairperson der IMTA. Seit 2007 ist sie Prüfungsexpertin der IMTA und mitverantwortlich für die Zertifizierung der neuen IMTA Dozenten.

seit 2007	Prüfungsexpertin der IMTA
seit 2001	Klinische Supervisorin für die Schweizer OMT (Orthopädisch Manuelle Therapie) Ausbildung
seit 1996	Unterrichtstätigkeit für die postgraduierte Ausbildung in Neuralen Mobilisationen als offizielles Mitglied der NOI (Neuro-Orthopaedic Institute)

seit 1994	Unterrichtstätigkeit für die postgraduierte Ausbildung in Manueller Therapie als offizielles Mitglied der IMTA (International Maitland Teacher's Association) an verschiedenen Fortbildungszentren in der Schweiz, Österreich und Deutschland
2001–2004	Chairperson der IMTA
2001–2006	Prüfungsexpertin für die Schweizer OMT Ausbildung
1991–1993	Master of Applied Science in Physiotherapy, University of South Australia, Australia
1993	OMT Diplom (IFOMT Standart)
1983	Diplom für Physiotherapie, Klagenfurt, Austria
1980	Matura, Klagenfurt, Austria

Praktische Tätigkeit als Physiotherapeutin:

seit 1999	Selbständige Tätigkeit als Physiotherapeutin
1985–1999	Rheuma und Rehabilitationszentrum Klinik Valens, Schweiz
1984–1985	Regionalspital Thun, Schweiz
1983–1984	Rehabilitationszentrum Zurzach, Schweiz

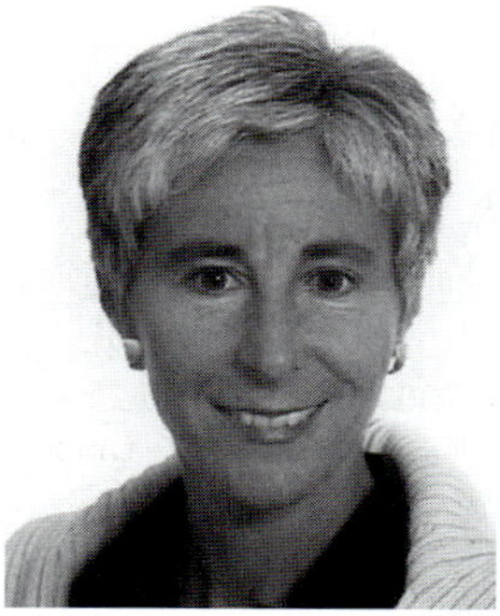

Renate Wiesner

dipl. Physiotherapeutin HF, OMT SVOMP, Teacher IMTA

1985	Diplom an der Physiotherapieschule am Universitätsspital Basel
1985 – 1988	in Bad Ragaz, 1986 Beginn mit Maitland Kursen in der Hermitage
1988–1991	Privatpraxis in Italien (1990 Beginn mit Instruktorenausbildung)
1991–1992	Privatpraxis in Luzern Schweiz
seit 1992	Durch deutschen Ehemann in Bremen, 2 Kinder
seit 1994	Klinische Tätigkeit bei Sporthep „Werder“, Zentrum für Sporttherapie und Rehabilitation des Bundesligavereins Werder Bremen

Seit 1996	Teacher imta Unterrichtstätigkeit in Dänemark, Deutschland, Italien und Spanien Interessengebiete: allgemeine Bewegungsberatung, Selbstmanagement, Overuse Syndrome im Sport (selbst aktive vielseitige Sportlerin)
seit 2001	IMTA: aktives Boardmitglied, seit 2004 Vizepräsidentin Publikationen über LWS und Schleudertrauma, Referentin an mehreren nationalen Kongressen

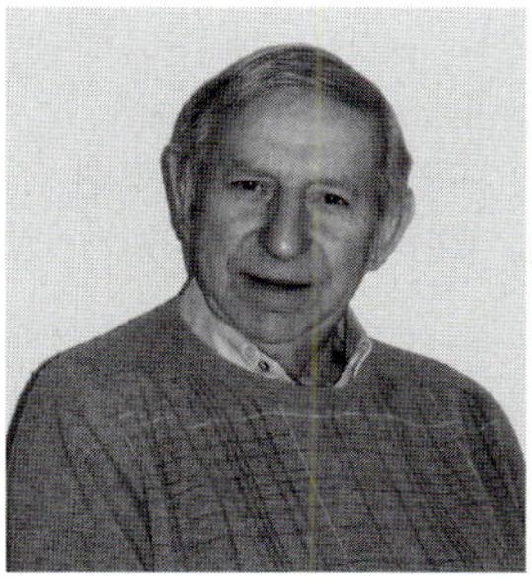

Robin Blake

Robin Blake ist Physiotherapeut mit vielen Jahren Erfahrung in der ambulanten Praxis und im Unterrichten von graduierten Physiotherapeuten. Er ist Mitglied der IMTA International Maitland Teacher's Association, des NOI Neuro Orthopaedic Institute teaching team und der Vereinigung der Mulliganlehrer. Er gibt zahlreiche Kurse in Großbritannien, den Niederlanden, in der Schweiz, in Deutschland und in Finnland.

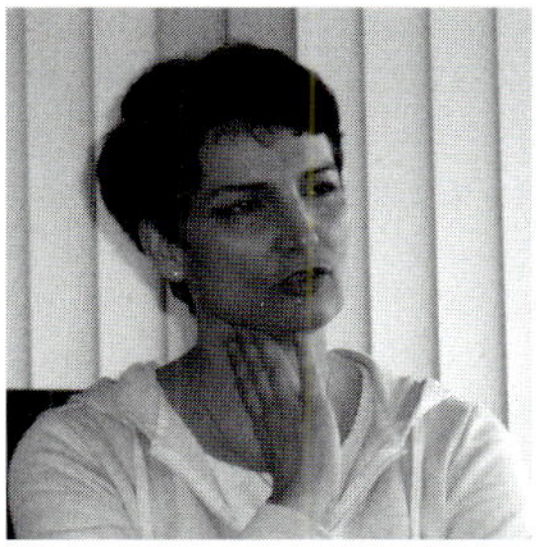

Elly Hengeveld

Ausbildung:

- 1980 Physiotherapeutin, Rotterdam NL
- 1990 OMT Ausbildung SVOMP (Schweizerischer Verband für Orthopaedische Manipulative Physiotherapie)
- 1992 Fachlehrerin Manuelle Therapie (Maitland Konzept® IMTA); seit 2003 senior-teacher
- Ausbildner BKS – Berner Kaderschule
- 2000 Masters of Science (MSc) an "University of East London", GB – London mit der Thesis: *"Psychosocial Issues in Physiotherapy in Switzerland: Manual Therapists' perspectives and observations"*

Tätigkeitsgebiet:
Unterricht, Arbeit in Physiotherapie-Praxis
Kursleitung:

- Kurse in Manueller Therapie (Maitland Konzept)
- Co-Leitung der Ausbildung „Zurzacher Schmerztherapeut" ZST – interdisziplinäre Ausbildung in Schmerzmanagement; CH-5036 Zurzach)

- „Der chronifizierende Rücken" – sekundäre Prävention und psychosoziales Assessment für Physiotherapeuten
- „Clinical Reasoning – Prozesse" für Physiotherapeuten, Ergotherapeuten, Manualtherapeuten und Physiotherapie-Studenten
- „Biomechanik der Hand und Einführung in manuelle Therapie nach dem Maitland Konzept" für Ergotherapeuten

sonstige Tätigkeiten:

- 1991 – 1997 Vorstandsmitglied des Schweizerischen Verbandes für Manipulativer Physiotherapie (SVMP) – Verantwortlich für die Publikation "SVMP-Bulletin"
- 1994 – 2001 Präsidentin der International Maitland Teachers' Association (IMTA)
- Seit 1995: Mitglied des Ausbildungskomitees der OMT- Ausbildung des Schweizerischen Verbandes für Orthopädischen Manipulativen Physiotherapie (SVOMP)
- Seit 2006: Koordinatorin der Ausbildung Manuelle Therapie Maitland-Konzept an der Hochschule Utrecht-NL (gemeinsam mit Harry von Piekartz)

Hauptinteressen in Bezug zu Physiotherapie:

- Die Bedeutung von Bewegung und Berührung in ihren verschiedenen Perspektiven
- Behandlung von Patienten mit chronischen Schmerzen aus einer ganzheitlichen, biopsychosozialen Perspektive
- Clinical Reasoning in der Physiotherapie
- Theoretische Modelle und ihren Einfluss auf das Clinical Reasoning in der Physiotherapie – Paradigmen der Salutogenese in der Physiotherapie
- Qualitative Forschungsprozesse in der physiotherapeutischen Forschung

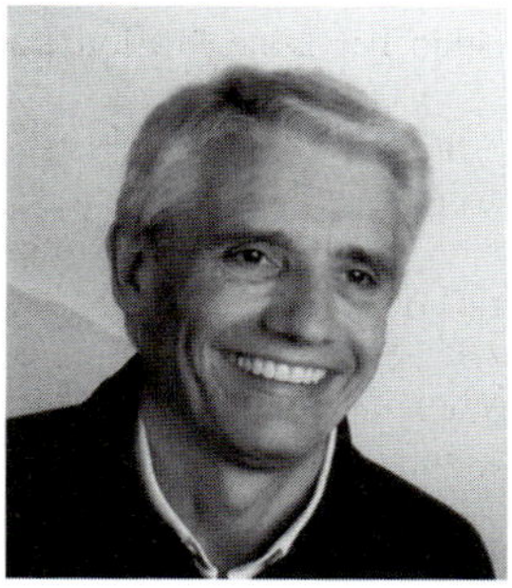

Pierre Jeangros

PT, PT OMTsvomp, IMTA Senior Instruktor

Pierre Jeangros schloss seine Berufsausbildungen zum staatlich anerkannten Physiotherapeut am Universitätsspital in Basel, Schweiz, 1981 ab.

Als Gründungspräsident des Schweizerischen Verbands für Manipulative Physiotherapie vertrat er ab 1985 zehn Jahre lang das Maitland Konzept in politischen und fachlichen Belangen.

Nachdem er an der Universitätsklinik in Basel und Lausanne gearbeitet hatte, eröffnete er 1987 in

Lutry, Schweiz seine Praxis und im Jahr 2000 ein Postgraduierten-Fortbildungszentrum, wo er weiterhin klinisch arbeitet und manipulative Therapie unterrichtet.
Pierre qualifizierte sich 1988 als Instruktor der International Maitland Teachers Association (IMTA) und wurde 1992 zum Senior Instruktor ernannt.
Er unterrichtete in der Schweiz, Deutschland, Italien und Belgien und wurde als Sprecher zu verschiedenen Kongressen eingeladen.

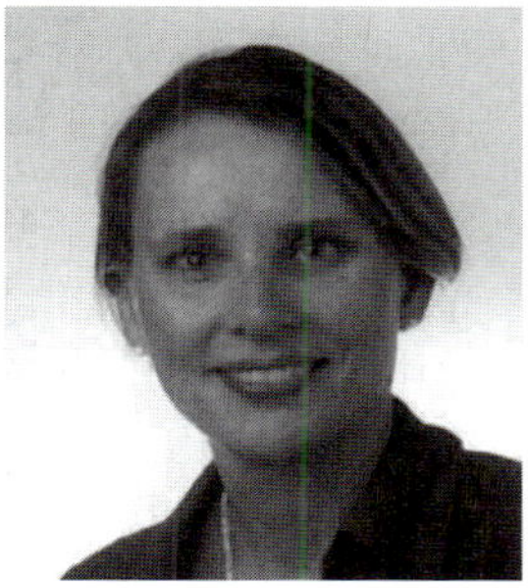

Veronika Schöb Mezzanotte

MHA (Masters in Healthcare Administration), PT, OMT
Veronika Schöb absolvierte die Physiotherapieausbildung in Luzern und arbeitete während einigen Jahren in Spitälern und Privatpraxen. 1996 verlegte sie ihren Wohnsitz in die Vereinigten Staaten, wo sie als Physiotherapeutin in einem Rehabilitationszentrum in Rhode Island arbeitete. Berufsbegleitet absolvierte sie ein Masters in Healthcare Administration am Simmons College in Boston, Massachusetts, das sie in 2001 abschloss. Im selben Jahr erlangte sie auch das Diplom als Manualherapeutin OMT svomp. Von 2001 bis 2002 arbeitete sie als Forschungsassistentin am New York University Medical Center in New York City. Seit 2002 ist sie Dozentin an der Fachhochschule Westschweiz in Lausanne (HECVSanté). Ihr Forschungsinteresse liegt im Bereich der Kommunikation und insbesondere in der Interaktion zwischen PhysiotherapeutIn und PatientIn. Seit 2006 ist sie als Doktorandin der Soziologie an der University of Nottingham eingeschrieben.

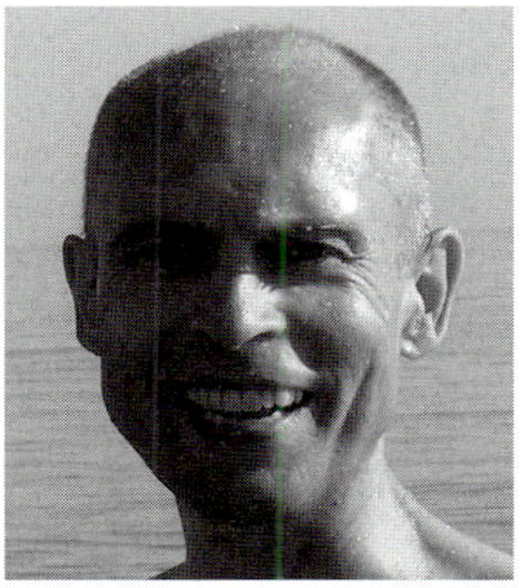

Hugo Stam

Hugo hat seine Physiotherapie Grundausbildung 1981 in Amsterdam abgeschlossen, seit 1982 wohnt und arbeitet er in der Schweiz.
Zweimaliger Studienaufenthalt in Australien, 1994 mit dem Master of Applied Science an der Universität von Südaustralien abgeschlossen.
Seit 1984 klinisch tätig in der RehaClinic in Zurzach, in den letzten Jahren als klinischer Supervisor der Abteilung Physiotherapie.
Neben dieser klinischen Tätigkeit ist er seit 1990 als Lehrer tätig; einerseits als principal Instructor

der International Maitland Teachers Association (IMTA), andererseits als Mitglied des Neuro-Orthopädischen Instituts (NOI). Zudem ist er Mitglied des Ausbildungskomitees des Schweizerischen Verbandes Orthopädischer Manipulativer Physiotherapie (SVOMP). Spezielle Interessensbereiche sind Clinical Reasoning, neuropathische Schmerzmechanismen und Aufklärung derer Zeichen und Symptome in klinischen Situationen.

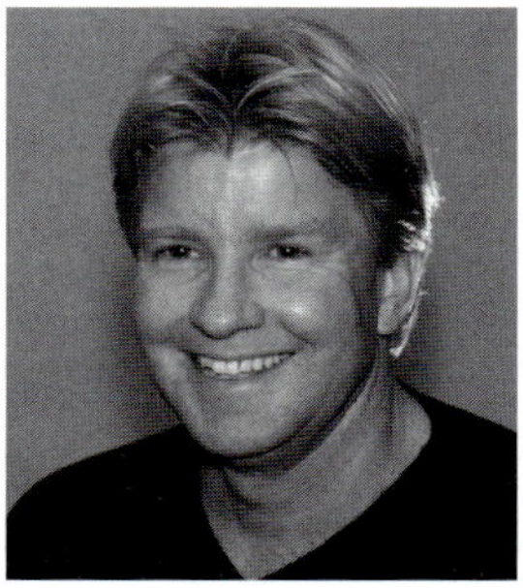

Dr. Harry J.M. von Piekartz

Harry von Piekartz machte seinen Abschluss in Manueller Therapie im Jahre 1985 und bildete sich danach in der Schweiz weiter (Manual Therapie Maitland Konzept 1988).
1993 machte er den OMT Abschluss in Holland bei der Dutch Manual Therapy Association (NVMT).
1994 bestand er die Instruktorenprüfung bei der International Maitland Teachers Association (IMTA) und wurde 2002 zum Senior Instruktor befördert.
Im Jahre 2000 absolvierte er zudem den Master of Science in Phyiotherapie an der Universität von Leuven (Belgien) mit dem Thema „The neurodynamic test of the mandibular nerve, reliability and normal values".
Harry ist auch Mitglied des NOI (Neuro Orthopaedic Institute). Seine Hauptinteressen sind Patienten mit schwierigen Kopf- und Nackenproblemen.
Sein Buch „Kraniofaziale Dysfunktionen und Schmerzen" wurde im Jahr 2000 im Georg Thieme Verlag veröffentlicht und erschien 2001 unter dem Titel "Cranialfacial Dysfunction and Pain, Manual Therapy, Assessment and Management" in dem englischen Verlag Butterworth Heinemann. Eine spanische Ausgabe erschien im Jahr 2003.
2002 war er einer der Hauptinitiatoren der Cranial Facial Therapy Academy (CRAFTA).
2004 erhielt er die Auszeichnung „Fellow of the International College of Cranio Mandibular Orthopedics" (ICCMO) in Deutschland. Zu diesem Thema publizierte Harry auch verschiedene Artikel und auf diesem Gebiet machte er seinen PhD Abschluss im Juli 2005 an der Staffordshire University (UK).
2005 wurde im Georg Thieme Verlag ein weiteres Buch von ihm unter dem Titel "Kiefer-, Gesichts- und Zervikalregion – Neuromuskuloskeletale Untersuchung, Therapie und Management" veröf-

fentlicht, das 2007 in englischer Sprache bei Butterworth Heinemann erscheinen ist.
Zu 50% unterrichtet Harry heute u.a. Manuelle Therapie in verschiedenen Ländern Europas und ist einer der Hauptkoordinatoren in der Ausbildung (OMT), Manuelle Therapie und Maitland Konzept in den Niederlanden.
Zu 30% arbeitet er in seinen Praxen in Ootmarsum und zu 20% in der Forschung.

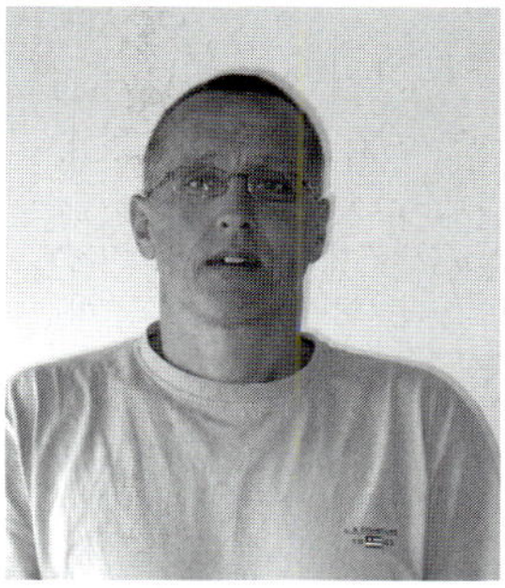

Pieter Westerhuis

Ausbildung
Academie für Physiotherapie, August 1977 – Juli 1981
Maitland Instruktor – Abschluß, Oktober 1988
Maitland Senior-Instruktor, August 1991
Maitland Principal Instruktor, August 1997
Arbeitsstellen
Bezirksspital Huttwil, Oktober 1981 – Dezember 1982
Privatpraxis Erlenbach, Januar 1983 – Dezember 1983
Bürgerspital Solothurn, Januar 1984 – Februar 1987
Chefphysiotherapeut Solothurn, März 1987 – Dezember 1989
Privatpraxis
Januar 1990
Hauptaufgabenbereich
Seit Januar 1990 tätig als Maitland-Instruktor mit ca. 26 Wochen Unterricht in Deutschland, Schweiz, Österreich, Holland, Spanien und Italien. Zusätzlich ca. 20 Wochen pro Jahr als freier Mitarbeiter in einer Privatpraxis tätig.
Weitere Aufgabenbereiche
Fachlicher Beirat für die Zeitschrift „manuelletherapie“ Thieme Verlag seit deren Gründung 1997.
Examinator für die Abschlussprüfung für OMT in den Niederlanden und der Schweiz.
Verantwortlich für die Entwicklung von Curriculum und Syllabus für themenorientierte Kurse wie z.B. Schulterinstabilität.
Vorstandsmitglied der International Maitland Teacher's Association (IMTA) mit speziellem Aufgabenbereich der Qualitätskontrolle.
Mitglied der Gruppe für Curriculum und Syllabus innerhalb der IMTA.

Mitglied der Prüfungskommision für zukünftige IMTA- Instruktoren.

Spezielle Interessen innerhalb des Fachgebietes

- Zervikale Kopfschmerzen
- Zervikale Instabilität
- Schleudertrauma
- Schulterinstabilität vs. Impigement

Hobbys

- Familie (4 Kinder und Frau)
- Hund
- Fahrradfahren
- Joggen

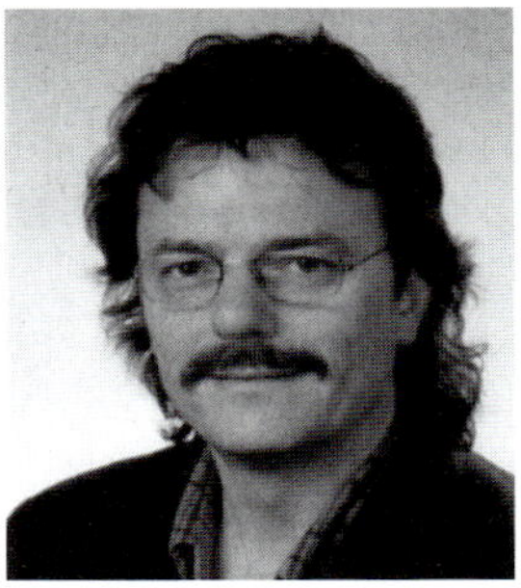

Prof. Dr. Alfons Welling

An der Fakultät für Erziehungswissenschaft, Psychologie und Bewegungswissenschaft (Fakultät 4) der Universität Hamburg leitet Prof. Dr. Alfons Welling den Studienschwerpunkt Sprachliche Beeinträchtigung bei Kindern und Jugendlichen im Institut für Behindertenpädagogik des Fachbereichs 1. Mit der Physiotherapie verbindet ihn seine Zusammenarbeit mit der Vereinigung der Bobath-Therapeuten Deutschlands e.V.

Inhaltsverzeichnis

Prolog

Konzepte, Prinzipien, Methoden und Techniken der Physiotherapie

Prolog

Alfons Welling

Einführung

Physiotherapie erfordert von Physiotherapeuten fachliche Reflexionskompetenzen. Um diese zu erlangen, ist ein weites Blickfeld – im Detail wie im gesamten Kontext – wichtig (Lohse-Busch et al. 2001). Die tägliche Arbeit mit den Patienten wirft zahlreiche Fragen auf, die den Wunsch vieler Therapeuten nach Gewissheit wecken, dass das, was sie therapeutisch tun, auf „richtiger" Erkenntnis beruht. „Richtig" heißt, man sucht nach gesicherten Grundlagen für präventive und therapeutische Maßnahmen, die über genügend „Beweiskraft" verfügen und in der Physiotherapie für die Richtigkeit der Erkenntnis bürgen können. Die so fundierte Praxis ist ein wesentlicher Teil der *evidence based* Praxis. Im Großen ist diese Basis gleichbedeutend mit der wissenschaftlichen Praxis (Sackett et al. 1999), im Kleinen bedeutet dies, das eigene Tun immer wieder zu hinterfragen.

Therapiekonzepte bilden eine von vielen theoretischen Grundlagen der Physiotherapie. An ihnen richtet sich die Praxis aus. Ein Therapiekonzept beinhaltet die Indikation für therapeutische Maßnahmen, es bewertet und gewichtet das physiotherapeutische Vorgehen und beurteilt Therapieergebnisse, sodass die *Therapiequalität* gesichert wird und sich weiterentwickelt.

Ein Therapiekonzept bildet den Rahmen für Ansprüche, Leitgedanken und Grenzen, in dem Problemfelder der täglichen Berufspraxis von wissenschaftlichen Fragestellungen differenziert, eingegrenzt und begründet werden können.

Erst wenn Klarheit über die Grundlinien eines *Therapiekonzeptes* herrscht, werden Ideen sichtbar, nach denen ein physiotherapeutischer Ansatz „im Prinzip" verfährt. Wenn gültige *Therapieprinzipien* als Leitsätze eines *Therapiekonzeptes* ausgewiesen sind, wird transparent, anhand welcher Entscheidungsgrundlagen bestimmte *Therapiemethoden* ausgewählt werden, die sich bis in die Handhabung von einzelnen *Therapietechniken* auswirken. Nur in einem Konzept der strukturierten Begriffe sind schließlich die Methoden und Techniken der Praxis im Sinne des Wortes „aufgehoben".

Die Bedeutung und das *Beziehungsgeflecht* von Konzepten, Prinzipien, Methoden und Techniken der Physiotherapie werden im Folgenden systematisch beschrieben. Ziel dieses Prologs ist es, die Begriffe Konzept, Prinzip, Methode, Technik zu klären und anhand dieser vier Kategorien die speziellen

Box 1

EBM: Studien werden nach ihrer wissenschaftlichen Beweiskraft eingestuft. Dies beschreibt der Fachterminus EBM (evidence based medicine), der auch das Feld der Therapieforschung umfasst (Jaster 1997). Es geht um die klinische Anwendung von wissenschaftlich gewonnenen Erkenntnissen, die aufgrund bestimmter Merkmale als mehr oder weniger beweiskräftig eingestuft werden. Sinn einer derartigen Bewertung wissenschaftlicher Studien ist eine leichtere Beurteilung durch praktisch tätige Ärzte und Therapeuten, die dadurch eher ihre Praxis nach wissenschaftlich fundierten Ergebnissen ausrichten und somit die Qualität ihres Handelns absichern und verbessern können. EBM ist also ein Prozess, bei dem sich therapeutisches Denken und Handeln stetig ändert aufgrund neuer wissenschaftlich untermauerter Erkenntnisse (de Bie u. Kool 2004). Letztlich profitieren die Patienten von der evidenzbasierten Praxis ihrer Physiotherapeuten.

Für diese Einstufung gibt es, ausgehend von der US-amerikanischen Fachliteratur, mehrere leicht voneinander abweichende Skalen, die die Sicherheit oder das Niveau der Beweislage von Erkenntnissen klassifizieren (level of evidence; Sakett et al. 1996, Muir Gray 1997, Butler u. Darrah 2001). In diesen Skalen erhalten randomisierte kontrollierte Studien (RCT) oder deren Meta-Analyse den Evidenzgrad I als „Goldstandard", während beispielsweise Expertenmeinungen oder klinische Erfahrungen nur mit einem Evidenzgrad V gekennzeichnet werden.

Ansätze der Therapiekonzepte aufzugliedern und zu vergleichen. Das illustrierte Schachtelungsverhältnis der vier Kategorien besagt, dass der zentrale *Angelpunkt im Konzept* liegt (Abb. **1**). Dieses generiert eine *Reihe typischer Prinzipien* der Therapie, die hierin eine Ordnung finden. Methoden dieses Therapiekonzeptes werden konzeptuell erkennbar. Schließlich die Techniken der Physiotherapie: Sie sind berufsmäßig professionalisiert, konzeptuell rückführbar, prinzipiell ableitbar und methodisch handhabbar.

Weiter werden in allen Bänden der Reihe „Therapiekonzepte in der Physiotherapie" jeweils in Kapitel 2 die Alleinstellungsmerkmale des Therapiekonzeptes beschrieben. So entsteht ein Profil des Konzeptes, das seine Einzigartigkeit beschreibt und es damit von anderen Therapiekonzepten unterscheidbar macht.

Im vorliegenden Band geht es um die spezifischen inhaltlichen Bestimmungen des Bobath-Konzeptes und seine unverwechselbaren Merkmale, seine Alleinstellungsmerkmale oder – wie es in der Wirtschaft heißt – seine Unique selling proposition (USP).

Konzepte: Systematisch den Standpunkt gewinnen

Therapiekonzepte dienen als Angelpunkt physiotherapeutischer Praxis (siehe Abb. 1). Die innere Struktur eines Konzeptes (*lat.* Begriff) bilden zentrale Begriffe. Im Maitland-Konzept sind das z. B. Begriffe wie Untersuchung und Behandlung des neuromuskuloskelettalen Systems mittels passiver Bewegungen auf der Grundlage des Denkmodells Brickwall.

Im wissenschaftlichen Sinn ist ein Konzept darauf angelegt, den Praxiskontext von Planung, Durchführung und Auswertung mit wissenschaftlichen Methoden zu entdecken, zu verstehen und zu deuten. Das heißt, dass Außenstehende die therapeutischen Ergebnisse mit objektiven Messverfahren prüfen können und zu den gleichen Ergebnissen kommen wie der nach einem bestimmten Konzept behandelnde Therapeut. Um einen physiotherapeutischen Ansatz wesensmäßig einzuschätzen, ist sein konzeptueller Charakter die einzig rational handhabbare Orientierungsgrundlage für evidenzbasierte Bewertungen. Das heißt, die Wirkungsweisen spezieller physiotherapeutischer Techniken zu untersuchen macht nur Sinn, wenn sie *nicht* isoliert, sondern in einem größeren Gesamtzusammenhang gesehen werden. Beispiel: Eine spezielle bewegungserweiternde Gelenktechnik ist nicht nur nachweislich wirksam, sondern sie ist auch sinnvoll, weil Patienten durch sie selbstständiger werden.

Übergeordnete, wissenschaftliche Messmethoden machen die auf einem Therapiekonzept beruhenden therapeutischen Ergebnisse nachvollziehbar.

Um ein Therapiekonzept zu erschließen ist es sinnvoll, das Ansinnen seiner Konstrukteure zu formulieren – also nach seiner Entstehungsgeschichte zu fragen und das System der zentralen Begriffe zu ergründen. Dazu gilt es, folgende Fragen zu klären:

- Welche Ausgangsideen und Gedanken ließen das Konzept entstehen?
- Wovon lassen sich die Entwickler dieses Konzeptes erkennbar leiten?
- Auf welche wissenschaftlichen Modelle oder (Alltags-)Theorien greifen sie zurück?
- Wie definieren die Entwickler die Verwendung und Reichweite dieser Theorien und inwieweit

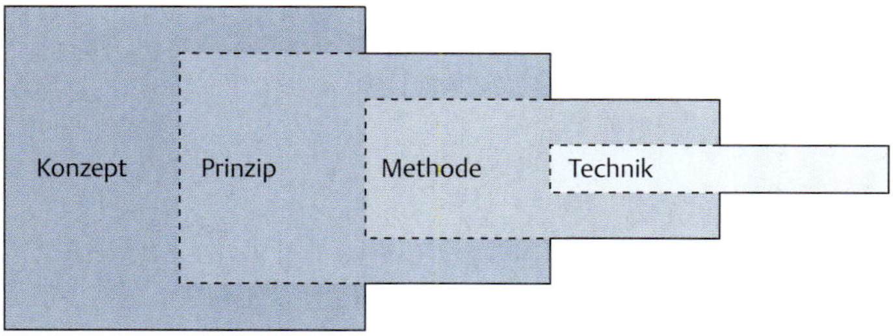

Abb. 1 Strukturierte Vereinigung der Begriffe Konzept, Prinzip, Methode und Technik in einem physiotherapeutischen Konzept.

sind sie für ein physiotherapeutisches Gebiet überhaupt tauglich?

Um diesem hohen Anspruch gerecht zu werden, müssen sich die meisten Therapiekonzepte in Bezug auf ihre Grundaussagen und ihre differenzierten Aussagen über Teilbereiche therapeutischen Handelns erst noch entfalten und verdeutlichen. Folglich sind wissenschaftliche wie praktische Konzepte in einem weiten Sinn theoretische Überlegungen, auf deren Grundlage ihre Entwickler versucht haben, ein Problem zu benennen oder zu lösen.

Methoden sind die Verfahrensweisen innerhalb eines Konzeptes.

Prinzipien: Leitfunktion für die Praxis

Physiotherapeuten bezeichnen Regeln bzw. Leitbilder für das Durchführen einer Behandlungstechnik als Prinzipien (*lat.* Anfang, Ursprung, Grundstoff). Prinzipien sind somit Gestaltungs*ideen* der therapeutischen Praxis, an denen Therapeuten ihr Handeln ausrichten. Mit Prinzipien sind *Wertorientierungen* verbunden, denn was physiotherapeutisch prinzipiell für *wichtig* gehalten wird, empfindet die Therapeutin vermutlich auch als *gut*.

Prinzipien bieten Therapeuten Handlungsorientierungen für die Praxis.

Therapieprinzipien beruhen nicht nur auf anerkannten *Grundsätzen*, die nicht mehr bewiesen werden müssen, sondern auch auf *Überzeugungen*, die einzelne Therapeuten und/oder eine Gruppe von „gleichgesinnten" Therapeuten hat.

- Ein gültiger Grundsatz in der Physiotherapie ist beispielsweise, Behandlungsziele auf der Grundlage des Clinical-Reasoning-Prozesses zu formulieren.
- Als Überzeugungen (im Sinne von Hypothesen) gründen Therapieprinzipien auf wissenschaftlich anerkannten Theorien, z. B. auf Schmerzerklärungsmodellen wie dem Gate-Control-Mechanismus (Melzack u. Wall 1965).

Professionelle therapeutische Kompetenz ist eine Voraussetzung für den kompetenten Umgang mit Methoden.

Es ist damit zu rechnen, dass Gültigkeit und Geltung physiotherapeutischer Prinzipien inhaltlich stets einem Wandel unterworfen sind, weil sich die wissenschaftlichen Erkenntnisse verändern und weiterentwickeln. Für die Praxis ist eine Verknüpfung von Überzeugungen über prinzipiell persönlich Richtiges mit Kenntnissen über empirisch Wichtiges wünschenswert.

Maitland-Therapeuten orientieren sich z. B. an folgenden Prinzipien: Normalisierung von Bewegungsrichtungen, Funktionsfähigkeit in Alltagstätigkeiten und die Teilhabe am psychosozialen Umfeld (ICF). Damit eng verbunden ist das Prinzip der Konzentration auf das klinische Erscheinungsbild. Die Umsetzung dieser Prinzipien erfolgt in einem Prozess, durch den der Patient mittels der Integration aktiver Therapiemaßnahmen sukzessive Eigenverantwortung übernimmt.

Methoden: Handlungsorientierungen in den Verfahrensweisen suchen

Methoden (*gr.-lat.* Wege, Verfahren) sind spezielle *Verfahrensweisen*, die therapeutische Abläufe strukturieren. Methoden sind handlungsorientiert und werden auf der Basis von Prinzipien, im Rahmen eines Konzeptes realisiert. Methoden physiotherapeutischer Therapiekonzepte sind und bleiben Methoden der Physiotherapie in den Händen professionell arbeitender Therapeuten.

Die Therapiemethodik insgesamt und die Therapiemethoden im Einzelnen lassen sich als eine Aufforderung zur Ausführung von speziellen Handlungen verstehen, in denen Ziele unter Einsatz entsprechender Verfahren realisiert werden. Hierbei verfolgt jeder einzelne Schritt ein Teilziel bzw. bildet eine Teilhandlung. Charakteristisch ist dabei auch die Struktur dieser Handlung. Sie besitzt die spezifischen Merkmale Sequenzialität, Irreversibilität und Ausschließlichkeit.

- Sequenzialität: Wird eine physiotherapeutische Methode angewandt, dienen die Teilziele einer Handlung als Basis der Verwirklichung eines jeweils nächsten Teilziels.
- Irreversibilität: Einzelne Schritte der Behandlung sind real unumkehrbar. Dies ist nur in der Vorstellung, der Planung und Reflexion einer Handlung möglich.
- Ausschließlichkeit: Das Ausführen einer gewählten Methode schließt den gleichzeitigen Vollzug anderer Methoden aus.

Zu den Methoden des Maitland-Konzeptes gehören u.a. das hypothesengesteuerte Vorgehen durch die Anamnese, Planung, Funktionsuntersuchung, Probebehandlung und den Wiederbefund (kontinuierlicher analytischer Prozess, Clinical Reasoning).

Techniken: Handwerkliches im Spezifischen meistern

Techniken (*griech.* Kunst, Handwerk) verweisen auf ein besonderes *Know-how* derjenigen, die eine Aufgabe oder ein Problem direkt meistern wollen. Wenn Techniken von Physiotherapeuten eingesetzt werden, gehören diese zum spezifischen Handwerkszeug, das einem therapeutischen Zweck dienen soll. Die Begründung des Einsatzes bestimmter Techniken der Physiotherapie im Rahmen eines methodisch strukturierten Konzeptes hilft vorzubeugen, dass Techniken ein „Eigenleben" führen und ihre Bedeutung sich auf eine therapeutisch sinnferne (oder gar sinnlose) Übungssammlung reduziert.

Techniken sind sehr eng mit den Methoden verbunden. So wie die Methoden direkt der Praxisgestaltung dienen, sind Techniken ein spezifisches, flexibel und individuell einsetzbares Handwerkzeug für Therapeuten. Der Begriff Technik offenbart die Notwendigkeit, stets nach konzeptuellen, prinzipiellen und methodischen Verankerungen eines physiotherapeutischen Ansatzes zu suchen, in dem die Techniken der Physiotherapie einen Maßstab zur Orientierung vorfinden und von diesem aus Bedeutung in einem Konzept gewinnen. Oszillierende passive Gelenkbewegungen, neurale Mobilisationen und Automobilisationen gehören zu den Techniken im Maitland-Konzept

Techniken sind die spezifischen Werkzeuge eines Konzeptes.

	Definition	Maitland (Beispiele)
Konzept	Innere Konstruktion, Angelpunkt für die Praxis Praxiskontext von Planung, Durchführung und Auswertung wissenschaftlich untersuchen	Untersuchung und Behandlung von neuro-muskulo-skelettalen Problemen mit passiven Bewegungen, auf der Grundlage des Denkmodells Brickwall (siehe Kapitel 2)
Prinzip	Leitbild, Ideal	Schwerpunkt auf dem klinischen Erscheinungsbild Normalisierung von Bewegungsrichtungen, stufenweises Übernehmen von Eigenverantwortung Fördern der Funktionsfähigkeit in Alltagsbewegungen (Aktivitäten) und die Teilhabe am psychosozialen Umfeld Differenzierung zwischen neuralen und nichtneuralen Strukturen Effektive Kommunikation, Therapie und Didaktik
Methode	Verfahrensweisen, Ziele und Mittel, Struktur für therapeutische Abläufe, sequenziell, irreversibel, ausschließlich	Hypothesengesteuertes Vorgehen durch Anamnese (subjektive Befragung), Planung, Funktionsuntersuchung, Probebehandlung, Wiederbefund Strukturierte Dokumentation
Technik	Know-how, wann, wie, bei wem, wozu	Passive oszillierende Gelenksmobilisationen Neurale Mobilisationen Automobilisationen Subjektive Befragung, Inspektion, funktionelle Demonstration, aktive Bewegung, „Wenn notwendig Teste", neurologische und neurodynamische Untersuchungstechniken Instabilitätstests Direkte Techniken (PAIVM, PPIVM) Indirekte Techniken Muskuläre Rehabilitation Bewegungsdiagramm, Körpertabelle, Behandlungsplan

Zusammenfassung

Der zentrale Ankerpunkt ist das Konzept selbst. Die im Konzept integrierten Prinzipien der Therapie erhalten so eine Bedeutung. Wiederum mit beiden verbunden sind die Methoden (die man auch als physiotherapeutische Verfahrensweisen bezeichnen kann). Methoden sind ebenfalls konzeptuell begründet. Letztlich sind so auch die Techniken der Physiotherapie als handwerkliches Können konzeptuell rückführbar, prinzipiell ableitbar und methodisch handhabbar. Im Maitland-Konzept ist die Behandlung mit passiven Bewegungen (*Technik*) ein Teil der Hypothesenbestätigung, die aus Anamnese und Funktionsuntersuchung (*Methoden*) erhoben worden ist. Damit verbunden ist das *Prinzip* der Normalisierung von Bewegungsrichtungen, die dem Patienten Funktionsfähigkeit im Alltag und in seinem psychosozialen Umfeld erlauben. Dies kann nur geschehen, wenn der Patient aktiv in den therapeutischen Prozess miteinbezogen wird. Die Denkvorgänge und Entscheidungsprozesse laufen während des Gesamtmanagements auf zwei Ebenen ab (Denkmodell Brickwall). Durch die Betonung der klinischen Ebenen wird das patientenzentrierte Vorgehen unterstützt.

Weitere Begriffsklärungen

Neben diesen Begriffen – *Konzept, Prinzip, Methode, Technik* – sind weitere verwandte Begriffe in der Reihe der Therapiekonzepte in der Physiotherapie von Bedeutung. Dazu gehören die Begriffe Theorie, These, Hypothese, Modell, Ansatz. Sie werden daher im Folgenden definiert und kommentiert:

- Unter *Theorie* werden jene Alltags- und wissenschaftlichen Wisseneinheiten verstanden, die für zielgerichtete Erkenntnisprozesse und Wissensbestände zur Verfügung stehen, verfügbar gemacht werden und auf (empirische) Forschungsinteressen gerichtet sind. So haben Theorien die Funktion, die Suche, Beschaffung und Verarbeitung von Informationen über wahrgenommene oder vorgestellte Wirklichkeiten aus dem Gegenstandsspektrum zu steuern.

- Eine *These* (eine Art theoretische Kurzform, eine Aussage, eine „Setzung"), wird gelegentlich mit einem bestimmten „Wahrheitsanspruch" vorgebracht, ohne dass die theoretischen Hintergründe und die Interpretationsgrundlagen im Detail expliziert sein müssten. Als *Hypothese* (innerhalb eines Konzeptes, einer Theorie, eines Modells usw.) fungiert eine Grundannahme über den Wirklichkeitsstatus eines ausgewählten Gegenstandsbereichs.

- Und ein *Modell* beschreibt wesentlich erscheinende Bezüge eines Sachverhalts, ist gegenüber der komplexen Wirklichkeit aber immer reduktiv. Das heißt, dass Modellvorstellungen über wirkliche Gegebenheiten zugunsten der inneren Stimmigkeit und Überschaubarkeit auf wesentliche Aspekte der Wirklichkeit verzichten (müssen).
- Ein *Ansatz* schließlich ist – im Sinne eines „Denkansatzes" – nur ein erster Zugang zu einem Problem oder einer Fragestellung. Er kann, weitergehend ausgearbeitet, das wissenschaftliche „Arbeitsmittelniveau" eines Konzeptes, einer Theorie, eines Modells einschließlich der Methoden und Techniken gewinnen. Zumindest „ansatzweise" (sic!) sollen diese definitorischen Abgrenzungen hier genügen; sie sind potenziell ergänzungsfähig und variabel.

Literatur

Bie de R, Kool J. Wissenschaftliches Arbeiten. In: Hüter-Becker A, Dölken A. Beruf, Recht, wissenschaftliches Arbeiten. Stuttgart: Thieme; 2004.

Butler C, Darrah J. Effects of neurodevelopmental treatment (NDT) for cerebral palsy: An AACPDM evidence report. In: Developmental Medicine & Child Neurology. 2001; 43: 778–790.

Jaster HJ. Qualitätssicherung im Gesundheitswesen. Stuttgart: 1997.

Lohse-Busch H, Riedel M, Graf-Baumann T. Das therapeutische Angebot für bewegungsgestörte Kinder. Konzepte, Bewertung, Ausblicke. Berlin: 2001.

Melzack R, Wall PD. Pain mechanisms: a new theory. Science. 1965; 150: 971.

Muir Gray JA. Evidence-based healthcare: How to make health policy and management decisions. New York. 1997.

Sackett DL, Richardson WS, Rosenberg W, Haynes RB. Evidenzbasierte Medizin. EBM-Umsetzung und -Vermittlung. München: 1999.

Sackett DL, Rosenberg WM, Gray JA, Haynes RB, Richardson WS. Evidence based Medicine: What it is and what it isn't. In: British Medical Journal. 1996; 312: 71–72.

Wesseler M. Evaluation und Evaluationsforschung. In: Tippelt, R: Handbuch der Erwachsenenbildung/Weiterbildung. Opladen: 1994; 671–686.

Kapitel 1

Kapitel 1

Geschichte des Maitland-Konzeptes

Robin Blake

Einführung

Kapitel 1 stellt kurz die allgemeinen Anfänge der manipulativen Techniken vor und geht auf die geschichtlichen Wurzeln des Maitland-Konzeptes ein. Es beschreibt u.a., wie G.D. Maitland begann, erste Methoden und Techniken zu entwickeln, seine ersten Veröffentlichungen und die Anfänge in Australien. Das eigentliche Konzept entwickelte Maitland aufgrund des intensiven Austauschs mit anderen Kollegen im schweizerischen Fortbildungszentrum Hermitage in Bad Ragaz. Für dieses Kapitel führte der Autor, Robin Blake, Gespräche mit der damaligen Leiterin der Hermitage, Gisela Rolf, die am Entwicklungsprozess des Konzeptes beteiligt war. Zeitzeugen heben neben G.D. Maitlands physiotherapeutischer Entwicklungsleistung besonders seinen integeren Charakter hervor.

1.1 Manipulation im 20. Jahrhundert

Im frühen 20. Jahrhundert wurden ausschließlich osteopathische und chiropraktische Methoden der Manipulation in den USA, Großbritannien und Australien/Ozeanien praktiziert. Die orthodoxe Medizin betrachtete beide Praktiken mit Geringschätzung, weil ihnen die wissenschaftliche Grundlage fehlte. Daher spielten manipulative Techniken auch in der physiotherapeutischen Ausbildung und in der Behandlung von Patienten mit muskuloskelettalen Problemen keine Rolle.

Die Entwicklung der Praxis der Manipulation innerhalb der Physiotherapie illustrieren Bently und Dunatan (2006). Dr. James Mennell (1880–1957) vom St. Thomas Hospital in London bemühte sich während seiner gesamten Karriere um den Nachweis, dass die Manipulation einen Platz im „Arsenal" eines jeden medizinisch ausgebildeten Physiotherapeuten hat. Durch seine Unterrichtstätigkeit ab 1916 gewann diese Praktik an Akzeptanz. Mennells Arbeit am St. Thomas Hospital wurde von Dr. James Cyriax (1904–1985) fortgeführt, der Mennell 1938 ablöste. Obwohl sie Kollegen waren, entwickelten die beiden recht unterschiedliche Praxisstile: Mennell einen eher sanften und Cyriax einen eher kraftvollen Stil. Im Verlauf der Zeit breitete sich der Einsatz der Manipulation im klinischen Setting über die ganze Welt aus.

Dr. James Mennells Sohn war Doktor der Physikalischen Medizin und übernahm von seinem Vater die Praktik einer sanfteren Manipulation. Einige Jahre lang praktizierte er in Boston/USA. In den 1930er- und 1940er-Jahren erlernten und praktizierten nur wenige Physiotherapeuten in Großbritannien Mennells Methode der lokalisierten relativen Manipulation. Eine großartige Gelegenheit wurde verschenkt!

Daher blieb es G.D. Maitland vorbehalten, Elemente von Mennells Arbeit weiterzuentwickeln und in ein Gesamtkonzept der manipulativen Physiotherapie zu integrieren.

1.2 G.D. Maitland – frühe Entwicklung der Manuellen Therapie in Australien

Geoffrey Douglas Maitland aus Adelaide leistete den wichtigsten Beitrag zur Etablierung der manipulativen Physiotherapie in Australien. Während des Zweiten Weltkriegs diente er in der Royal Australian Air Force in Großbritannien. Dort lernte er auch seine Frau Anne kennen, die in den folgenden Jahren eine wichtige Rolle für Maitlands Entwicklung als Autor und Lehrer spielen sollte.

Nach seiner Rückkehr nach Australien belegte er an der University of Adelaide einen Kurs in Physiotherapie, um sein bereits bestehendes Interesse an „Leibeserziehung" (physical education) zu vertiefen. Nach seinem Abschluss im Jahr 1951 arbeitete er in einer Privatpraxis und wurde zum klinischen Tutor (clinical tutor) an der South Australian Physiotherapy School ernannt. Gleichzeitig interessierte er sich sehr für die klinische Untersuchung und das Assessment von Patienten mit muskuloskelettalen Störungen. In den 1950er-Jahren spielten Assessment und Behandlung durch passive Bewegung praktisch keine Rolle in der physiotherapeutischen Praxis.

Als klinischer Tutor ermunterte er seine Studenten, ihre Untersuchungen und Behandlungen detailliert zu protokollieren, da er das schriftliche Festhalten von Information für eine der effektivsten Methoden hielt, um aus der klinischen Erfahrung zu lernen.

1960 erhielt G.D. Maitland eine Auszeichnung, die es ihm ermöglichte, zusammen mit seiner Frau Anne eine Studienreise durch die USA und Großbritannien zu unternehmen. Sie besuchten Ärzte und Therapeuten, die bereits Erfahrung mit der Behandlung durch Manipulation hatten. Sie verbrachten u.a. viel Zeit mit Dr. Allan Stoddart von der London School of Osteopathy, Dr. James Cyriax und den Therapeuten Gregory Grieve und Jennifer Hickling. G.D. Maitlands einzigartige Methode, passive Bewegungen zu analysieren, indem er die Symptome und Anzeichen des Patienten grafisch darstellte, entstand aus Diskussionen mit Jennifer Hickling.

Auf der Grundlage der Erfahrungen, die er während dieser Studienreise sammelte, entwickelte G.D. Maitland seine sanften Techniken zur passiven Mobilisation. Fürsprecher fand er in den Ärzten James und John Mennell vom St. Thomas Hospital in London. Er setzte sich auch für die von Osteopathen praktizierte lokalisierte Manipulation ein. Diese feinen und individuell dosierten Techniken standen im Gegensatz zu den eher kraftvollen Techniken von Dr. Cyriax.

1965 entwickelte G.D. Maitland in Zusammenarbeit mit Elma Caseley, der Leiterin der Physiotherapy School am South Australian Institute of Technology, den weltweit ersten Kurs für manipulative Physiotherapie. Der Kurs dauerte drei Monate, die Teilnehmer – praktizierende Physiotherapeuten aus ganz Australien und aus der ganzen Welt – erhielten ein Abschlusszeugnis. Der nächste Meilenstein war die Weiterentwicklung dieses Kurses zu einem zwölfmonatigen Diplom-Studiengang in manipulativer Physiotherapie für Postgraduierte. Ähnliche Programme wurden bald darauf auch in anderen australischen Bundesstaaten angeboten. Heute bieten diese Kurszentren Masterabschlüsse an.

1.3 Erste Fachbücher

Auf Initiative von Monica Martin-Jones, einer Leiterin der Chartered Society of Physiotherapy in Großbritannien, wurde G.D. Maitland gebeten, seine Arbeiten zu veröffentlichen. Diese Bitte führte 1964 zur Publikation der ersten Ausgabe von „Vertebral Manipulation", 1970 folgte die erste Ausgabe von „Peripheral Manipulation".

In diesen beiden Büchern beschrieb G.D. Maitland eines der ersten Modelle für den Clinical-Reasoning-Prozess zur Informationsanalyse in der Physiotherapie. Er nannte es die „semipermeable Backsteinmauer". Auf der einen Seite der semipermeablen Backsteinmauer befinden sich Informationen, die aus der Beschreibung der Probleme durch den Patienten selbst sowie aus von der Physiotherapeutin durchgeführten Tests stammen. Auf der anderen Seite der Backsteinmauer befindet sich das Wissen über Anatomie, Physiologie, Biomechanik und Pathologie, soweit es mit den Problemen des Patienten assoziiert wird. Die Anwendung dieses Prozesses, die auch als *Denkmodell Brickwall* bezeichnet wird (brick wall, engl. Backsteinmauer), erlaubt es, Entscheidungen in Bezug auf die Behandlung auf eine gründlich durchdachte Grundlage zu stellen (siehe Kapitel 2.2 und 2.3). Außerdem beschreiben die Bücher sehr detailliert Techniken für die einzelnen Körperregionen. Die Illustrationen stammen von Anne Maitland, die auch G.D. Maitlands Vorlesungen protokollierte (Abb. 1.1). Diese Protokolle leisteten einen wesentlichen Beitrag für die Buchmanuskripte.

Maitland und Caseley entwickelten 1965 den ersten postgraduellen Kurs manipulativer Physiotherapie.

Das Buch „Vertebral Manipulation" der Maitlands liegt derzeit in der siebten Auflage vor, „Peripheral Manipulation" in der vierten. Drei physiotherapeutische Kollegen G.D. Maitlands überarbeiteten die beiden Bücher und brachten sie auf den neuesten Stand: Kevin Banks, Elly Hengeveld und Kay English.

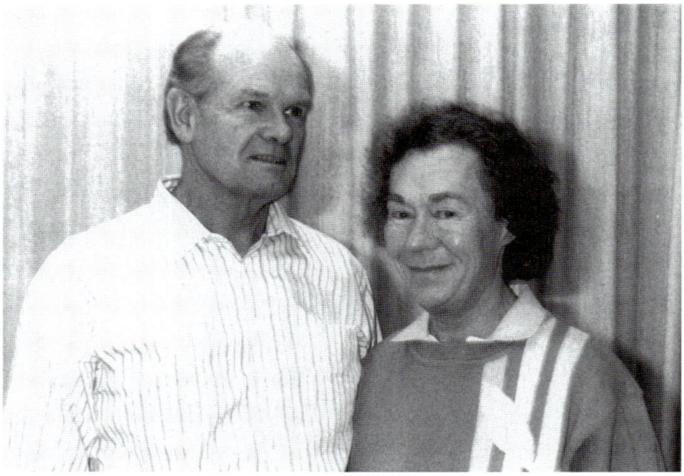

Abb. 1.1 G.D. und Anne Maitland in der Hermitage, 1988 (Foto: Robin Blake privat).

1.4 Entwicklung des Konzeptes in der Hermitage

Die Entwicklung des Maitland-Konzeptes nimmt 1978 ihren Anfang zu der Zeit, als G.D. Maitland begann, die Hermitage zu besuchen, und erreichte im Jahr 1982 einen Höhepunkt. Gisela Rolf, die bereits Bobath-Tutorin war, war sich darüber im Klaren, dass die Bobaths ihr Konzept für einzigartig in der Welt der medizinischen physiotherapeutischen Behandlung hielten. Das Ehepaar Bobath, eine Physiotherapeutin und ein Neurologe, widmete sich der Behandlung von Patienten mit Verletzungen des zentralen Nervensystems. Sie hoben hervor, dass zentralnervöse Diagnosen mit diesem Konzept behandelt werden konnten, weil eine neurophysiologische Erklärung dafür vorlag, warum die Behandlung Resultate erzielte. Die Theorie und die praktischen Elemente der Inhibition und Fazilitation bedingten sich gegenseitig (Rolf 2007).

Gisela Rolf sagt rückblickend: „Je mehr ich über Maitlands Ansatz zu einer Manuellen Therapie lernte, desto mehr war ich davon überzeugt, dass Geoffs Arbeit den Rahmen für ein Konzept zur Behandlung von Patienten mit muskuloskelettalen Störungen lieferte“ (Rolf 2007, o.S.). Außerdem hielt sie das Denkmodell Brickwall und das damit verbundene Clinical Reasoning für eine subtilere Art und Weise, therapeutische Definitionen und Interpretationen abzusichern. In Bezug auf die klinische Anwendung hielt Gisela Rolf beide Konzepte, das der Bobaths und der Maitlands, für gleich „stark“.

Der Physiotherapeut Peter Wells aus London hatte den zweiten Kurs in „Vertebral Manipulation“ in Adelaide erfolgreich abgeschlossen und spielte eine wichtige Rolle bei der Entwicklung und anfänglichen Verbreitung des Maitland-Konzeptes in Großbritannien. 1979 folgte er einer Einladung in die Hermitage, um dort zu unterrichten. 1982 diskutierten Gisela Rolf und Peter Wells das Maitland-Konzept sehr intensiv. Als G.D. Maitland im selben Jahr wieder in der Hermitage in Bad Ragaz

Box 1

G.D. Maitland und die Hermitage in Bad Ragaz, Schweiz: Das Studienzentrum für Postgraduierte in der Hermitage (franz. Einsiedlerklause) in Bad Ragaz rief Dr. W. Zinn, der Direktor des Medizinischen Zentrums Bad Ragaz, ins Leben. Er lud die Physiotherapeutin Gisela Rolf ein und übertrug ihr die Leitung des Unterrichtsteams in der Hermitage. Das Zentrum wurde 1976 eröffnet. G.D. Maitland erhielt eine Einladung von Dr. Zinn und Gisela Rolf, die ihn baten, seine Methode der Manuellen Therapie in der Hermitage zu unterrichten (Abb. 1.2). Zu ihrer großen Freude nahm er das Angebot an. Der erste dreiwöchige Kurs fand 1978 statt – ein wahrhaft internationales Ereignis, an dem Physiotherapeuten aus aller Welt teilnahmen (Abb. 1.3). Bis 1990 kam G.D. Maitland alle zwei Jahre nach Bad Ragaz, dann verlegte er seine Unterrichtstätigkeit nach Zurzach in der Schweiz.

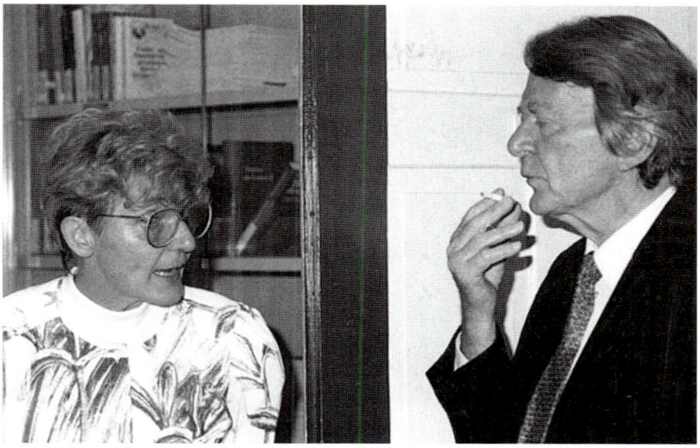

Abb. 1.2 Gisela Rolf, Leiterin der Hermitage, und Dr. W. Zinn, Direktor des Medizinischen Zentrums Bad Ragaz (Foto: Pierre Jeangros privat).

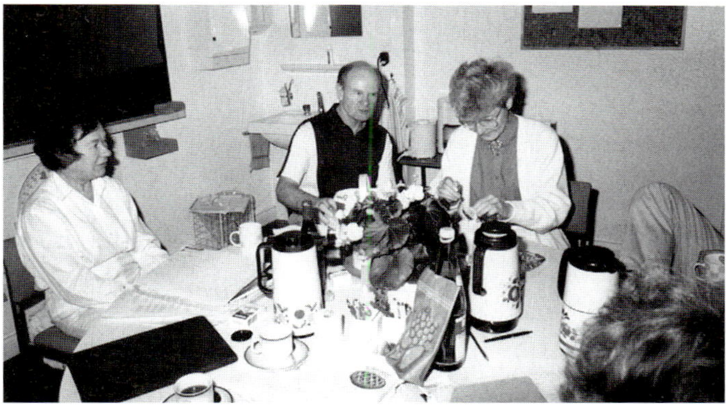

Abb. 1.3 Von links nach rechts: Anne und G.D. Maitland sowie Gisela Rolf (Foto: Pierre Jeangros privat).

unterrichtete, „konfrontierten“ ihn die beiden mit ihren konzeptuellen Vorschlägen.

Nach anfänglichen Zweifeln begeisterte sich G.D. Maitland immer stärker für ihre Ideen. Am Ende des dreiwöchigen Kurses präsentierte er den Kursteilnehmern Gisela Rolfs und Peter Wells Vorstellungen. G.D. Maitland bestand darauf, dass jeder Kurs, der in seinem Namen abgehalten wird, die Demonstration von Patienten durch den Kurstutor sowie eine überwachte Untersuchung und Behandlung „leibhaftiger“ Patienten durch die Kursteilnehmer beinhalten müsse.

1.5 Entwicklung des Kurssystems in der Hermitage

Intensive Diskussionen trieben die konzeptuelle Entwicklung voran.

Die Kurse, die G.D. Maitland selbst abhielt, richteten sich an Fortgeschrittene. Für Physiotherapeuten und Ärzte, die über wenig oder gar kein Vorwissen über das Maitland-Konzept verfügten, richtete Gisela Rolf jedes Jahr eine Reihe von Grundkursen ein, die von erfahrenen Manualtherapeuten aus Großbritannien und Australien abgehalten wurden, die zuvor G.D. Maitlands Kurse besucht hatten. Nachdem Gisela Rolfs in Adelaide studiert hatte, berechtigte G.D. Maitland sie 1981, sein Konzept der Manuellen Therapie zu unterrichten (Abb. 1.3). Gisela Rolfs hielt eine Reihe von Einführungskursen (Level 1, siehe Anhang) in Englisch und Deutsch

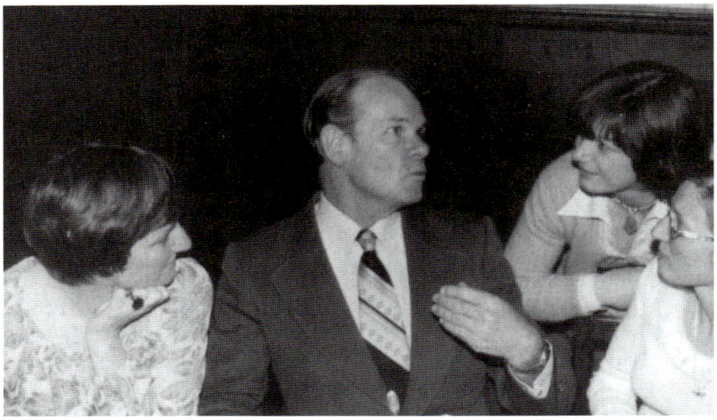

Abb. 1.4 G.D. Maitland und Kursteilnehmer bei einem geselligen Abend in Bad Ragaz 1978 (Foto: Robin Blake privat).

ab. Viele der deutschsprachigen Kurse leitete sie in Zusammenarbeit mit der Schweizer Physiotherapeutin Marta Hauser, die in Adelaide erfolgreich einen der Kurse für Fortgeschrittene absolviert hatte. Bei einigen der englischsprachigen Kurse wurde sie von Jill Guymer aus London unterstützt.
Man war sich darüber einig, dass noch ein „Zwischenschritt" nötig war, um Physiotherapeuten in die Lage zu versetzen, den größtmöglichen Nutzen aus den Fortgeschrittenenkursen zu ziehen. Peter Wells erklärte sich bereit, zusammen mit Gisela Rolfs eine Reihe von „intermediate courses" abzuhalten; damit war ein dreistufiges Ausbildungssystem etabliert, das bis zum heutigen Tag besteht.

1.6 Ausbildungskurse für Instruktoren

Nach Diskussionen mit Gisela Rolf und Peter Wells stimmte G.D. Maitland 1984 ihrem Vorschlag zu, die Unterrichtstätigkeit um einen Kurs für Instruktoren zu erweitern, um die Vermittlung des Konzeptes europaweit auszubauen. Fünf Physiotherapeuten nahmen am ersten Kurs teil, der auch eine kritische Bewertung ihrer Unterrichtsmethoden in den verschiedenen Kursen beinhaltete. Im Rahmen des 1988er-Fortgeschrittenenkurses prüfte G.D. Maitland die 5 Anwärter, die im Kurs assistierten. Sie erhielten alle die Berechtigung, Kurse abzuhalten (Abb. 1.5). Die Ausbildungskurse für

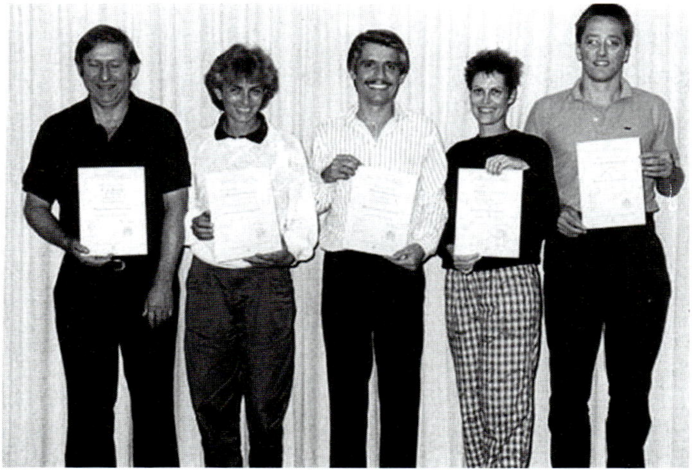

Abb. 1.5 Die erste Generation der neuen Lehrer im Jahr 1988 von links nach rechts: Robin Blake, Martha Hauser, Pierre Jeangros, Di Adisson und Pieter Westerhuis (Foto: Pierre Jeangros privat).

Instruktoren werden bis zum heutigen Tag unter der Schirmherrschaft der International Maitland Teachers Association (IMTA) abgehalten.

1.7 International Maitland Teachers Association (IMTA)

Die IMTA wurde 1992 in Zurzach in der Schweiz von Lehrern gegründet, die von G.D. Maitland, Peter Wells und Gisela Rolf in Bad Ragaz und in Zurzach ausgebildet worden waren. G.D. Maitland war der erste Präsident dieser Vereinigung. Seit dieser Zeit hat sich IMTA immer weiterentwickelt; heute gibt es 21 Mitglieder, die das Maitland-Konzept in 13 europäischen Ländern unterrichten. Der Sitz der IMTA ist nach wie vor in der Schweiz (Abb. 1.6).

1.8 G.D. Maitland – ein kurzes persönliches Profil

G.D. Maitlands Haltung zu seinen großen Errungenschaften für die Physiotherapie war immer von großer Bescheidenheit geprägt. Während der Kurse betrachtete er sich stets als „Gleicher unter Gleichen“. Seine Kritik war immer fair und er sparte nicht mit Lob, wenn er der Meinung war, dass jemand es verdiente (Abb. 1.7). Anne Maitland war während der meisten theoretischen und praktischen Unterweisungen anwesend. Sie kümmerte sich mit großem Einsatz um das Wohlergehen der Studenten, immer bemüht, den Stress zu reduzieren, den die intensiven und anstrengenden Theorie- und Praxisphasen den Studenten „bescherten“. Zusammen bildeten sie ein großartiges Team, das die intellektuelle Motivation und die persönliche Zufriedenheit der Gruppe aufrechterhielt. Sie vermittelten den Kursteilnehmern das Gefühl, Teil einer großen „Familie“ zu sein. Während der geselligen Aktivitäten im Rahmen der Kurse, an denen sie gerne teilnahmen, sprachen sie mit allen Teilnehmern. Alle Teilnehmer erhielten nach Abschluss

Maitland schuf in den Kursen eine Atmosphäre gegenseitiger Akzeptanz, in der man gerne miteinander lernte.

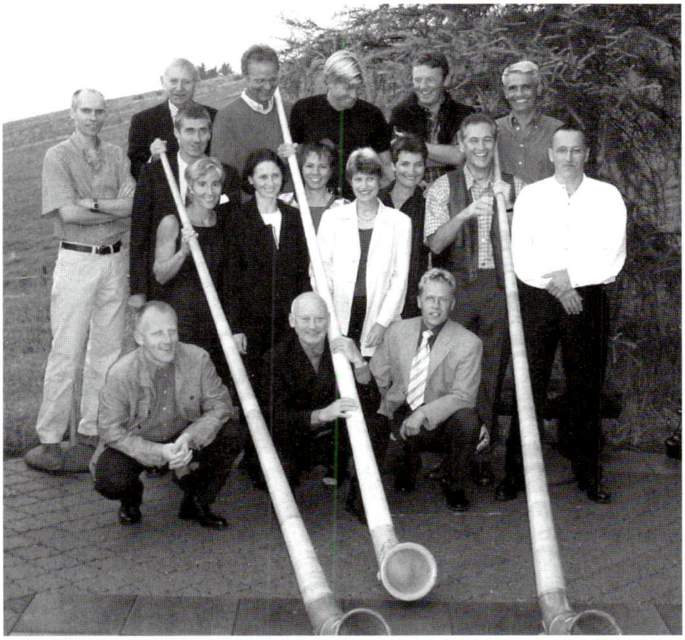

Abb. 1.6 Die IMTA-Lehrer am 10. „Geburtstag“ der IMTA im Jahr 2002 auf der Rigi in der Schweiz (Foto: Renate Wiesner privat).

des Kurses einen handgeschriebenen Dankesbrief (letter of thanks).

1.9 Überblick zur Entwicklung des Maitland-Konzeptes

Tab. 1.1 und Tab. 1.2 zeigen die Entwicklung des Maitland-Konzeptes und des damit verbundenen Kurssystems.

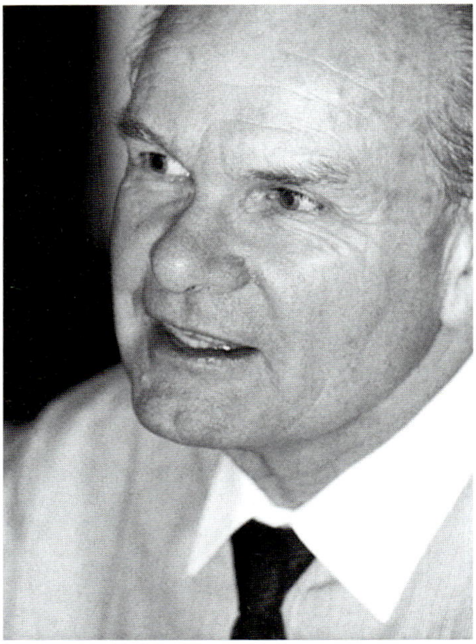

Abb. 1.7 G.D. Maitland 1988 in der Hermitage (Foto: Pierre Jeangros privat).

Tab. 1.1 Stationen und Entwicklung des Maitland-Konzeptes

Jahr	Ereignis
1951	*Maitlands erste Anstellung:* Maitland beginnt in einer physiotherapeutischen Privatpraxis. Er erkennt, dass eine effektive Behandlung von einer detaillierten Untersuchung und einem kontinuierlichen Assessment aller angewandten Techniken abhängt, um für den Patienten von Nutzen zu sein. Er ist zunehmend davon überzeugt, dass die Manuelle Therapie, die zu dieser Zeit keine Selbstverständlichkeit ist, Teil der Behandlung von muskuloskelettalen Störungen sein sollte.
1960	*Studienreise*: Geoffrey und Anne Maitland unternehmen eine Studienreise durch Großbritannien und die USA, auf der sie Ärzte und Therapeuten besuchen, die bereits Erfahrungen mit der Manuellen Therapie gesammelt haben. Dieses „Abenteuer" hilft Maitland, einige seiner Ideen zu formulieren, die später als das Maitland-Konzept bekannt wurden. *Untersuchung und Mobilisation*: Im Anschluss an diese „Welttournee" führt er in seine klinische Praxis eine subjektive Untersuchung ein (die zum Teil auf der Methode von Dr. James Cyriax basiert) sowie sanfte Manipulationen (als Mobilisationen bezeichnet), die von den Ärzten James und John Mennell befürwortet werden.

Tab. 1.1 Fortsetzung

Jahr	Ereignis
1964	*Veröffentlichung der ersten Ausgabe von „Vertebral Manipulation":* Maitland veröffentlicht sein erstes Buch, „Vertebral Manipulation". Die Veröffentlichung dieses Buchs erregt großes Interesse in der englischsprachigen Welt und Maitlands Name wird zu einem „Gütesiegel" für Physiotherapeuten in aller Welt. Bescheiden wie er ist, fühlt sich Maitland jedoch ein wenig unbehaglich angesichts der Bezeichnung „Maitland-Technik", die sich nach der Veröffentlichung seines Buchs durchsetzt.
1965	*Zertifizierte Kurse in Manipulation in Australien:* In Zusammenarbeit mit Elma Caseley entwicklet Maitland den weltweit ersten dreimonatigen postgraduellen Kurs in manipulativer Physiotherapie.
1968	*Veröffentlichung der zweiten Ausgabe von „Vertebral Manipulation"*
1970	*Veröffentlichung der ersten Ausgabe von „Peripheral Manipulation":* Das Buch basiert auf den in den beiden Ausgaben von „Vertebral Manipulation" beschriebenen Prinzipien.
1973	*Veröffentlichung der dritten Ausgabe von „Vertebral Manipulation"*
1974	*Erster einjähriger Diplom-Studiengang:* Der erste einjährige Diplom-Studiengang in manipulativer Physiotherapie für Postgraduierte findet am South Australian Institute of Technology statt. Ähnliche Kurse werden bald darauf auch in anderen Bundesstaaten angeboten.
1978	*Maitland beginnt in der Schweiz zu unterrichten:* Er hält einen dreiwöchigen Kurs in Manipulation ab; der erste Kurs in der Hermitage in Bad Ragaz, den Physiotherapeuten aus vielen Ländern besuchen.
1998	*Ruhestand*: Nach zahlreichen Kursen, dem Aufbau des Kurssystems (Tab. 2.2) und der Entwicklung des Konzeptes gehen Anne und Geoffrey Douglas Maitland in den Ruhestand.

Tab. 1.2 Entwicklung des Kurssystems

Jahr	Ereignis
1978	In der Hermitage in Bad Ragaz hält Maitland den ersten dreiwöchigen Kurs in Manipulation, Physiotherapeuten aus vielen Ländern nehmen teil.
1979	Weitere Kurse in der Hermitage: Eine Reihe von Grundkursen über das Maitland-Konzept hält Gisela Rolf ab, die „erste Physiotherapeutin" der Hermitage. Das Ziel der Kurse ist es, die Teilnehmer auf Maitlands folgenden Kurs im Jahr 1980 vorzubereiten. Peter Wells aus London schließt sich dem Unterrichtsteam in der Hermitage an. Peter, der zuvor einen Kurs in Manipulation in Adelaide absolvierte, spielt eine wichtige Rolle für die Entwicklung von Maitlands Arbeit in Großbritannien.
1980	Maitland kehrt in die Hermitage zurück, um den zweiten Kurs in Manipulation abzuhalten.

Tab. 1.2 Fortsetzung

Jahr	Ereignis
1981	Gisela Rolf studiert drei Monate lang in Adelaide. Maitland berechtigt sie, seine Methode der Manuellen Therapie als „bevollmächtigte Maitland-Lehrerin" zu unterrichten.
1982	Maitland leitet den dritten Kurs in Manipulation in der Hermitage, der jetzt als Fortgeschrittenenkurs bezeichnet wird. Peter Wells und Gisela Rolf unterstützen ihn dabei. Die Entwicklung des Maitland-Konzeptes hat begonnen. Maitland besteht darauf, dass jeder Kurs, der in seinem Namen abgehalten wird, die Behandlung von Patienten beinhalten muss. Im Anschluss an diesen Fortgeschrittenenkurs leitet Gisela Rolf viele Einführungskurse gemeinsam mit Martha Hauser, die einen Fortgeschrittenenkurs in manipulativer Physiotherapie in Adelaide erfolgreich abgeschlossen hat.
1983	Maitland kehrt in die Schweiz zurück, um den vierten Fortgeschrittenenkurs zu leiten, und diskutiert die Einführung eines Ausbildungskurses für Instruktoren mit Peter Wells und Gisela Rolf.
1984	Assistenzinstruktoren beginnen unter der Aufsicht von Gisela Rolf, Einführungskurse in das Maitland-Konzept zu halten.
1986	Maitland leitet den fünften Fortgeschrittenenkurs in der Hermitage.
1988	Im Rahmen des sechsten Fortgeschrittenenkurses in der Hermitage prüft Maitland fünf Physiotherapeuten und bevollmächtigt sie, sein Konzept zu unterrichten.
1990	Maitland leitet seinen letzten Kurs in der Hermitage und verlegt seine Unterrichtstätigkeit nach Zurzach im Norden der Schweiz.
1992	Der nächste Fortgeschrittenenkurs findet in Zurzach in der Schweiz statt. Die International Maitland Teachers Association (IMTA) wird gegründet, Maitland wird ihr erster Präsident.
1994	Zum letzten Mal unterrichtet Maitland sein Konzept der manuellen Physiotherapie in der Schweiz.
2007	Die IMTA entwickelt sich weiter. Zurzeit unterrichten 21 Mitglieder in 13 Ländern.

Zusammenfassung

Als Maitland 1951 seine erste Arbeitsstelle als Physiotherapeut antritt, spielt die Manipulation noch keine große Rolle in der Physiotherapie. Er interessiert sich jedoch für manuelle Techniken, die er für effektiv in der Therapie von Patienten mit muskuloskelettalen Störungen hält. Aufgrund einer Studienreise durch die USA und Großbritannien (1960) entwickelt er Techniken zur sanften Manipulation und die Methode, Symptome passiver Bewegungen grafisch darzustellen. Er erkennt früh, dass die schriftliche Dokumentation eine Voraussetzung ist, um aus klinischen Erfahrungen zu lernen. Bereits Mitte der 1960er-Jahre veröffentlicht Maitland sein erstes Buch „Vertebral Manipulation" und hält in Australien den ersten Kurs ab. Mitte der 60er-Jahre wird er gebeten, einen Kurs im schweizerischen Fortbildungszentrum Hermitage abzuhalten. Hier beginnen eine sehr intensive Auseinandersetzung und Weiterentwicklung des Konzeptes sowie der Ausbau des Kurssystems. Neben seiner Frau Anne Maitland sind Gisela Rolf und Peter Wells entscheidende Wegbegleiter in dieser ersten Zeit. Später runden die Einführung von Ausbildungskursen für die Instruktoren und deren organisatorische Vereinigung in der IMTA das Konzept ab.

Literatur

Bently P, Dunstan D. The Path to Professionalism: Physiotherapy in Australia to the 1980s. Australian Physiotherapy AS: 2006.

Maitland GD. Maitland's Vertebral Manipulation. Oxford: Butterworth Heinemann; 2001.

Rolf G. Persönliche Auskunft, Gisela Rolf erläuterte freundlicherweise die Entwicklung des Maitland-Konzeptes in Bad Ragaz; 2007.

Kapitel 2

Kapitel 2

Das Maitland-Konzept heute

Einführung

Der Anwendungsbereich der Manuellen Therapie nach dem Maitland-Konzept ist sehr breit gefächert und erstreckt sich über den gesamten Bereich der konservativen und postoperativen Orthopädie, der Sportphysiotherapie und Rheumatologie. Jegliche Störung des Bewegungs- bzw. des neuromuskuloskelettalen Systems kann behandelt werden. Nach dem Maitland-Konzept arbeitende Manualtherapeuten untersuchen und behandeln die artikulären Komponenten einer Bewegungsstörung. Sie beurteilen die Leitfähigkeit und Bewegungsfähigkeit des Nervensystems und analysieren muskuläre Dysbalancen. Durch die Integration moderner Aspekte der Schmerzphysiologie kann eine individuelle und zielgerichtete Behandlung geplant werden. Kapitel 2 stellt das Maitland-Konzept anhand seiner Alleinstellungsmerkmale vor. Was ist das Besondere an diesem Konzept, was unterscheidet es von anderen Konzepten?

2.1 Was bietet das Konzept Patienten und Therapeuten?

Renate Wiesner

Durch die Integration neuer wissenschaftlicher und evidenzbasierter Erkenntnisse wird das Maitland-Konzept zu einem dynamischen Prozess. Unser Interesse ist es, für unsere Patienten die beste Behandlungsform zu finden und sie so individuell anzupassen, dass der Patient den größten Nutzen hat.

2.1.1 Patienten

Indikationsbereiche für die Physiotherapie nach dem Maitland-Konzept sind:

- akute, degenerative und chronische Wirbelsäulenerkrankungen,
- kraniofasziale Dysfunktionen (Kiefergelenkprobleme, Kopfschmerzen ...),
- degenerative Beschwerden der Extremitätengelenke (Koxarthrosen, Gonarthrosen ...),
- Weichteilproblematiken der Extremitätengelenke (Tennisellbogen, Reizungen der Rotatorenmanschette, Achillessehnenprobleme ...),
- periphere Nervenintrapements (Karpaltunnelsyndrom, Tarsaltunnelsyndrom ...),
- postoperative Zustände nach Prothesenversorgungen (z. B. TEP), Osteosynthesen, Osteotomien, Bandoperationen, chirurgischen Eingriffen an der Wirbelsäule,
- Sportverletzungen.
- Patienten mit den folgenden Beschwerden und Problemen werden durch diese Indikationsbereiche angesprochen:
- Rücken- und „Bandscheiben"-Beschwerden,
- Nacken- und Halswirbelsäulenprobleme,
- Arthrose, z. B. in Hüfte, Knie oder Wirbelsäule,
- Gesichtsschmerzen, Kopfschmerzen und Kiefergelenkprobleme,
- Nervenirritationen, wie z. B. Einschlafen der Hände, Ischiasbeschwerden,
- Knieschmerz, z. B. nach Kreuzbandverletzungen oder Meniskusschaden,
- Schulterschmerzen, z. B. bei Schleimbeutelentzündungen,
- Ellbogenprobleme wie beispielsweise der Tennisellbogen,
- Beschwerden im Bereich der Hand, z. B. nach Frakturen, beim Karpaltunnelsyndrom,
- Fußprobleme, beispielsweise nach Bänderrissen,
- Nachbehandlungen von Operationen und Verletzungen im orthopädischen Bereich,
- Schmerzen und Probleme durch die Haltung am Arbeitsplatz,
- sportbedingte Schmerzen und Überlastungen.

2.1.2 Therapeuten

Das Maitland-Konzept ermöglicht Physiotherapeuten, ihr klinisches Vorgehen praxisorientiert zu erweitern und zu verbessern, um eine individuell auf den Patienten zugeschnittene Behandlung planen und durchführen zu können. Dabei geht es speziell um die Schulung und den Ausbau folgender Bereiche:

- präzises Vorgehen in der Befundaufnahme,
- Denkmodell, um das Problem des Patienten auf einer theoretischen und klinischen Ebene zu analysieren,
- Integration der ICF in Untersuchung und Behandlung,
- manuelle Untersuchungs- und Behandlungstechniken der gesamten Wirbelsäule und der Extremitätengelenke,
- Untersuchungs- und Behandlungstechniken der neuralen Strukturen,
- Analyse und Behandlung von muskulären Dysbalancen,
- Instruktionen für das Bewegungsverhalten und Selbstmanagement.

Nach dem Maitland-Konzept arbeitende Manualtherapeuten informieren zu Beginn die Patienten, dass die Behandlung immer mit einer ausführlichen Befragung über ihre Beschwerden im Alltag beginnt, da die ihre eigene Beschreibung des Problems für die Therapie sehr wichtig ist. Die anfänglichen Informationen erklären, dass die genaue körperliche Untersuchung dazu dient, den Grund ihrer Probleme zu finden und warum eine Untersuchung eines Schulterproblems auch die Untersuchung der Halswirbelsäule, der Rippen und Brustwirbelsäule zur Folge haben kann.

Hier zeigt sich bereits, dass Kommunikation eine wesentliche Methode der Behandlung ist. Maitland hat immer wieder darauf hingewiesen, wie wichtig die Zuwendung zum Patienten und das Sich-hineinversetzen-Können in das Problem des Patienten für den Behandlungserfolg sind.

Durch die Erklärungen versteht der Patient, warum es in der ersten Sitzung nicht primär um eine schnelle Behandlung geht, sondern darum, dass der Grund seiner Probleme gefunden wird und dass die Behandlung nur auf einer gründlichen Untersuchung aufbauen kann.

Die Behandlung selbst kann sehr vielfältig sein und z. B. folgende Maßnahmen umfassen:

- manuelle Gelenkmobilisationen,
- Techniken, um die Bewegungsfähigkeit von Nervengewebe zu verbessern,
- Muskeldehnungen und/oder Muskelkräftigungen,
- Aufklärung über Zusammenhänge der Entstehung des Problems, um einen langfristigen Behandlungserfolg zu gewährleisten,
- Schulung von alltags- und sportartspezifischen Bewegungsabläufen,
- Eigenübungen und Hilfe zur Selbsthilfe.

Zunehmend werden Aspekte aus dem Maitland-Konzept auch in die Behandlung von Patienten mit neurologischen Bewegungsstörungen integriert. Sowohl Gelenkmobilisationen und die Mobilisation von neuralen Strukturen können das Wiedererreichen früherer Bewegungsmöglichkeiten unterstützen und zur Tonusregulierung eingesetzt werden.

Um den Lesern schnellstmöglich einen Einblick zu geben, was das Maitland-Konzept so einzigartig macht, werden wir in diesem Kapitel auf folgende *Alleinstellungsmerkmale* eingehen:

- konsequente Orientierung am Denkmodell Brickwall,
- kontinuierliches analytisches Vorgehen (Assessment-Gesamtbeurteilung) bzw. Clinical Reasoning,
- Bewegungsdiagramm,
- Behandlung durch passive Bewegungen in unterschiedlichen Mobilisationsvarianten,
- Miteinbeziehung der neuralen Strukturen.

Präzision in der Untersuchung und Behandlung, um für den Patienten den größtmöglichen Nutzen zu erzielen.

2.2 Konsequente Orientierung am Denkmodell „Brickwall"

Elly Hengeveld

2.2.1 Entwicklung des Denkmodells

Einer der wichtigsten Ecksteine des Maitland-Konzeptes ist das Denkmodell der „semipermeablen Backsteinmauer" *(„semipermeable Brickwall")*. Mit diesem Denkmodell analysiert die Physiotherapeutin das Problem eines Patienten auf einer klinischen und theoretischen Ebene.

Das Modell stammt aus Diskussionen mit Studenten während des praktischen und theoretischen Unterrichts. Für Studenten und Berufsanfänger ist es häufig schwierig zu entscheiden, welche Tests in der Untersuchung gewählt werden müssen, wie sie dosiert werden sollen und wie daraus eine umfassende, zielgerichtete Behandlung aufgebaut werden kann. Maitland empfahl dazu, in den Entscheidungsfindungsprozessen während der Untersuchung und Behandlung eine „halbdurchlässige Backsteinmauer“ zwischen den theoretischen Aspekten und den klinischen, physiotherapeutischen Elementen zu platzieren. Einerseits, auf der klinischen Ebene, erhält die Physiotherapeutin Informationen aus Anamnese, Funktionsuntersuchung und Behandlung. Andererseits wird die Therapeutin diese *klinischen* Informationen mit ihrer *theoretischen* Wissensbasis aus Anatomie, (Neuro-)Physiologie, Biomechanik, Pathologie, Psychologie usw. vergleichen. In dieser Weise wird die Therapeutin imstande sein, eine umfassende Behandlung mit dem Patienten aufzubauen.

Das Denkmodell Brickwall dient der klinischen und theoretischen Analyse.

Die Bedeutung des Denkmodells Brickwall erklärt folgendes Beispiel: Die biomedizinische Diagnose bietet meistens für die Physiotherapeutin keinen ausreichenden Hinweis für die adäquate Dosierung physiotherapeutischer Untersuchungstechniken, ebenso wenig für die Auswahl und Dosierung der Behandlungstechniken. Ein Patient mit der Diagnose „Koxarthrose“ kann im Alltag sehr beeinträchtigt sein, da jede Bewegung im Hüftgelenk schmerzhaft ist. Eine andere Person mit der gleichen Diagnose ist dagegen bei alltäglichen Funktionen kaum beeinträchtigt. Dies wird sich in der Dosierung der Funktionsuntersuchung widerspiegeln: Im ersten Fall entscheidet sich die Physiotherapeutin, eine Untersuchung mit wenigen, niedrig dosierten Tests durchzuführen. Im zweiten Beispiel müssen eventuell Tests mit stärkerer Intensität durchgeführt werden, bevor die Therapeutin aussagekräftige Schlussfolgerungen über das Bewegungsproblem und dessen therapeutische Konsequenzen ziehen kann.

Bei einigen Patienten mit der Diagnose „Koxarthrose“ genügt es in der Behandlung die Mobilität des Hüftgelenkes, die Muskelfunktion und aerobe Ausdauer zu verbessern, während bei anderen Patienten auch die Bewegungsfunktionen der Lendenwirbelsäule, des Sakroiliakalgelenkes und der neurodynamischen Strukturen verbessert werden sollten.

Trotz seiner Grenzen spielt das biomedizinische Denken eine wichtige Rolle im Denkmodell des Maitland-Konzeptes. Dies wird im Kapitel 2.3.1 Denkmodelle weiter erläutert.

Ein anderes Beispiel, das die Bedeutung des Denkmodells darstellt: Manche biomechanische Einsichten, wie z. B. die Konvex-Konkav-Regel, sind in klinischen Entscheidungsfindungsprozessen hilfreich, um eine Mobilisationsrichtung für passive Gleitbewegungen zu wählen. So können bei einer eingeschränkten, „steifen“ Flexion im Kniegelenk in der Endstellung des Gelenkes Zusatzbewegungen (Gleitbewegungen) nach dorsal gewählt werden. Führt die gewählte Bewegungsrichtung u. U. nicht zum gewünschten Resultat, wählt die Therapeutin andere Bewegungsrichtungen. Dies kann jede andere akzessorische Bewegungsrichtung sein, auch nach ventral. Die Wahl der Behandlungstechniken wird im Denkmodell Brickwall nämlich primär aufgrund der *klinischen* Informationen bei einer Testbewegung getroffen, wie die Veränderung von Schmerz, Widerstand und des Schutzspasmus. Anhand gezielter Wiederbefundprozesse beurteilt die Therapeutin, ob die gewählten Techniken zum gewünschten Resultat führen. Aus diesen klinischen Überlegungen ist das spezifische Denkmodell entstanden, das auch heutzutage eine bedeutende Rolle im gesamten physiotherapeutischen Prozess spielt.

2.2.2 Symptome und Zeichen – physiotherapeutische Diagnose

Die oben genannten Beispiele zeigen, dass die spezifische Befundaufnahme der Physiotherapeuten notwendig ist, bevor der Behandlungsprozess eingeleitet wird.

Seit der Entwicklung des Denkmodells Brickwall wurde im Maitland-Konzept betont, dass Physiotherapeuten zuerst das *klinische* Erscheinungsbild eines Menschen mit einer biomedizinischen Diagnose mittels „Symptomen und Zeichen der Bewegungsrichtungen“ festhalten müssen, weil dieses *physiotherapeutische* Erscheinungsbild trotz identischer biomedizinischen Diagnose von Mensch zu Mensch unterschiedlich sein kann (Abb. 2.1). Dies betrifft die physiotherapeutische Diagnose, so wie sie in der Berufsbeschreibung des Weltverbandes für Physiotherapie festgehalten wird (WCPT 1999). Die auf einer Bewegungsanalyse basierende physiotherapeutische Diagnose kann jedoch auch auf eine biomedizinische Diagnose hinweisen. Beispiel:

a
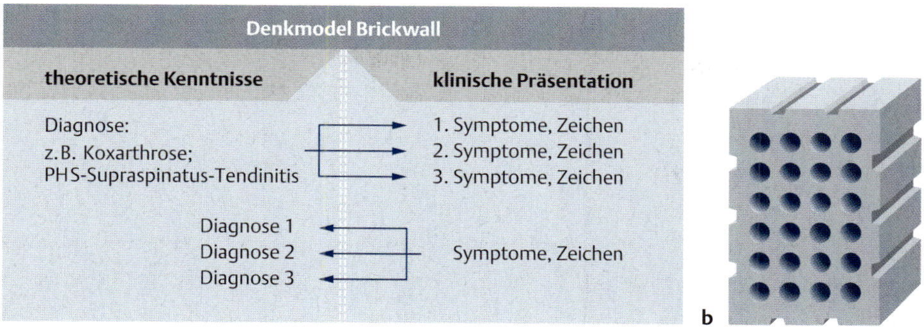

b

Abb. 2.1a,b a Das klinische Erscheinungsbild einer biomedizinischen Diagnose kann sich in der physiotherapeutischen Analyse, in individuell unterschiedlichen Symptomen und Zeichen äußern. Ebenso kann das von der Physiotherapeutin erfasste Symptom- und Zeichenbild auf eine andere oder weitere medizinische Diagnosen hinweisen. Die physiotherapeutische Diagnose ist komplementär zur medizinischen Diagnose. b Die doppelt gestrichelte Linie in Abb. a stellt schematisch eine Mauer aus „semipermeablen" Backsteinen dar.

Ein Patient präsentiert sich beim Hausarzt mit Schmerzen im Bereich der Schulter. Diese Schmerzen sind eher lokal und schränken die Armbewegungen ein. Der Patient wird mit der Diagnose Periarthritis humeroscapularis (PHS) zur Physiotherapeutin geschickt. Bei der Erstuntersuchung der Physiotherapeutin, 5 Tage später, stellt sich heraus, dass sich die Symptome inzwischen geändert haben: Die Schmerzen strahlen weiter aus, der Patient hat zusätzlich ein Kribbeln im Daumenbereich entwickelt, die Beweglichkeit der HWS ist leicht eingeschränkt und Bewegungen der HWS provozieren Schmerzen. Die Physiotherapeutin stellt die Hypothese auf, dass die Symptome der Anamnese und die Zeichen der Funktionsuntersuchung auf ein radikuläres Zervikalsyndrom hinweisen. Die Physiotherapeutin lässt aber andere mögliche Störungsursachen, wie Bewegungsdysfunktionen des Thorax, des glenohumeralen Gelenkes oder der neurodynamischen Strukturen usw. *nicht* außer Acht.

Die Ergebnisse der physiotherapeutischen Untersuchung nach den Prinzipien des Maitland-Konzeptes können somit als komplementär zur biomedizinischen Diagnostik gesehen werden (Abb. 2.1, 2.3).

2.2.3 Denkmodell Brickwall und Clinical Reasoning

Obwohl der Begriff Clinical Reasoning erst seit Anfang der 1980er-Jahre in der Physiotherapie verwendet wurde, enthielt das Denkmodell Brickwall des Maitland-Konzeptes diesen Begriff bereits früher. Clinical Reasoning stimuliert die Physiotherapeutin, die klinischen Informationen aus der Befundaufnahme und Behandlung mit den vorhandenen theoretischen Erkenntnissen zu vergleichen und fortlaufend verschiedene *Hypothesen* aufzustellen, um den weiteren Befund- und Behandlungsprozess planen und durchführen zu können. Gerade das Aufstellen von Hypothesen spielt im sogenannten *Prozeduralen* Clinical Reasoning eine zentrale Rolle (Hengeveld 2005a). Die Richtigkeit der Hypothesen muss jedoch in einem Prozess der klinischen Beweisführung beurteilt werden. Beispiel: Bei einem Patienten mit Symptomen im Ellbogenbereich stellt die Physiotherapeutin die Hypothese auf, dass sie den Patienten mit moderater Belastung untersuchen und behandeln kann. Sie nimmt außerdem an, dass die Schmerzursachen eher im HWS-Bereich und in einer Störung neurodynamischer Strukturen zu finden sind und weniger in einer lokalen Ellbogenstruktur. Im nächsten Schritt prüft die Therapeutin, ob ihre Hypothesen zutreffen. Zur Untersuchung der HWS und der Neurodynamik nutzt sie Testverfahren und Probebe-

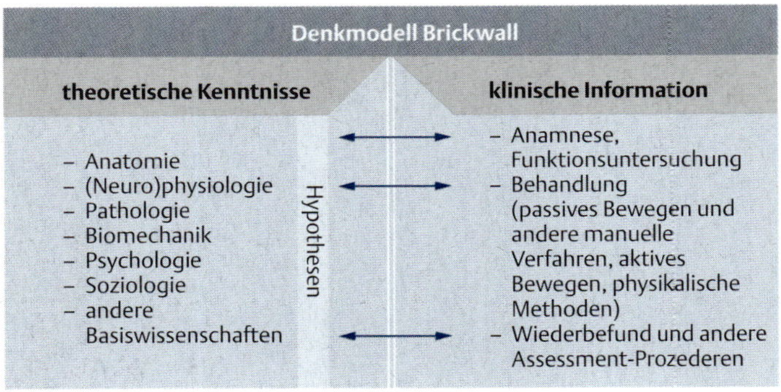

Abb. 2.2 Informationen aus dem physiotherapeutischen Prozess werden fortlaufend mit den vorhandenen theoretischen Erkenntnissen abgeglichen. Die Therapeutin stellt mehrere *Hypothesen* auf, für die jedoch der sogenannte *klinische Beweis* erbracht werden muss.

handlungen, der HWS und der neurodynamischen Strukturen. Auch die nachfolgenden Prozesse der Wiederbefundung prüfen die Richtigkeit der Hypothesen (Abb. 2.2).

2.2.4 Zeitgemäße Bedeutung des Denkmodells Brickwall

Zeitgemäße Entwicklungen in der Physiotherapie demonstrieren, dass das Denkmodell Brickwall aktueller ist als je zuvor. Dies zeigt sich in der Berufsbeschreibung des Weltverbandes für Physiotherapie (WCPT 1999), der physiotherapeutischen Diagnosestellung, im Bewegungskontinuum von Cott et al. (1995), in der Entwicklung der International Classification of Functioning, Disabilities and Health (ICF) (WHO 2005) und in den Aspekten der sogenannten Phänomenologie bei chronischen Schmerzsyndromen und Behinderungen (Abb. 2.3).

Definitionen Physiotherapie, physiotherapeutische Diagnose

Der Weltverband für Physiotherapie beschreibt Physiotherapeuten als Spezialisten für die Analyse und Behandlung von Bewegungs(dys)funktionen aus einer biopsychosozialen Perspektive: Die Physiotherapie befasst sich mit der Identifizierung und Maximierung des Bewegungspotenzials eines Menschen und stellt dazu eine physiotherapeutische Diagnose.

Die Beschreibung gibt an: „Diagnose stellt den Ausgang des Prozesses von Clinical Reasoning dar und kann ausgedrückt werden in Begriffen der Bewegungsdysfunktion oder kann Kategorien von Beeinträchtigung, funktionellen Beschränkungen, Fähigkeiten/Unfähigkeiten oder Syndrome beinhalten“ (WCPT 1999, S. 3).

Bewegungskontinuum und ICF/ICD

Aufgrund der Berufsbeschreibung des WCPT kann gefolgert werden, dass sich die Physiotherapie nun offiziell mit einem Basisdenkmodell („Paradigma“) der Bewegung identifiziert und darauf die klinische Arbeit und Forschung ausrichtet. Hierzu stellen Cott et al. (1995) das sogenannte Bewegungskontinuum als Wissensbasis vor. Dieses Modell wurde in die WCPT-Beschreibung aufgenommen und findet internationale Anerkennung (Hengeveld 1998, 2004).

Die Aspekte des Bewegungskontinuums sind jedoch für die tägliche klinische Arbeit zu detailliert, die Begriffe der International Classification of Functioning, Disabilities and Health (ICF) (WHO 2001) sind dagegen sehr hilfreich, wie z. B. Körperstrukturen und -funktionen, Aktivität und Teilhabe (Partizipation). Diese Begriffe eignen sich besonders für die physiotherapeutische Diagnosestellung. Für Patienten mit lokalen Bewegungsdysfunktionen auf der Ebene der Körperfunktionen sind insbesondere die spezifischen manualtherapeutischen Untersuchungs- und Behandlungsmethoden des Maitland-Konzeptes von Bedeutung (Hengeveld 2005b) (siehe Kapitel 4).

Die Klassifizierung der ICF wird als komplementär zur Klassifizierung der Krankheiten (ICD) betrachtet (WHO 2001). Im Denkmodell Brickwall ist die ICD der theoretischen Seite und die ICF der klinischen Seite zugeordnet.

Denkmodell Brickwall und Phänomenologie: Krankheitserleben – Gesundheitserleben

In alternativen Gesundheitsmodellen spielt die sogenannte *Phänomenologie*, die das persönliche Erleben einer Störung berücksichtigt, eine bedeutende Rolle. Die Arbeiten von Antonovsky zur Salutogenese und Pathogenese (1979) sowie von Kleinmann (1988) zum Krankheitserleben eines Menschen sind in diesem Bereich führend (siehe Kapitel 4). Auch Physiotherapeuten begleiten Patienten mit einem individuellen Krankheitserleben und -verhalten, sie unterstützen dabei das Erleben von Gesundheit und gesundheitsförderndes Verhalten (Hengeveld 2005b, 2006). Diese Betrachtung ist u.a. vor allem in Situationen vorteilhaft, wenn die Therapeutin das Krankheitserleben und -verhalten eines Patienten nicht ganz nachvollziehen kann und wenig Erklärungen oder Hypothesen dazu findet. Somit ist diese phänomenologische Betrachtung auf der klinischen Seite des Denkmodells Brickwall zu Hause.

Denkmodell Brickwall in der Forschung: theoretisch und klinisch, qualitativ und quantitativ

Physiotherapeuten können das Denkmodell Brickwall für die wissenschaftliche Forschung nutzen. Die praktisch tätige Physiotherapeutin liefert aufgrund klinischer Beobachtungen Hinweise für notwendige Forschungsprozesse. Nur in der klinischen Praxis kann beurteilt werden, ob die Anregungen der Forschung für die Behandlung von Individuen wirklich anwendbar sind. Die Theorie und Wissenschaft der neurodynamischen Behandlungen ist beispielsweise nur aufgrund von klinischen Beobachtungen zustande gekommen (Maitland 1974).

Einer der zentralen Aspekte des Maitland-Konzeptes ist von jeher die klinische Beweisführung: Nach jeder Behandlungstechnik wird die Therapeutin aufgefordert, in sogenannten Prozessen der Wiederbefundung die wichtigsten klinischen Tests, die das Hauptproblem des Patienten reproduzieren, zu vergleichen und kleinste Änderungen zu beurteilen. Hiermit liefert die Physiotherapeutin *„klinische Evidenz"*. Sie *vergewissert* sich, ob die gewählte Vorgehensweise für den betreffenden Patienten sinnvoll war oder nicht. Die klinische Arbeit der Physiotherapeutin kann also in gewissem Sinne auch als *klinische Einzellfallstudie* betrachtet werden, die als wichtige Basis für weitere quantitative Forschungsprozesse dienen kann (Sackett et al. 1998). Hierbei gilt die Voraussetzung, dass einige klinische Untersuchungsverfahren wissenschaftliche Bedingungen wie Validität und Reliabilität erfüllen.

Außer quantitativen Forschungsprozessen spielt auch qualitative Forschung in der Physiotherapie eine bedeutende Rolle. Die Notwendigkeit für fortdauernde innovative, *klinische* Praxis, welche bereit ist, auch außerhalb des Bereiches der aktuell populären Theorien und Methoden zu arbeiten, zeigt sich im folgenden Zitat (Parry 1991, S. 437), das auch im Buch *Maitland's Peripheral Manipulation* verwendet wurde:

„Current praxis owes its diversity and vitality to qualitative observation ... Bobath, Knott, Maitland and others who have contributed in no small amount to the knowledge and practice of physiotherapy

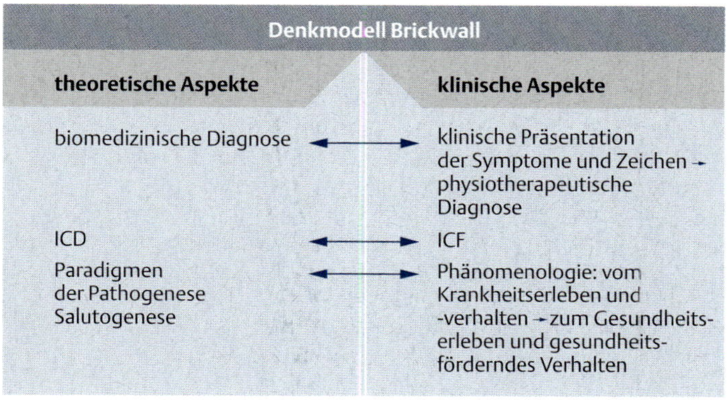

Abb. 2.3 Zeitgemäße Konzepte der Physiotherapie und das Denkmodell Brickwall.

... went through a process, which is characteristic of ethnography [qualitative research], to develop their concepts and techniques ... observed patients and their own handling systematically, constantly analysing their effects ... keeping a written record, making comparisons with other records, and using insights from experience to modify techniques ... In this way physiotherapy can run ahead of science for decades before research in the biomedical sciences begins to provide objective supporting evidence. In the interim many innovations may be rejected as well as disseminated according to practitioners' judgement of their effectiveness."

(Übersetzt: Die gegenwärtige Praxis verdankt ihre Vielfältigkeit und Vitalität der qualitativen Beobachtung ... Bobath, Knott, Maitland und andere, die nicht unwesentlich zum Wissen und zur Praxis der Physiotherapie beigetragen haben ... durchliefen einen für die Ethnografie [qualitative Forschung] charakteristischen Prozess, um ihre Konzepte und Techniken zu entwickeln ... beobachteten Patienten und ihr eigenes Handeln systematisch, analysierten immer wieder ihre Wirkungen ... hielten sie schriftlich fest, stellten Vergleiche mit anderen Aufzeichnungen an und nutzten ihre aus der Erfahrung gewonnenen Erkenntnisse, um die Techniken zu modifizieren ... Auf diese Weise kann die Physiotherapie der Wissenschaft um Jahrzehnte voraus sein, bevor die Forschung in den biomedizinischen Wissenschaften beginnt, objektive untermauernde Evidenz zu liefern. In der Zwischenzeit können viele Innovationen sowohl abgelehnt als auch gemäß der Beurteilung ihrer Effektivität durch die Praktizierenden verbreitet werden.)

(Weiteres zur Forschung im Maitland-Konzept siehe Kapitel 5.)

Vorteile des Denkmodells Brickwall

Zusammengefasst bietet das Denkmodell Brickwall Therapeuten folgende Vorteile:

- Das Denkmodell Brickwall betont die Patientenzentriertheit des Konzeptes. Jeder Patient wird als Individuum wahrgenommen, es werden maßgeschneiderte Lösungen für sein spezifisches Problem gesucht. Dazu schulen Therapeuten ihre kommunikativen Fähigkeiten, den professionellen Umgang mit der therapeutischen Beziehung, ihre Beobachtungsgabe und manuelle Fertigkeiten.
- In der interdisziplinären Zusammenarbeit hilft das Modell Physiotherapeuten, berufsspezifische Beobachtungen in die Teamarbeit einzubringen. Außerdem hilft das Modell zu verstehen, dass es zur Lösung eines Problems mehrere, gleichwertige Anschauungen gibt.
- Im Unterricht ist das Modell sehr hilfreich als didaktisches Hilfsmittel, denn die Studenten lernen, ihre Denkprozesse auf den verschiedenen Ebenen des Modells einzuordnen.

In Bezug auf das Denkmodell Brickwall schrieb Maitland bereits in den 1960er-Jahren über theoretische Aspekte der medizinischen und physiotherapeutischen Arbeit:

- Es gibt vieles, was wir wissen.
- Es gibt vieles, was wir glauben zu wissen.
- Es gibt vieles, was wir nicht wissen und vielleicht nie wissen werden.

Gut entwickelte klinische Fähigkeiten wie Beobachtung, Kommunikation, Tasten, passives und aktives Bewegen und Schulung in einem diszipliniert angewandten Prozess der Untersuchung, Behandlung und Wiederbefundung geben den Therapeuten die Sicherheit, eine verantwortungsvolle und umfassende Behandlung mit dem Patienten durchführen zu können. Gerade wegen vieler neuer theoretischer Entwicklungen in der Physiotherapie ist dieses klinische Modell für die physiotherapeutische Praxis so aktuell wie in seiner Entstehungszeit in den 1960er-Jahren.

2.3 Kontinuierliches analytisches Vorgehen – Assessment und Clinical Reasoning

Elly Hengeveld

Um die Philosophie des Denkmodells Brickwall konsequent anwenden zu können, sind im therapeutischen Prozess ein kontinuierliches analytisches Vorgehen (*„assessment"*) und ein Bewusstsein der eigenen *Clinical-Reasoning*-Prozesse erforderlich. Dies spiegelt sich in den verschiedenen *Assessment*-Formen und der Anwendung diverser *Clinical-Reasoning*-Prozesse wider. Die Therapeutin wird angeregt, in sogenannten kritischen Phasen des therapeutischen Prozesses Reflexions- und Planungsschritte vorzunehmen.

2.3.1 Denkmodelle und Paradigmen

Das Denkmodell Brickwall zeigt bereits, dass die Physiotherapeutin in den Clinical-Reasoning-Prozessen zur Untersuchung und Behandlung von verschiedenen Denkmodellen Gebrauch macht. Dies betrifft jedoch mehr als die bereits oben beschriebene Anwendung von physiotherapeutisch-spezifischen und biomedizinischen Denkmodellen. Über diese hinaus sind neurophysiologische und kognitiv-verhaltenstherapeutische Paradigmen in den täglichen Entscheidungsfindungsprozessen von Bedeutung.

Das *biomedizinische Modell* ist u.a. von Bedeutung, um Gefahrensituationen und Kontraindikationen in der Untersuchung und Behandlung bestimmen zu können. Dazu werden Kenntnisse aus Pathologie und Physiologie eingesetzt. Wenn eine Physiotherapeutin z.B. in ihrer Untersuchung Hinweise auf ein radikulär bedingtes Bewegungsproblem findet, dürfen die Untersuchungstechniken nicht zu hoch dosiert sein. Es werden nur wenige Tests mit geringer Intensität durchgeführt, bevor eine vorsichtige Probebehandlung eingeleitet wird.

Neurophysiologische Paradigmen werden vor allem zur Erklärung von Symptomen, von Schmerzen und zur Schulung von Patienten verwendet. Insbesondere Theorien und Modelle aus der Schmerzphysiologie mit den verschiedenen neurophysiologischen Schmerzmechanismen (Cervero u. Laird, 1991) sind hier von Bedeutung. Anhand der Präsentation der Schmerzen, Behinderungen und Verhaltensweisen des Patienten bildet die Therapeutin Hypothesen über mögliche vorhandene nozizeptive, peripher neurogene, autonome und zentrale Nervensystemmechanismen als Hintergrund des Bewegungsproblems. Diese Mechanismen bestimmen die Vorgehensweise in Untersuchung und Behandlung mit.

Verhaltenstherapeutische Denkmodelle spielen in Schulungsprozessen von Bewegungsabläufen und Selbstmanagementstrategien eine Rolle.

Das biopsychosozial orientierte Modell der Internationale Klassifikation der Funktionsfähigkeit, Behinderung und Gesundheit (International Classification of Functioning, Disabilities and Health, ICF) (WHO 2005): Viele Bewegungs(dys)funktionen können gemäß den Ebenen von Körperfunktion und -strukturen, Aktivität und Partizipation analysiert werden. Weiter werden die Behandlungsziele in der Therapie am besten gemäß dieser Einteilung formuliert (siehe Kapitel 4).

Das *physiotherapiespezifische Bewegungsparadigma* übernimmt selbstverständlich die zentrale Rolle. Es wurde bereits im Abschnitt Definitionen und physiotherapeutische Diagnose beschrieben. Das physiotherapiespezifische Bewegungsparadigma beinhaltet verschiedene Sichtweisen, die sich aus Antonovskys (1979) Arbeiten ableiten:

- Pathogene Sichtweise: Physiotherapeuten nutzen sie, wenn sie z.B. unphysiologische Bewegungsabläufe, Steuerungsprozesse und Abweichungen der Biomechanik analysieren.
- Salutogene Sichtweise: Physiotherapeuten suchen anhand dieser Sichtweise nach Aktivitäten, die für ihre Patienten von Bedeutung sind, damit sinnvolles Handeln ermöglicht wird. Dabei spielen salutogene Aspekte wie Kohärenzgefühl, das Maß der Kontrolle über eine Situation, Verständnis für die Behandlungsziele eine Rolle (Schüffel et al. 1998), siehe Kapitel 4.

2.3.2 Prozessarbeit der Physiotherapie

Im Maitland-Konzept wird Physiotherapie als Prozessarbeit betrachtet, in der die Physiotherapeutin verschiedene Rollen übernimmt: Sie behandelt, begleitet, führt, unterrichtet und berät den Patienten im Prozess der Rehabilitation von Bewegungsdysfunktionen. Dieser Prozess bedarf in verschiedenen Phasen regelmäßiger Planungsschritte und der Reflexion über gebildete Hypothesen, Handlungen und die Interaktion zwischen Patient und Therapeutin. Die Befundaufnahme mit den Behandlungsinterventionen bildet dabei ein unzertrennliches Paar: Sie gehen fließend ineinander über. Viele Untersuchungstechniken können auch als Behandlungstechniken eingesetzt werden. Im Maitland-Konzept ist es essenziell, dass keine Behandlung ohne vorherige Untersuchung stattfindet und keine Behandlung durchgeführt wird, deren Effektivität nicht regelmäßig überprüft wird. Aus diesem Grund werden während aller physiotherapeutischen Sitzungen zur Überwachung des therapeutischen Prozesses neben den Behandlungsinterventionen die verschiedenen Formen von Beurteilung (*Assessment*) angewandt.

2.3.3 Formen von Assessment

In diesem oben genannten Prozess der Physiotherapie ist ein kontinuierliches analytisches Vorgehen essenziell. Alle Sitzungen und Handlungen werden von der Therapeutin fortdauernd analysiert. Dieser Prozess wird *Analytisches Assessment* genannt und besteht aus den folgenden besonderen Formen der Beurteilung respektive Untersuchung (Maitland 1986, 1987, 2005):

- Erstanalyse,
- Prozedere der Wiederbefundung,
- Beurteilung während der Anwendung einer Behandlungstechnik,
- Standortbestimmungen mittels Retrospektiven Assessments,
- Schlussanalyse.

Erstanalyse

Die physiotherapeutische Untersuchung verfolgt verschiedene Ziele und kann sich über 2–3 Sitzungen erstrecken, vorausgesetzt, dass der Untersuchungsprozess Probebehandlungen und Prozedere der Wiederbefundung beinhaltet. Die Ziele der Erstanalyse (Hengeveld u. Banks 2005) sind:

- Physiotherapeutische Diagnose erstellen: Das Resultat der Analyse von Bewegungsdysfunktionen wird am besten mittels der ICF-Begriffe Funktion, Aktivität und Partizipation ausgedrückt. Mithilfe des „Komponenten-Konzeptes" versucht die Therapeutin herauszufinden, welche Funktion in welcher Komponente – ICF: Struktur – (Gelenk, Muskel, Neurodynamik, Weichteile, Gefäße und andere Strukturen) beeinträchtigt ist (Abb. 2.4). In der Manuellen Therapie nach dem Maitland-Konzept spielt die Analyse der Störungen von Gelenk-, Muskel- und neurodynamischen Funktionen eine zentrale Rolle.
- Gefahrensituationen und Kontraindikationen für bestimmte Interventionen erkennen: Hierdurch können notwendige Vorsichtsmaßnahmen getroffen werden. Zum Beispiel: Symptombeschreibungen wie Kribbeln, Taubheitsgefühl weisen darauf hin, dass die Therapeutin eine neurologische Untersuchung der Reflexe, Kennmuskulatur und Sensibilität vornehmen muss. Falls Veränderungen vorhanden sind, ist die Therapeutin besonders vorsichtig in der Behandlung, damit die Leitfähigkeit nicht beeinträchtigt wird. Mögliche Kontraindikationen erfragt die Therapeutin mittels sogenannter Screeningfragen und Tests zu medizinischen Teilsystemen (Boissonnault 1995, Goodman u. Snyder 2000). Dies ist vor allem in Ländern notwendig, in denen Physiotherapeuten Patienten ohne ärztliche Überweisung behandeln können.
- Parameter zur Erfolgskontrolle bestimmen: Die erforderlichen Informationen erhält die Therapeutin sowohl aus der Anamnese als auch aus der Funktionsuntersuchung.
  - Anamnestische Daten können betreffen: Symptomlokalisation, -qualität, -intensität, -frequenz und -dauer; das Aktivitätsniveau, Vertrauen, sich zu bewegen, die Medikamenteneinnahme und den Einsatz von gezielten Copingstrategien, um Behinderungen bzw. Schmerzen zu bewältigen.

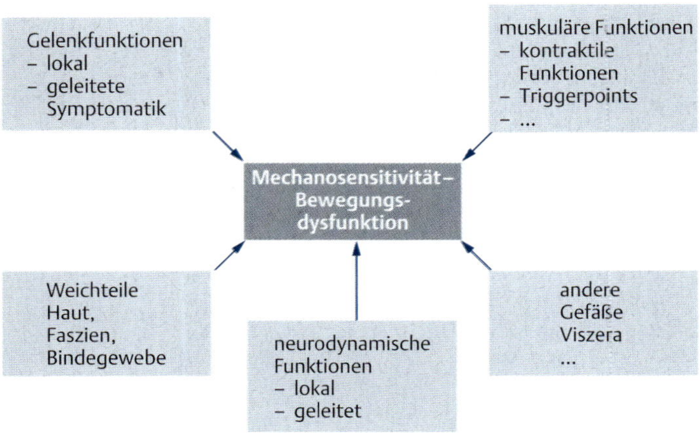

Abb. 2.4 „Taxonomie" der Komponenten – spezifische manualtherapeutische Einteilung in der Analyse von schmerzhaften Bewegungsfunktionen.

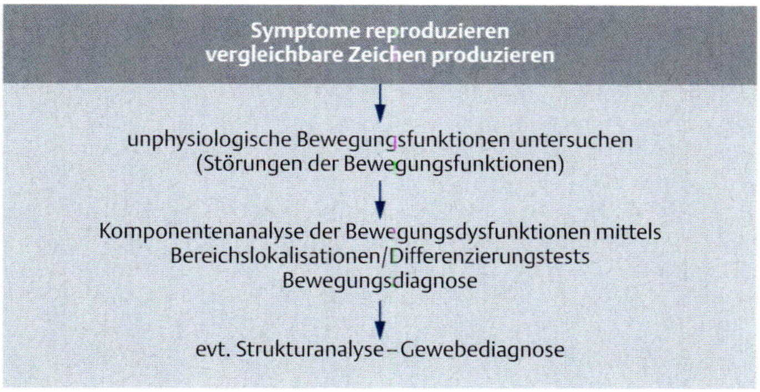

Abb. 2.5 Algorithmus der Ziele der Funktionsuntersuchung des Maitland-Konzeptes.

  - Die Parameter der Funktionsuntersuchung betreffen meistens die aktiven und passiven Testbewegungen, die die Symptome reproduzieren. Ebenfalls können muskuläre Testverfahren und neurologische Tests als Vergleichsparameter dienen. Die Funktionsuntersuchung folgt einem speziellen Algorithmus der Problemanalyse (Abb. 2.5).
- Hypothesen formulieren: Die Therapeutin wird in diesem Prozess ermutigt, mehrere Hypothesen zu bilden (siehe Seite 26–28).
- Behandlungsziele bestimmen: Es ist essenziell, dass Nahziele und Fernziele festgelegt werden. Anschließend sollen, unter Berücksichtigung der Gefahrensituationen, sinnvolle therapeutische Interventionen ausgewählt werden (Abb. 2.2).

Jede Frage und jeder Test im Untersuchungsprozess sollte auf das Erreichen dieser Ziele ausgerichtet sein.

Wiederbefund

Wiederbefundprozesse sind für alle physiotherapeutischen Methoden essenziell. Wenn am Anfang eines therapeutischen Prozesses kein Befund durchgeführt wird, sind in späteren Sitzungen Erfolgskontrollen in Wiederbefundprozessen nicht mehr möglich. Ein Wiederbefund sollte idealerweise in den folgenden Phasen stattfinden:

- Am Anfang einer Sitzung: Kontrolle der subjektiven Parameter und der Parameter der Funktionsuntersuchung. Weiter sollte der Effekt von Selbstmanagementstrategien überprüft werden.
- Nach einzelnen Interventionen: Kontrolle der Parameter der Funktionsuntersuchung, Information über das allgemeine Wohlbefinden des Patienten.
- Am Schluss jeder Sitzung: Kontrolle der gleichen Aspekte wie nach einzelnen Interventionen und eine Reflexion der Sitzung. Der Patient reflektiert z. B., was er während der Sitzung gelernt hat, was ihm im Hinblick auf sein Bewegungsverhalten bewusst geworden ist.

Ein Wiederbefund sollte regelmäßig durchgeführt werden und kann verschiedene Aspekte umfassen. Er reicht von der Frage nach dem allgemeinen Befinden des Patienten bis zur Kontrolle des kognitiven Lernprozesses. Dabei prüft die Therapeutin, ob der Patient die Informationen verstanden hat und im Alltag auch wirklich umsetzen kann oder ob sie gegebenenfalls ihren Kommunikationsstil ändern muss.

Meistens beurteilt die Therapeutin jedoch, ob sich die Testbewegungen der Funktionsuntersuchung verändert haben.

Wiederbefundprozesse sind essenziell im therapeutischen Prozess, sie erfüllen verschiedene Zwecke:

- *Erfolgskontrolle*: Die Behandlungsresultate werden verglichen, womit also der Wert der gewählten Interventionen überprüft wird.
- *Differenzialdiagnostik*: Nicht nur die Untersuchungsergebnisse, auch die Reaktionen auf die Behandlungen tragen zur Komponentenanalyse der Bewegungsdysfunktionen bei. Dies trifft vor allem bei den Behandlungen mit passiven Mobilisationen und Gelenkmanipulationen zu.

- *Reflexion therapeutischer Entscheidungen*: Die Physiotherapeutin kann ihre Entscheidungen während der Wiederbefundprozesse reflektieren. Hypothesen über Quellen der Dysfunktionen, beitragende Faktoren und optimale Behandlungsstrategien können bestätigt, modifiziert oder verworfen werden. Durch die konsequente Anwendung von Wiederbefundprozessen lernt die Physiotherapeutin *Zusammenhänge* von klinischen Präsentationen kennen und erfährt damit direkt, welche Interventionen günstigere und welche weniger günstige Effekte erzielen. Auf diese Art und Weise speichert sie im Lauf der Jahre mehr und mehr sogenannte *klinische Muster* in ihrem Gedächtnis. Somit tragen konsequente Wiederbefundprozesse zur Entwicklung des *persönlichen Erfahrungswissens* bei (Erfahrungswissensbasis).
- *Lernen des Patienten*: Regelmäßige Wiederbefundprozesse unterstützen den Lernprozess des Patienten, indem sie seine Wahrnehmung schulen (kognitiv-verhaltenstherapeutische Aspekte der Therapie). Trotz z. B. andauernder Schmerzen nimmt der Patient günstige Veränderungen wahr. Während der Wiederbefundprozesse kann der Patient vielleicht zum ersten Mal Verbesserungen erfahren, obwohl er sie aufgrund seines Zustandes nicht für möglich gehalten hat.

Wiederbefundprozesse sind Schlüsselmomente im therapeutischen Prozess.

Wiederbefundprozesse sind Schlüsselmomente im therapeutischen Prozess. Vorausgesetzt: Die Therapeutin setzt während des Wiederbefunds Kommunikationsstrategien bewusst ein und verfügt über ein gutes Verständnis der möglichen Veränderungen der Parameter der subjektiven und der Funktionsuntersuchung.

Assessment während der Behandlung

Es ist essenziell, *während* der Durchführung einer Behandlung ebenfalls einen Beurteilungsprozess durchzuführen. Die folgenden Fragen sollten dabei berücksichtigt werden, damit die Behandlung optimiert werden kann:

- Werden die Behandlungsziele erreicht? Bei der Anwendung von passiven Bewegungen achtet die Therapeutin beispielsweise darauf, ob Veränderungen bezüglich Schmerzen, Widerstandsgefühl und/oder motorische Reaktionen bei den zur Behandlung eingesetzten Bewegungen auftreten.
- Treten unerwünschte Nebeneffekte auf? Beispielsweise: Schmerzsteigerung im Fall von irritierbaren Symptomen, allgemeine Tonussteigerung, vegetative Reaktionen, Entzündungszeichen, Reaktionen auf Kosten von Heilungsprozessen bei Weichteilschäden und Frakturen, Angst, sich zu bewegen, oder das Gefühl der verminderten Selbstwirksamkeit (Selfefficacy), Übertragen der Verantwortung für die eigene Gesundheit auf andere (Externalisieren des Locus of Control), Entwicklung von passiven Copingstrategien, Verwirrung durch zu viele Informationen.

Retrospektives Assessment – Standortbestimmungen

Retrospektive Beurteilungen sind Standortbestimmungen, die in regelmäßigen Abständen durchgeführt werden. Das Ziel ist die Auswertung des bisherigen therapeutischen Prozesses, eine eventuelle Neuformulierung der therapeutischen Ziele und eine erneute Bestimmung der Parameter, um die Erfolgskontrollen durchzuführen. Die folgenden Aspekte sollten in einer retrospektiven Beurteilung berücksichtigt werden:

- Wie ist das Gesamtbefinden des Patienten?
- Welche Parameter haben sich gebessert (anamnestische und Funktionsparameter)?
- Werden die Behandlungsziele erreicht?
- Sind die verschiedenen Interventionen effektiv?
- Prospektiv: für die nächste Periode gemeinsam mit dem Patienten die Ziele und therapeutischen Maßnahmen (neu) festlegen.
- (Neu) bestimmen der Parameter, um die gemeinsam bestimmten Ziele zu überprüfen.

Schlussanalyse in der abschließenden Phase des therapeutischen Prozesses

Die Abschiedsphase der Therapie soll gut vorbereitet werden. Häufig ist es sinnvoll, schon in der drittoder zweitletzten Behandlung einige Aspekte der Schlussanalyse anzusprechen, damit die Therapie, wenn nötig, noch angepasst werden kann.

Die Schlussanalyse betrifft die Auswertungsphase des (Lern-)Prozesses zwischen Physiotherapeutin und Patient. Gemeinsam wird überprüft, ob und wie die Behandlungsziele erreicht wurden. Die Phase ist sowohl von Reflexion als auch von Antizipation gekennzeichnet. Der Patient reflektiert, welche

Interventionen hilfreich waren, welche Selbstmanagementstrategien nützlich sind und was er in den Therapiesitzungen gelernt hat. Die Physiotherapeutin reflektiert ebenfalls, welche Interventionen nützlich waren, indem sie die Behandlungsnotizen noch einmal durchschaut. Dies trägt zur sogenannten klinischen Musterentwicklung der Therapeutin bei. Außerdem prognostiziert sie das Auftreten von Rezidiven und die möglichen Restbehinderungen. Sie überlegt, ob noch andere medizinische Maßnahmen für den Patienten sinnvoll sind.

Gemeinsam antizipieren die Therapeutin und der Patient mögliche zukünftige Schwierigkeiten und welche Interventionen der Patient im Rahmen seines Selbstmanagements gegebenenfalls einsetzen könnte. Diese Antizipation fördert die Langzeit-*compliance* und sollte in einem kooperativen Kommunikationsstil verlaufen (Hengeveld 2003).

2.3.4 Clinical Reasoning

Im Maitland-Konzept spielt der Prozess des bewussten Clinical Reasoning eine zentrale Rolle. Clinical Reasoning wird wie folgt definiert: „Die Denk- und Entscheidungsfindungsprozesse als Basis für das physiotherapeutische Handeln" (Jones u. Higgs 2000). Die Clinical-Reasoning-Prozesse finden fortdauernd, meistens unbewusst statt (Ryan 1996). Sie basieren auf komplexen Denkvorgängen, die in verschiedenen Planungs- und Reflexionsphasen des therapeutischen Prozesses bewusst gemacht werden müssen, um alle Sitzungen gut strukturieren zu können.

Im Maitland-Konzept werden verschiedene Formen des Clinical Reasoning angewandt. Insbesondere das sogenannte prozedurale Reasoning und interaktive Reasoning spielen eine zentrale Rolle.

Prozedurales Reasoning

Diese Form des Clinical Reasoning folgt vorgegebenen Vorgehensweisen der Untersuchungs- und Behandlungsplanung. Sie ist meistens von einem hypothesen-gesteuerten Denkprozess begleitet. Mit steigender Berufserfahrung findet ein Denkprozess statt, der auf klinischer Mustererkennung basiert. Die Mustererkennung ermöglicht meistens eine effizientere und umfassendere Vorgehensweise (siehe Kapitel 2.2.5).

Interaktives Reasoning

Es beinhaltet die Analyse der verbalen und nonverbalen Kommunikation. Gut entwickelte kommunikative Fähigkeiten beziehen verschiedenen Techniken ein, wie aktives Zuhören, Zusammenfassen und das sogenannte Spiegeln. Diese Techniken sind aus mehreren Gründen nützlich:

- Sie sind notwendig, um exakte Informationen zu sammeln für die Bestimmung der physiotherapeutischen Diagnose und für die Behandlungsplanung. Weiter sind sie essenziell in Wie-

Box 1

Weitere Formen des Clinical Reasoning, die ebenfalls im Maitland-Konzept eine Rolle spielen können, sind diagnostisches, konditionales, narratives und edukatives Reasoning (Mattingly 1991, Mattingly u. Fleming 1994, Munroe 1996, Higgs u. Jones 2000):

Diagnostisches Reasoning: Die Therapeutin folgt vorgegebenen Vorgehensweisen zur Untersuchung (prozedurales Reasoning), um Störungen der Körperfunktionen und -strukturen, Limitierungen respektive Ressourcen von Aktivitäten und Partizipation nach der ICF (WHO 2005) festzustellen. Sie entwickelt Hypothesen über vorhandene pathobiologische Prozesse.

Konditionales Reasoning: Findet regelmäßig während der Behandlung statt, indem die Therapeutin sich überlegt, wie sich die momentanen Interventionen auf das zukünftige Funktionieren und Handeln eines Menschen auswirken können. Die Therapeutin überlegt sich, ob sie genügend Bedingungen und Möglichkeiten („conditions") schafft, sodass der Patient sein Potenzial optimal nutzen kann.

Narratives Reasoning: Es wird in verschiedenen Weisen von Geschichten („narrative") Gebrauch gemacht, um den therapeutischen Prozess zu fördern. Mithilfe des narrativen Reasoning wird eine sinnvolle Behandlung gestaltet und eine therapeutische Beziehung basierend auf Vertrauen und Verständnis aufgebaut. Verschiedene Aspekte gehören zum narrativen Reasoning: Zu Beginn der Behandlung tritt die Therapeutin in die „persönliche Geschichte" des Patienten ein und spielt dort manchmal eine zentrale und manchmal eine weniger bedeutende Rolle. Aktives Zuhören ermöglicht, die persönliche Geschichte des Patienten und sein individuelles Krankheitserleben zu erfassen. Die Therapeutin nutzt Geschichten von momentanen oder früheren Patienten, um den Empfehlungen und Instruktionen Gewicht zu verleihen. Im Laufe der Zeit kann sich die Therapie wie eine eigene Geschichte entwickeln. Dies betrifft vor allem Situationen, in denen Beobachter die therapeutischen Sitzungen verfolgen – die Sitzungen entwickeln sich wie eine Geschichte, von der man gerne wissen möchte, wie sie sich weiterentwickelt (Mattingly u. Fleming 1994).

Edukatives Reasoning: Durch Beratung, Instruktion und Begleitung strebt die Therapeutin Veränderungen des Patienten an. Sie versucht, sein Verständnis, Verhalten und/oder seine Gefühle mittels Elementen des narrativen, prozeduralen und interaktiven Clinical Reasoning günstig zu beeinflussen.

derbefundprozessen, um den Patienten in seiner Wahrnehmung der möglichen Veränderungen der Erfolgsparameter zu begleiten.

- Sie sind hilfreich, um ein vertieftes Verständnis für die Gedanken, Gefühle und Vorstellungen des Patienten über sein Problem zu erhalten. Diese Informationen sind von Bedeutung in einer Beurteilung von psychosozialen Aspekten, die die volle Funktionswiederherstellung hindern oder fördern können.
- Außerdem fördert eine empathische Kommunikation mit den oben erwähnten Zielen die Entwicklung einer therapeutischen Beziehung.

2.3.5 Prozedurales Reasoning – Hypothesen und Muster

Wie bereits erwähnt entspricht das hypothesengesteuerte Denken des Maitland-Konzeptes dem prozeduralen Reasoning. Der effektive Umgang mit Hypothesen ist von der Berufserfahrung und von Kenntnissen abhängig.

Hypothesen bilden und prüfen

Im therapeutischen Prozess bildet die Therapeutin mehrere Hypothesen, die die Konzeptualisierung des Problems unterstützen. Während Anamnese, Funktionsuntersuchung und Behandlungen entwickelt sie mehrere Hypothesen, die mithilfe eines Wiederbefundes im Laufe der Therapie bestätigt respektive verworfen werden. Die Wissensbasis, die sich aus Theorie und Erfahrungen zusammensetzt, beeinflusst die Hypothesenentwicklung. In diesem Prozess benötigt die Therapeutin gute Vorgehensweisen zur Befragung und Untersuchung, um relevante, umfassende Informationen zu erhalten. Ab der ersten Begegnung mit dem Patienten bildet die Therapeutin mehrere miteinander in Konkurrenz stehende Hypothesen. Im Allgemeinen werden diese Hypothesen am besten jeweils nach Abschluss der Anamnese, der Funktionsuntersuchung und nach jeder Behandlungssitzung überprüft, damit die Durchführung der folgenden Therapiephase gut geplant werden kann. Dies ist ein zyklisch verlaufender Clinical-Reasoning-Prozess (Abb. 2.6).

In der Literatur wird betont, dass in der Therapie auch beim Patienten ein zyklischer Prozess des wachsenden Verständnisses seines Problems stattfindet. Dieser Prozess wird vor allem gefördert, wenn die Therapeutin mittels Strategien des interaktiven Clinical Reasoning die didaktischen und begleitenden Aufgaben ihres Berufes gezielt wahrnimmt (Edwards et al. 1998).

Hypothesen kategorisieren

Vergleichsstudien zwischen erfahrenen Therapeuten und Neulingen im Beruf stellten fest, dass erfahrene Therapeuten in einer Befundaufnahme vollständiger und gezielter Informationen sammelten und mit mehr klärenden Fragen nachhakten. Nach der Untersuchung konnten sie diese Informationen vollständiger zusammenfassen und sie vergaßen wesentliche Dinge weniger häufig als die Neulinge. Weiter konnten sie besser Haupt- und Nebensachen voneinander unterscheiden. Es ist zu bemerken, dass beide Gruppen einem vergleichbaren Prozedere der Patientenbefragung und -untersuchung folgten (Thomas-Edding 1987). Der Hauptunterschied im Clinical Reasoning zwischen beiden Gruppen lag in der *Organisation* der Information, die sie erhielten. Während die Neulinge die Informationen eher wahllos aufnahmen und später angaben, die Informationen erst geordnet haben zu wollen, fand bei den erfahrenen Therapeuten schon während der Untersuchung ein gewisses Ordnen statt. Sie kategorisierten die Informationen schon, wie dies von Larkin et al. (1980) beschrieben worden ist.

Das Analysieren der Informationen aus Untersuchung und Behandlung mittels Hypothesenkategorien ist ein wesentlicher Bestandteil des Maitland-Konzeptes. Folgende *Hypothesenkategorien* werden im Maitland-Konzept beschrieben (Jones 1992, Jones 1995, Hengeveld 1998, Higgs u. Jones 2000, Hengeveld u. Banks 2005):

- *Pathobiologische Mechanismen*: Hypothesen über mögliche Gewebepathologie, Heilungsstadium der Strukturen, neurophysiologische Schmerzmechanismen.
- *Quellen der Bewegungsdysfunktionen*, wie z. B. Schmerzen oder Bewegungs-einschränkungen: Es werden Hypothesen gebildet über die möglichen Ursachen (Quelle) der Bewegungsdysfunktion, wie Gelenke, Muskulatur, Weichteile, neurale Strukturen, Viszera und vaskuläre Strukturen. (Bsp.: Bestimmen, ob ein Schmerz im Gesäßbereich eher aus dem Hüftgelenk, SIG,

Die Breite dieser Grafik entspricht nicht den Standard (60, 90 oder 125 mm) !!!

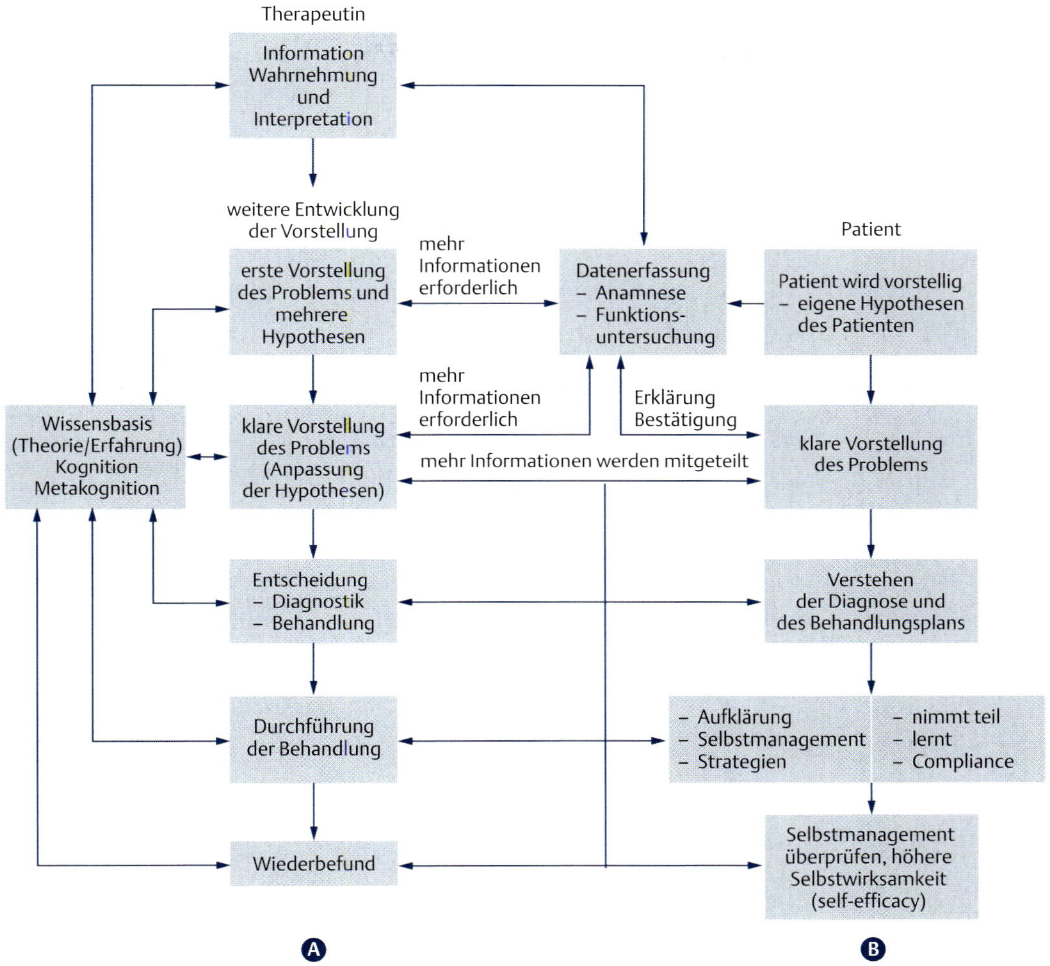

Abb. 2.6 Zyklischer Prozess der Hypothesenmodifizierung bzw. -bestätigung, der während des therapeutischen Prozesses sowohl bei der Therapeutin (a) als auch beim Patienten (b) abläuft (Jones 1992, Edwards et al. 1998).

LWS oder anderen Bewegungsdysfunktionen stammt.)

- *Gefahrensituationen und Kontraindikationen*: Diese werden anhand der Intensität des nozizeptiven Prozesses, der pathobiologischen Mechanismen bestimmt. Für bestimmte Interventionen (z. B. Manipulation) gibt es klar definierte Kontraindikationen. Diese Kategorie beeinflusst die Dosierung der Untersuchungsverfahren, die Wahl und Dosierung der Behandlungsmaßnahmen und die Entscheidung, ob die (Manuelle) Therapie indiziert ist.
- *Prognose*: Eine Prognose für die gesamte Behandlungsserie wird anhand des Resultates der ersten Sitzungen formuliert. Am Ende der Therapie wird eine Langzeitprognose erstellt.

Die Prognose wird von verschiedenen Faktoren bestimmt. Für eine differenzierte Prognose ist ausreichendes Erfahrungswissen notwendig:
- mechanische versus entzündliche Präsentation,
- Irritierbarkeit der Störung,
- Ausmaß des Traumas,
- Art und Ausmaß der Behinderung,
- Dauer der Geschichte und Verlauf der Störung,
- vorbestehende Störungen,
- Bewegungsstörungen mit einer betroffenen Komponente oder mit mehreren Komponenten,
- Notwendigkeit von unidimensionaler Vorgehensweise versus multidimensionalen Vorgehensweisen,
- Erwartungen des Patienten,
- Persönlichkeit und Lebensstil,
- kognitive, affektive, soziokulturelle Aspekte, Lernprozesse,
- Bewegungsverhalten des Patienten.

- *Beitragende Faktoren:* Für die Entwicklung oder Unterhaltung des Bewegungsproblems verantwortliche Faktoren:
  - physische
  - biomechanische
  - soziale (Umgebung)
  - Verhalten (behavioural)
  - emotionale

  (Bsp.: Haltung, muskuläre Dysbalance, Gewohnheiten im Bewegungsverhalten, im Alltag, Wissensbasis bezüglich Nutzen von Bewegung bei Schmerzen, affektive Faktoren wie beispielsweise Angst, sich zu bewegen.)
- *Behinderungsgrad:* Bestimmt von den Einschränkungen und Ressourcen auf den ICF-Ebenen der Körperstrukturen und -funktionen, Aktivitäten und Partizipation (WHO 2005).
- *Management*: Therapieziele und Interventionen festlegen unter Respektierung möglicher Gefahrensituationen (Nahziele, Fernziele, Bewegungsparadigma).
- *Individuelles Krankheitserleben des Patienten*: Dies wird u.A. beeinflusst von Gedanken, Gefühlen, früheren Erfahrungen, der Zukunftsperspektive, den Umgebungsfaktoren, Copingmöglichkeiten, Wissensstand und Verhalten.

In der Arbeit nach dem Maitland-Konzept werden diese Hypothesen regelmäßig überprüft und modifiziert. Letzteres ist abhängig von der Reaktion des Patienten auf die Behandlung.

Klinische Muster entwickeln

Frühere Studien über Clinical Reasoning haben ergeben, dass Experten im Vergleich zu Neulingen in einem Beruf mehr sogenannte *klinische Muster* entwickelt haben, mit denen sie ihre Entscheidungen für die klinische Arbeit begründen (Jones u. Higgs 2000). Mit der Verfügbarkeit von klinischen Mustern im Gedächtnis können Therapeuten meistens die Präsentation des Problems des Patienten rascher und umfassender verstehen und dementsprechend schneller adäquate Behandlungen gestalten. Die Planungs- und Reflexionsphasen des therapeutischen Prozesses, so wie sie in den Kursen des Maitland-Konzeptes gelehrt werden, unterstützen die Entwicklung von klinischen Mustern im Gedächtnis der Therapeuten: Die gelebte klinische Erfahrung ist notwendig, um klinische Muster entwickeln zu können. Eine gute theoretische Wissensbasis unterstützt diese Entwicklung, aber ohne direkten Patientenkontakt mit dem in diesem Konzept so wichtigen Prinzip des *regelmäßigen Wiederbefundes* und der Reflexion der gebildeten Hypothesen kann keine Musterentwicklung stattfinden (Hengeveld 2005a).

2.3.6 Fazit

Kapitel 2 stellt das Maitland-Konzept anhand seiner Alleinstellungsmerkmale vor. Kapitel 2.2 und 2.3 zeigen, dass ein gutes Verständnis des Denkmodells Brickwall, bewusstes Clinical Reasoning und die Assessmentformen essenziell im therapeutischen Prozess sind, der auf den Prinzipien des Maitland-Konzeptes aufgebaut ist. Der Einsatz dieser Aspekte während der verschiedenen Planungsschritte sowie die Reflexion in den kritischen Phasen des therapeutischen Prozesses werden im Maitland-Konzept eingehend geschult. Wenn diese Prinzipien in der klinischen Praxis konsequent angewandt werden, trägt dies zur fortdauernden Entwicklung der klinischen Wissensbasis der Therapeuten bei. Die Entwicklung vom Berufsanfänger zum Experten wird somit eingeleitet.

2.4 Bewegungsdiagramm

Pierre Jeangros und Renate Wiesner

Im Maitland-Konzept spielt die Behandlung durch passive Bewegungen eine wesentliche Rolle. Das Bewegungsdiagramm bietet den Schlüssel zum Verstehen der passiven Mobilisation. Die Idee, auf einem Diagramm klar zeigen zu können, was Therapeuten und Patienten während der Untersuchung mittels passiver Bewegungen spüren, hatte der Ingenieur G.D. Maitland bereits von Beginn an. Er beschrieb sie in seinem ersten Buch „Vertebral Manipulation" (1964). Um das Verständnis für diese Idee zu fördern und um so nahe wie möglich an der Realität zu sein, wurden Bewegungsdiagramme mit Kursteilnehmern während spannender konstruktiver Diskussionen weiter verfeinert und entwickelt. Seit Jahrzehnten sind sie eine wertvolle didaktische Hilfe in Kursen: Die Studierenden lernen anhand des Bewegungsdiagramms die analytische und damit reflektierte Ausführung einer passiven Bewegung, was im Gegensatz zu blind und willkürlich durchgeführten Mobilisationstechniken steht. Auch Patienten spüren den Unterschied zwischen einer Hand, die analytisch mobilisiert, und einer Hand, die nur eine Technik ausübt.

2.4.1 Ziele des Bewegungsdiagramms

Nach dem Maitland-Konzept arbeitende Therapeuten verwenden Bewegungsdiagramme aufgrund folgender Ziele:

- klinische Hypothesen (Schmerz oder Widerstand steht im Vordergrund) nach der subjektiven Untersuchung zu bestätigen,
- Hinweise zur Auswahl und Dosierung der Behandlungstechnik zu erhalten,
- Verlaufsparameter für die weitere Behandlung zu definieren (Wiederbefund),
- Gelenkgefühl der Therapeuten zu trainieren,
- effektive Kommunikation zu ermöglichen (Zeitgewinn), z. B. bei einer Patientenübergabe.

2.4.2 Konstruktion des Bewegungsdiagramms

Basis des Bewegungsdiagramms ist ein immer gleiches Rechteck. Die Therapeutin zeichnet also ein Rechteck auf und bezeichnet die Eckpunkte mit A, B, C und D (Abb. 2.7). Dabei berücksichtigt sie folgende Aspekte:

Box 2

Bewegungsdiagramm: Eine zweidimensionale, grafische Darstellung der Faktoren Widerstand (resistance) = R, Schmerz (pain) = P und Schutzspasmus (spasm) = S, die Therapeuten während einer passiven Bewegung wahrnehmen. Durch die bildliche Darstellung wird das Verhältnis dieser Faktoren zueinander dargestellt und es entsteht eine fotografische Aufnahme einer passiven Bewegungsrichtung. Therapeuten erhalten die Möglichkeit, visuell zu erkennen, wie groß das Bewegungsausmaß ist und welche Faktoren die Bewegung einschränken. Mit einem Blick auf das Bewegungsdiagramm kann jede Therapeutin schnell erfassen, ob es sich um eine eingeschränkte (hypomobile) Bewegungsrichtung handelt oder ob die Bewegung eher durch Schmerzen oder eventuell durch einen Schutzspasmus limitiert ist.

- *Punkt B*: Er gibt das Ende der durchschnittlichen normalen passiven Beweglichkeit an.
- *Horizontale Achse AB*: Sie stellt das Bewegungsausmaß einer Ausgangsposition A bis zur Grenze (zum Ende) des normalen passiven Bewegungsausmaßes B dar.
- *Vertikale Achsen AC und BD*: Sie repräsentieren Qualität, Natur oder Stärke der dargestellten Faktoren. Punkt A bedeutet das völlige Fehlen des Faktors und Punkt C oder D das Maximum an Qualität, Natur oder Intensität des Faktors, die der Untersuchende dem Patienten zumuten will.
- *Linie BD*: Sie wird etwas fetter dargestellt, da das normale passive Ende einer Bewegung einen gewissen Spielraum hat.

Bewegungsdiagramme verbessern die Qualität passiver Mobilisationstechniken.

Abb. 2.7 Grundlage für jedes Bewegungsdiagramm.

Bewegungsdiagramm: Schmerz (P) steht im Vordergrund

Stellen Sie sich folgende Situation vor: eine Patientin mit einem nozizeptiven Schmerzmechanismus, z. B. einer akuten Bursitis an der Schulter. Die Therapeutin testet die passive Abduktion ihres Schultergelenks, ohne die Bewegung in den Schultergürtel weiterlaufen zu lassen. Normalerweise würde sie eine Bewegung von 90° erwarten. In der Ausgangstellung in Rückenlage ist die Patientin ohne Schmerzen. Bei 45° Abduktion ist der Schmerz so stark geworden, dass die Therapeutin der Patientin nicht mehr zumuten möchte.

Abb. 2.8 zeigt, wie sich die Situation im Bewegungsdiagramm darstellt:

- P1 ist der Anfangspunkt des Schmerzes.
- P2 ist der maximale Schmerz, den die Therapeutin zu provozieren bereit ist.
- L ist das Limit der Bewegung, in diesem Fall ist L = P2.

Bewegungsdiagramm: Widerstand (R) steht im Vordergrund

Als Nächstes will die Therapeutin das Bewegungsdiagramm eines Patienten mit einer eingeschränkten Beweglichkeit im Hüftgelenk aufzeichnen. Der Patient hat eine Koxarthrose. Sie untersucht die Innenrotation bei 90° Flexion im Hüftgelenk. Das normale Bewegungsende würde sich bei ca. 30° befinden. Dieser Patient hat jedoch nur 10° Innenrotation. Es treten keine Schmerzen auf. Abb. 2.9 zeigt, wie sich die Gelenksituation für die Therapeutin darstellt:

- R1 ist der Anfangspunkt des Widerstandes, er entspricht einem Grad IV---.
- R2 ist der maximale Widerstand. Wenn keine Vorsichtsmaßnahmen bestehen, ist dies ein Grad IV+++.
- L ist das Limit der Bewegung, in diesem Fall gilt L = R2.

Bewegungsdiagramm: Schmerz (P) und Widerstand (R)

Bei vielen Patienten ergeben sich bei der Untersuchung mit passiven Bewegungen Diagramme, die sowohl Schmerz als auch Widerstand enthalten. Dabei können grundsätzlich zwei verschiedene Situationen auftreten:

- Maximaler Schmerz limitiert die Bewegung (Abb. 2.10a).
- Maximaler Widerstand limitiert die Bewegung (Abb. 2.10b).

Die beiden Diagramme (Abb. 2.10a u. b) stellen eine unilaterale Gleitbewegung (Zusatzbewegung) von posterior nach anterior auf dem Segment C2 rechts dar. Solche Diagramme kann man z. B. bei Patienten mit zervikogenen Kopfschmerzen finden. Es müssen noch zwei neue Faktoren definiert werden:

- R' ist die Intensität des Widerstands am Bewegungsende (Abb. 2.10a). Die passive Bewegung wird durch Schmerz eingeschränkt (Limit P2). Am Bewegungsende ist der Widerstand nicht maximal (R`).

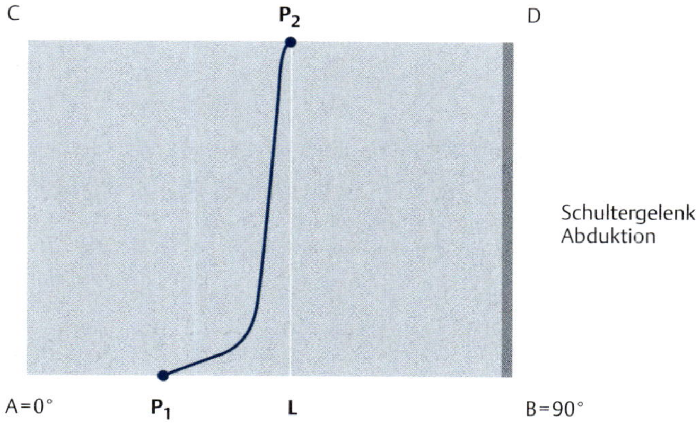

Abb. 2.8 Bewegungsdiagramm einer Patientin mit schmerzhafter Abduktion im Schultergelenk: P1 (Anfangspunkt des Schmerzes), P2 (maximaler Schmerz, den die Patientin noch tolerieren kann), L (Limit der Bewegung), L = P2.

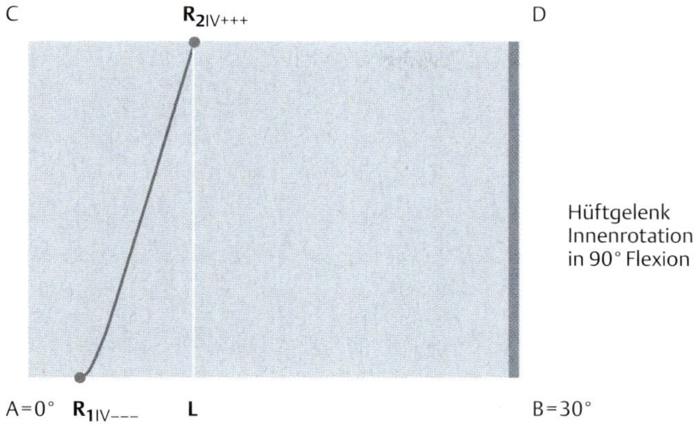

Abb. 2.9 Bewegungsdiagramm für die Innenrotation im Hüftgelenk bei 90° Flexion eines Patienten mit Koxarthrose: R1 (Anfangspunkt des Widerstandes, Grad IV---), R2 (maximaler Widerstand, keine Vorsichtsmaßnahmen, Grad IV+++), L (Limit der Bewegung), L = R2.

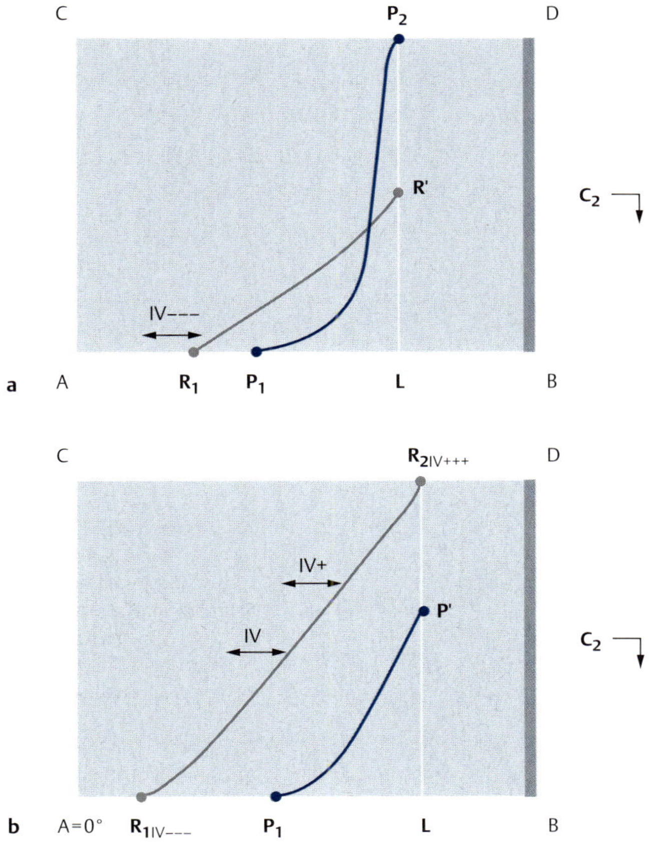

Abb. 2.10a–b Bewegungsdiagramme von Patienten, bei denen Schmerzen und Widerstand die unilaterale Gleitbewegung (C2, rechts) der Therapeutin limitieren. **a** Maximaler Schmerz limitiert die Bewegung. **b** Maximaler Widerstand limitiert die Bewegung.

- P' ist die Intensität des Schmerzes am Bewegungsende (Abb. 2.10b). Die passive Bewegung wird durch Widerstand eingeschränkt (Limit R2). Am Bewegungsende ist der Schmerz nicht maximal (P`).

Inwiefern unterscheiden sich die beiden Diagramme und welche Konsequenzen hat dies für die Behandlung?

- L = P2 bedeutet, dass es sich um eine *schmerzdominante* Situation handelt (Abb. 2.10a). Die passive Bewegung ist aufgrund des Schmerzes eingeschränkt. Das erste Ziel ist es, den Schmerz zu reduzieren. In der Behandlung überschreitet die Therapeutin die Schmerzgrenze nichtprozedural, was einem Grad IV--- oder IV-- entspricht.
- L = R2 bedeutet, dass es sich um eine *widerstandsdominante* Situation handelt. Die passive Bewegung ist durch Widerstand eingeschränkt. Das Ziel ist, den Widerstand weiter nach rechts zu schieben. Um dies zu erreichen, muss am Widerstand gearbeitet werden. Zu Beginn noch vorsichtig mit wenig Schmerz (Grad IV), in der Progression wird mit dem Schmerz (Grad IV+) behandelt und die Reaktion des Patienten beobachtet.

Bewegungsdiagramm: Schutzspasmus (S)

Es handelt sich dabei um einen unwillkürlichen Schutzspasmus der Muskeln, außerhalb der Kontrolle des Patienten. Oft ist dies ein Hinweis auf ein

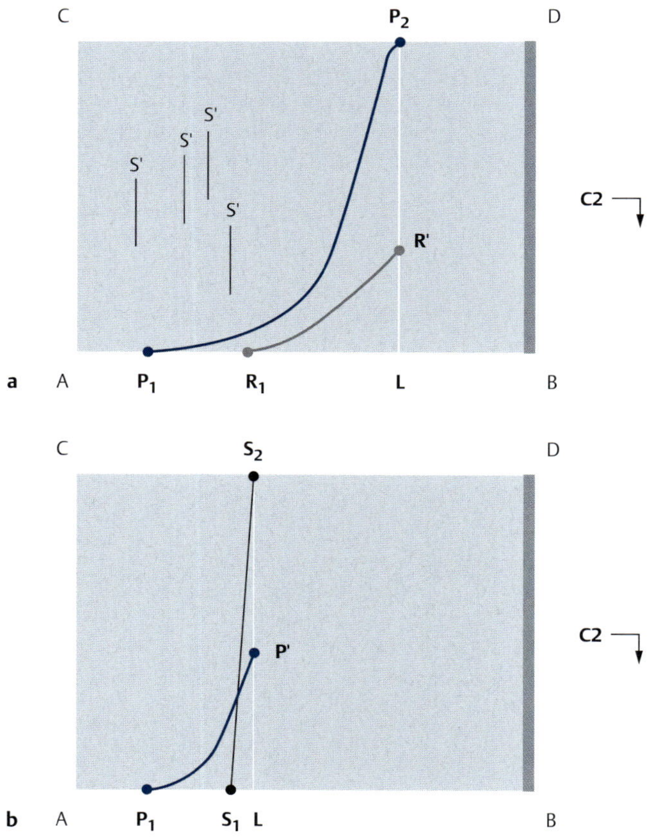

Abb. 2.11a–b Bewegungsdiagramme von Patienten verschiedener Schutzspasmen. a Nachgiebiger Spasmus. b Plötzlicher, unnachgiebiger Spasmus.

ernstliches Problem. Zwei Arten von Spasmus können auftreten:

- nachgiebig: kurzes, schnelles Spannen (Abb. 2.11a),
- plötzlich, unnachgiebig: limitiert die passive Bewegung (L = S2) (Abb. 2.11b).

Die Therapeutin kann also zwischen L = R2 und L = S2 differenzieren.

Bei beiden Arten nimmt der Spasmus zu, wenn das Gelenk nicht sorgfältig behandelt und/oder die Bewegung mit höherer Geschwindigkeit ausgeführt wird. Bei der Untersuchung und Behandlung sollte immer darauf geachtet werden, dass nicht durch den Spasmus mobilisiert wird. Wenn ein Schutzspasmus auftritt, bleibt die Therapeutin kurz am Ort des Auftretens; wenn der Spasmus nachlässt, kann sie die passive Bewegung weiter ausführen.

Bewegungsdiagramm: Hypermobilität (H)

Bei einer Hypermobilität im Gelenk verlängert man das Diagramm über den Punkt B hinaus. In diesem Fall wird ein H (hypermobil) für die Darstellung der Hypermobilität verwendet. Abb. 2.12 zeigt ein typisches Diagramm für ein hypermobiles Schultergelenk: In 90° Abduktion sind mehr als 90° Außenrotation möglich.

Fazit

Das Bewegungsdiagramm ist eine kommunikative, didaktische und therapeutische Hilfe. Durch die grafische Darstellung von Widerstand, Schmerz und Schutzspasmus können die Therapeuten diese Informationen schnell erfassen, die wesentlichen Kriterien einer klinischen Situation erkennen und somit die richtigen Therapiemaßnahmen ergreifen. Wie dieser Prozess in der Praxis aussieht, wird im Kapitel 3 anhand des Patientenbeispiels dargestellt.

Bewegungsdiagramme, die vor – während – nach der Behandlung gemacht werden, ergeben eine Art Fotoserie. Daraus entsteht ein spannender Film, der uns die Veränderungen der dargestellten Parameter und den Einfluss unserer Behandlung aufzeigt. Es ist ein Teil des kontinuierlichen analytischen Prozesses, der eine zentrale Bedeutung im Maitland-Konzept hat.

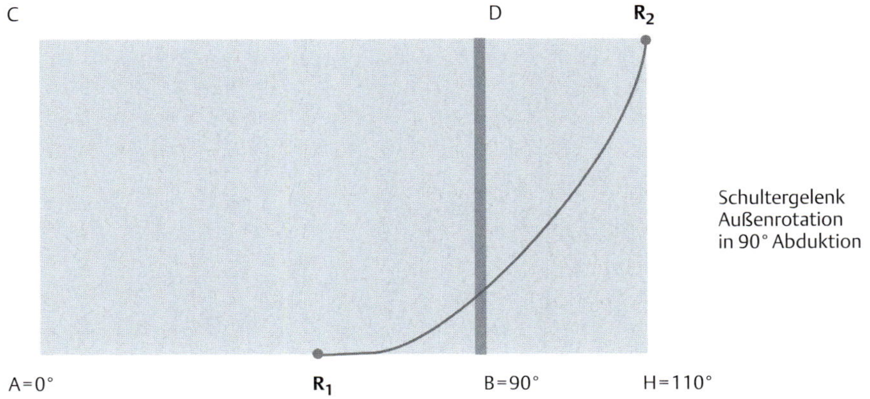

Abb. 2.12 Bewegungsdiagramm eines Patienten mit hypermobilem Schultergelenk (über 90° Außenrotation bei 90°Abduktion).

2.5 Behandlung durch passive Bewegung in unterschiedlichen klinischen Situationen

Pierre Jeangros und Gerti Bucher-Dollenz

Einführung

Ziel der Untersuchung ist die richtige Planung der Behandlung. Der Untersuchungsprozess mit der Aufstellung verschiedener Hypothesen über die Quelle/-n der Bewegungsdysfunktion, über Vorsichtsmaßnahmen, Kontraindikationen, Management und Behandlung (siehe Seite 57) führt die Therapeutin zur Auswahl bestimmter Techniken. Je nach Schmerzmechanismus muss überlegt werden, ob die Hände überhaupt für die Behandlung benutzt werden sollen (Hands-on-Techniken) oder ob andere Behandlungstechniken (Hands-off-Techniken) verwendet werden. Der kontinuierliche Clinical-Reasoning-Prozess (siehe Kapitel 2.2.4) und das Erkennen von klinischen Mustern (auf der Grundlage der klinischen Erfahrung der Therapeutin) führen zur Indikationsstellung von passiver Mobilisation und weiter zur Wahl von spezifischen Technikvarianten. Die Indikationsbereiche wurden bereits in Kapitel 2.1 beschrieben.

Behandelt werden pathologische Zustände oder Störungen des Bewegungssystems, die Funktionen auf der Körper-, Aktivitäts- und/oder Partizipationsebene limitieren. Primäres Ziel der Behandlung mittels passiver Bewegungen ist, Symptome (z. B. Schmerzen, Taubheitsgefühl, Kribbeln) und Zeichen zu verbessern, um damit pathologische Zustände positiv zu verändern und Funktion zu verbessern. Zeichen im Maitland-Konzept sind alle Abweichungen von einer normalen harmonischen Bewegung. Diese Zeichen beziehen sich auf das vorhandene Bewegungsausmaß, die Bewegungsqualität, auf die motorischen Reaktionen und das Verhalten des Widerstandes während passiver Bewegungen. Die ärztliche Diagnose wird dabei beachtet, ist jedoch nicht das Objekt der manualtherapeutischen Behandlung. Die Behandlung durch passive Mobilisation, als Teil der gesamten medizinischen Behandlung, versucht, bei allen Arten von Störungen des Bewegungssystems effektiv und so schnell wie möglich die Funktionen auf der Körper-, Aktivitäts- und Partizipationsebene wiederherzustellen.

Die passiven Techniken lassen sich frei und kreativ kombinieren: Gradmesser ist jedoch die Effektivität.

2.5.1 Technik der passiven Mobilisation im Maitland-Konzept

Die Planung der Behandlung erfolgt unter den allgemeinen Aspekten des Clinical Reasoning (siehe Kapitel 2.3). Wenn die Therapeutin sich entscheidet, passive Mobilisationen als Behandlungstechnik zu verwenden, stehen viele Variationsmöglichkeiten zur Verfügung, um die Techniken individuell dem Patienten anzupassen.

Verschiedene Techniken lassen sich beliebig kombinieren und bieten viel Raum für die Kreativität der Therapeutin. Es ist eine Kunst, die richtige Technik auszuwählen. Wie der Maler seine Palette mit zahlreichen Farben und verschiedenen Techniken nutzt, wie Öl, Stift, Radierung, kann die Therapeutin unter zahlreichen Technikvariablen auswählen und diese kombinieren. Die Technik ist das Produkt der Fantasie und der Erfindungsgabe der Therapeuten. Es sind oft die Nuancen in der Variation dieser Parameter, die den Meister ausmachen.

Die absolute Freiheit, selbst unter einer großen Palette von Techniken auswählen zu können, macht dieses Konzept besonders spannend. Dogmatische Betrachtungen haben hier keinen Platz. Der Experte ist derjenige, der unter zahlreichen Möglichkeiten sofort die richtige Kombination ansteuert, nicht derjenige, der eine geheimnisvolle, exotische oder unnötig komplizierte Technik auswählt. Die Richtigkeit der optimalen Auswahl der Behandlungstechnik zeigt sich durch die Analyse der Reaktionen während und nach einer Mobilisation durch einen subjektiven und physischen Wiederbefund (siehe Seite 22).

In diesem Kapitel werden nur Behandlungen erwähnt, bei denen die passive Bewegung indiziert ist. Es wird beschrieben, wie sich verschiedene Arten von passiven Mobilisationen kombinieren lassen. Obwohl passive Mobilisationen eine wichtige Rolle in diesem Konzept spielen, darf nicht vergessen werden, dass sie nur ein Teil des gesamten physiotherapeutischen Managements sind.

2.5.2 Prinzip der Bewegungsrichtungen

Die physiotherapeutische Arbeit nach dem Maitland-Konzept richtet sich u.a. nach dem Prinzip der Bewegungsrichtung. Es analysiert und vergleicht die Variationen von verschiedenen Faktoren wie Schmerz, Widerstand und Schutzspasmen (motorische Reaktionen) in jede passiv mögliche Bewegungsrichtung. Grundsätzlich unterteilt sich die Technik der passiven Mobilisationen im Maitland-Konzept folgendermaßen:

- Mobilisation mit passiven physiologischen Bewegungen (Bewegungen, die funktionell aktiv ausführbar sind).
- Mobilisation mit Zusatzbewegungen.
- Kombination von physiologischen Bewegungen mit einer Zusatzbewegung.

Box 3

Bezeichnungen: Die Zusatzbewegungen werden anhand von Bewegungsrichtungen definiert, die sich an der Körperoberfläche orientieren. Beschrieben wird immer, von wo nach wo in Bezug auf den Körper bewegt wird. Bei einer a/p-Zusatzbewegung wird die Mobilisation von anterior nach posterior durchgeführt und bei einer p/a-Zusatzbewegung von posterior nach anterior. Weitere Bewegungsrichtungen von Zusatzbewegung sind transversal nach links/rechts und longitudinal nach kranial/kaudal.

Distraktion und Kompression beziehen sich auf die jeweiligen Gelenkflächen und nicht auf die Körperoberfläche. Rotation ist bei gewissen Gelenken, wie z. B. den Interphalangealgelenken der Finger, eine Zusatzbewegung. Im Schultergelenk ist Rotation eine physiologische Bewegung. Jede Zusatzbewegung kann von ihrer ursprünglichen Richtung aus variiert werden. Im Maitland-Konzept wird dies als „Angulation" bezeichnet.

Mobilisation mit passiven physiologischen Bewegungen

Mobilisation mit passiven physiologischen Bewegungen sind Bewegungen, die der Patient aktiv ausführen kann. Die Anzahl der Bewegungsrichtungen kann dabei variieren:

- Eine spezifische Bewegungsrichtung (um eine Drehachse): z. B. Flexion im Hüftgelenk (einachsig).
- Kombination von zwei Bewegungsrichtungen (um zwei Drehachsen): z. B. Flexion und Abduktion im Hüftgelenk.
- Kombination von drei Bewegungsrichtungen (um drei Drehachsen): z. B. Flexion, Abduktion und Außenrotation im Hüftgelenk. Diese Kombination ist funktioneller als die beiden erstgenannten Möglichkeiten.

Mobilisation mit Zusatzbewegungen

Zusatzbewegungen sind Bewegungen, die man selbst nicht aktiv ausführen kann. Sie sind Teil der normalen physiologischen Bewegungen (wie das Gleiten bei Flexion/Extension) oder die intraartikuläre Kompression im Schultergelenk während der Flexion. Zusatzbewegungen sind notwendig, um die volle aktive oder passive physiologische Beweglichkeit gewährleisten zu können. Eine Restriktion der Zusatzbewegungen hat zwingend eine Limitierung der physiologischen Bewegungen zur Folge. Deshalb werden Bewegungseinschränkungen häufig zuerst mit Zusatzbewegungen und erst danach mit physiologischen Bewegungen behandelt.

Wenn eine Zusatzbewegung wie z. B. ein p/a (von posterior nach anterior) auf C3 steif und sehr schmerzhaft ist und die Therapeutin nach eingehender Analyse sich für diese Richtung als Behandlungsrichtung entscheidet, hat sie die Möglichkeit, dieses p/a zu variieren. Die Richtung kann leicht nach kranial, kaudal, links und rechts variiert werden. Man spricht dann von „Angulation". Dies hat natürlich sofort biomechanische Folgen, aber auch klinische Konsequenzen für die Symptome. Mithilfe der „Angulationen" kann die Therapeutin für die erste Behandlung eine Bewegungsrichtung auswählen, bei der die Schmerzen nicht auftreten, und trotzdem eine p/a-Mobilisation auf C3 ausführen.

Zusatzbewegungen sind im Grunde genommen in alle denkbaren Richtungen realisierbar (möglich). Hier herrscht absolute Freiheit. Zusatzbewegungen sind wie ein Radar, der in allen drei Ebenen (dreidimensional) um 360° rotiert und sucht.

Zusatzbewegungen sind wie ein Radargerät.

Diese Analyse in jede mögliche Richtung ist vor allem zu empfehlen, wenn irreguläre höckerige Gelenke wie das Sakroiliakalgelenk oder Gelenke wie das patellofemorale untersucht und behandelt werden sollen. So existiert die Chance, jeden Teil des Gelenkes unter Stress zu setzen. Um noch genauer am Problem des Patienten zu arbeiten und wirksamer zu sein, können Zusatzbewegungen auch miteinander kombiniert werden. So wird häufig eine Zusatzbewegung unter Distraktion ausgeführt, wenn z. B. eine entzündliche Komponente im Vordergrund steht. Unter Kompression wird die Zusatzbewegung ausgeführt, wenn man Knorpel zur Rekonstruktion stimulieren möchte.

Kombination von physiologischen Bewegungen mit einer Zusatzbewegung

Die Therapeutin kann eine physiologische Bewegung mit einer Zusatzbewegung kombinieren. Bei einem Patienten mit einer eingeschränkten Mobilität der Kniegelenkflexion wird die Flexion (physiologische Bewegung) mit einer Zusatzbewegung der Tibia von anterior nach posterior (a/p) verbunden. Welche Bewegungsrichtungen mobilisiert werden, ist abhängig vom jeweiligen klinischen Befund.

Diese passiven Mobilisationstechniken können durch verschiedene Parameter (siehe die sechs Mobilisationsvarianten) variiert werden und so ihre Wirkung stark verändern.

Alle passiven Mobilisationsvariationen (physiologische Bewegungen, Zusatzbewegungen und Kombinationen) können sowohl für die Untersuchung als auch für die Behandlung verwendet werden. Wenn in der physischen Untersuchung etwas Relevantes bzw. Interessantes oder Abnormales, was Schmerz, Widerstand oder Schutzspasmus betrifft, in einer beliebigen Richtung gefunden wird, wird diese betroffene Richtung die Bewegungsrichtung der Mobilisation bei der ersten Behandlung sein.

Durch die anatomische Komplexität sind rein unistrukturelle Bewegungen kaum möglich, infolgedessen sind alle Bewegungen meistens pluristrukturell. Die Wirkung der passiven Mobilisationen kann aber mehr auf ein spezifisches Gewebe ausgerichtet werden. Physiologische Bewegungen und Zusatzbewegungen können verschiedene Orientierungen haben:

- gezielte Techniken zur Behandlung der Gelenke (Gelenkmobilisationen),
- gezielte Techniken zur Behandlung der neuralen Strukturen (neurale Mobilisationen).

Letztere mobilisieren vor allem die Gleitflächen der Nerven „adverse mechanical interface“ (physiologische Bewegungen mit einer Zusatzbewegung). Ziel ist es, den Nerven mehr Platz zum Bewegen zu geben oder sie von einer Einklemmung (entrapment) zu befreien. Um die Bewegungsmöglichkeit der Nerven wiederherzustellen, können sie auch direkt mit passiven Mobilisationen behandelt werden (siehe Kapitel 2.6).

2.5.3 Grade der Bewegung

Da Behandlungstechniken Bewegungen (physiologische oder Zusatzbewegungen) unterschiedlicher Amplituden an verschiedenen Orten auf dem Bewegungsweg einsetzen, spielen die Grade der Bewegung eine wesentliche Rolle und müssen kurz beschrieben werden.

Grade der Bewegung haben eine grundlegende Bedeutung in diesem Konzept. Sie sind eine unersetzbare Basis für eine prägnante Kommunikation der Therapeuten und spielen eine wichtige Rolle für die Genauigkeit sowie die bewusste Analyse der passiven Mobilisation.

Grade der Bewegung beschreiben Bewegungen mithilfe von drei Parametern:

- Bewegungsausmaß: Wo wird im Bewegungsausmaß die passive Bewegung ausgeführt?
- Amplitude: Wie groß ist der Ausschlag der passiven Bewegung?
- Widerstand: Wird die passive Bewegung vor dem Widerstand oder in den Widerstand hinein ausgeführt?

Grade der Bewegungen werden mit römischen Zahlen von I bis IV für Mobilisation und V für Manipulation nummeriert, ohne dabei einer hierarchischen Ordnung zu folgen (Tab. 2.1, Abb. 2.13).

Grad I und II liegen beide vor dem Widerstand und werden deshalb vor allem zur Behandlung bei Patienten mit schmerzdominanten Problemen verwendet.

Grad III und IV gehen gleich weit in den Widerstand und in das Bewegungsausmaß hinein, sie unterscheiden sich nur durch ihre Amplitude. Grad III hat eine große Amplitude und Grad IV eine kleine Amplitude. Beide Grade werden zur Mobilisation einer eingeschränkten Beweglichkeit verwendet. Grad III beeinflusst zusätzlich noch mehr die Komponente „range of motion“, da dieser Grad mit einer großen Amplitude ausgeführt wird (siehe Kapitel 2.4).

Nuancen mit + und – erlauben es, ganz feine Zusatzbewegungen wie z. B. ein unilaterales p/a auf C2/3 mit Grad IV- zu beschreiben. Erfahrene Manualtherapeuten können somit in genau glei-

Tab. 2.1 Grade der Bewegung

Einteilung	Definition
Grad I	Passive Bewegung von kleiner Amplitude am Beginn des Bewegungsausmaßes ohne Widerstand
Grad II	Passive Bewegung von großer Amplitude ohne Widerstand
Grad III	Passive Bewegung von großer Amplitude in den Widerstand gegen das Ende des Bewegungsausmaßes
Grad IV	Passive Bewegung von kleiner Amplitude in den Widerstand gegen das Ende des Bewegungsausmaßes
Grad V	Manipulation (Geschwindigkeit, Impulstechnik außerhalb der Kontrolle des Patienten)

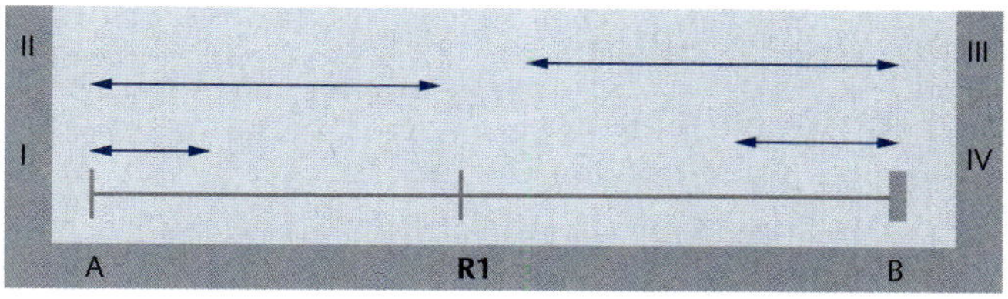

Abb. 2.13 Grade der Bewegung: I–VI (A = Ausgangsposition, R1 = Widerstand, B = Bewegungsgrenze).

cher Dosierung (Stärke, Kraft) und mit gleicher Amplitude diese passive Bewegung ausführen: eine kleine Amplitude am Anfang des Widerstands, was einem Grad IV entspricht.

2.5.4 Mobilisationsvarianten

Viele Parameter können die oben genannten Mobilisationstechniken modifizieren und ihre Effekte sogar total verändern. Hier ein paar wichtigen Punkte der physischen Kategorie:

- *Ausgangsstellung*: Passive Mobilisationen nach dem Maitland-Konzept können in jeder Ausgangsstellung ausgeführt werden, abhängig vom jeweiligen Patienten. Häufige Ausgangsstellungen sind die Rückenlage, Bauchlage und Seitenlage. Es kann aber auch im Sitzen oder in einer funktionellen Position behandelt werden. Besondere Beachtung kommt der Ausgangsstellung des jeweils zu mobilisierenden Gelenkes zu. Bei einem eher schmerzdominanten Problem wird eine möglichst schmerzfreie Ausgangsstellung gewählt. Bei einem steifen Gelenk wird das Gelenk am Ende des vorhandenen Bewegungsausmaßes oder kurz davor positioniert. Die passiven Mobilisationen können auch in Dehnstellungen (neural, muskulär oder ligamentär) durchgeführt werden.
- *Amplitude und Stärke:* siehe Grade der Bewegung.
- *Symptom respektierend*: Bei Patienten mit schmerzdominanten Problemen werden die passiven Mobilisationen ohne Schmerzen durchgeführt.
- *Mit Schmerzprovokation*: Vor allem bei Patienten mit widerstandsdominanten Bewegungseinschränkungen muss häufig mit Schmerzprovokation mobilisiert werden.
- *Rhythmus* und *Geschwindigkeit der Mobilisation*: Meistens werden die passiven Mobilisationen oszillierend mit einem sinusförmigen Rhythmus durchgeführt (1–2 Oszillationen pro Sekunde). Je mehr die Bewegung durch Schmerzen limitiert ist, desto eher wird ein langsamer, weicher Rhythmus verwendet. Bei widerstandsdominanten Bewegungseinschränkungen kann der Rhythmus zwischen langsam und schnell variiert werden. Zum Teil werden auch angehaltene Techniken zur Dehnung der Strukturen oder zur Beeinflussung des Schutzspasmus verwendet.

- *Zeit der Mobilisation/Anzahl der Oszillationen*: Je akuter und schmerzhafter das Geschehen ist, desto kürzer ist die Dauer der passiven Mobilisation. Je mehr der Widerstand im Vordergrund steht, desto länger wird die passive Mobilisation durchgeführt. Die Dauer einer Mobilisationstechnik variiert von 30 Sekunden bis 5 Minuten mit 2–3 Wiederholungen. Die Entscheidung, wie lange eine passive Mobilisation durchgeführt wird, ist abhängig von der jeweiligen klinischen Situation und des Wiederbefundes während der Behandlung.

Therapeutisches Können zeigt sich u.a. in der richtigen Wahl und Dosierung der passiven Technik.

Zahlreiche Techniken aufzulisten und zu beschreiben wäre limitierend, unrealistisch und unrealisierbar. Es wäre auch zu dogmatisch und würde wie ein Rezeptbuch aussehen.

Fazit: Alle Informationen der subjektiven und der physischen Untersuchung spielen eine wesentliche Rolle, um die richtige Wahl zu treffen. Im Folgenden werden ein paar Beispiele gezeigt, in denen die Technik der Einfachheit halber nur aufgrund eines dominierenden Faktors ausgewählt wurde.

2.5.5 Kriterien für die Auswahl von Techniken

Mehrere Parameter der Untersuchung erlauben, die günstigste Technikkombination auszuwählen. Die Kriterien für die Auswahl ergeben sich aus der Hypothese, die die Therapeutin im Clinical-Reasoning-Prozess bildet. Oft überlappen sich viele Faktoren, die die Wahl der Technik beeinflussen. Aus praktischen Gründen beschreibt dieses Kapitel nur die Auswahlkriterien der physischen Kategorie. In der Praxis entscheidet die Therapeutin jedoch nicht anhand einer einzigen Kategorie, welche Techniken passend sind. Die *Wahl der Techniken* ist abhängig von:

- der Beschreibung von Aktivitäten,
- klinischen Kategorien,
- Schmerzmechanismen,
- Körperstruktur bzw. Geweben,
- biomechanischen Aspekten,
- der ärztlichen Diagnose.

Es wird noch einmal darauf hingewiesen, dass die Liste der hier genannten Kriterien unvollständig ist, immer offen bleiben muss und nicht wie ein Rezeptbuch betrachtet werden kann.

Beschreibung von Aktivitäten

Die besten Hinweise zu einer Behandlungstechnik werden meistens vom Patienten selbst gegeben. Die ersten Überlegungen können z. B. ganz einfach sein: Wenn einem Patienten mit lumbalen Beschwerden Gehen guttut, wäre das z. B. ein Hinweis, eine physiologische Bewegung wie die Rotation der LWS mit einer großen Amplitude ohne Widerstand als Grad II oder mit Widerstand als Grad III auszuführen. Ob die Technik als Grad II oder III durchgeführt wird, ist abhängig von den Symptomen, die eventuell während der Behandlung ausgelöst werden.

Wenn die Beschreibung der Symptome über den Verlauf von 24 Stunden eine entzündliche Komponente vermuten lässt, werden große Amplituden und Kompression vermieden. In diesem Fall sind Zusatzbewegungen mit kleiner Amplitude indiziert, eventuell unter Distraktion.

Klinische Kategorien

Zu den klinischen Kategorien gehören z. B. Widerstand und ROM (Range of Motion) eines Gelenkes.

Widerstand bzw. Steifigkeit dominiert

Wenn das Problem eines Gelenks die Einschränkung der physiologischen Beweglichkeit ist, kann dieses Gelenk bis zum Ende seiner physiologischen Amplitude gebracht werden. In dieser Ausgangsstellung wird eine Zusatzbewegung gesucht, die die normale Beweglichkeit wieder herstellt.

Beispiel: Patient mit einer Frozen shoulder, die Flexion ist bei 140° durch Widerstand limitiert.

Box 4

Manipulation oder Mobilisation: Bestätigt die Untersuchung, dass z. B. die Ursache eines akuten Schiefhalses artikulär und nicht diskogen ist, ist eine Manipulation indiziert. Eventuelle Kontraindikationen für Manipulationen müssen vorher ausgeschlossen sein. Besonders empfehlenswert ist erfahrungsgemäß eine Manipulation in Lateralflexion oder mit transversal gerichtetem Schub (Transverse thrust). Zu bemerken ist, dass die Manipulation die gleichen Bewegungen oder Bewegungskombinationen benutzt wie die Mobilisation. Der Unterschied zwischen Manipulation und Mobilisation besteht nur in der Geschwindigkeit und nicht in der Kraft. Während der Mobilisation kontrolliert der Patient die Bewegung und kann sie jederzeit unterbrechen. Bei der Manipulation hat er keine Kontrolle, da die Bewegung mit einem schnellen Impuls durchgeführt wird.

Eine Möglichkeit unter mehreren ist, das Schultergelenk in die leichte Widerstandsstellung (ca. 140° Flexion) zu bringen und mit einer longitudinal kaudal gerichteten Zusatzbewegung, die einer akromiohumeralen Distraktion entspricht, zu mobilisieren, zu dehnen. Die Therapeutin bewegt sehr langsam, in einer gehaltenen Dehnungsstellung, zuerst ohne Schmerzen. Dann steigert sie die Dehnung progressiv in den für den Patienten tolerablen Schmerz. Dabei sollte beachtet werden, dass die Beschränkung keine neurale Beteiligung hat und dass der Patient richtig über die Ziele dieser Behandlung informiert ist. Stellt die Therapeutin im Wiederbefund eine Verbesserung fest, könnte ein subakromialer Konflikt eine mögliche Hypothese für die Ursache sein.

ROM (Range of Motion)
Wenn das Problem eines Gelenks eher auf dem Bewegungsweg auftritt, (langer Abstand zwischen R1 und R2, siehe Kapitel 2.4 Bewegungsdiagramm), wird man versuchen, mit großer Amplitude durch die physiologische Beweglichkeit hindurch passiv zu bewegen. Dies kann z. B. bei intraartikulären, leicht degenerativen Veränderungen wie bei Arthrosen oder nach einer langen Immobilisation der Fall sein. Dies entspricht dem von Robert Salter (1999) empfohlenen CPM (continuous passive motion), ist aber eine fein dosierte, kontrollierte Bewegung. Das heißt, dass die Therapeutin ständig mittels Bewegungsdiagramm kontrolliert, ob Schmerz, Widerstand oder Schutzspasmen auftreten.
Der Rhythmus ist am Anfang der Therapie langsam und am Schluss, wenn die Bewegung reibungslos (friction free) geworden ist, schneller, lockernd.
Zu einer geplanten physiologischen Bewegung (Bsp. Flexion/Extension im Kniegelenk) kann während der Mobilisation noch eine zusätzliche Bewegungsrichtung (Adduktion oder Abduktion) hinzugefügt werden, um (bei diesem Bsp.) mehr den medialen oder lateralen Teil (compartment) zu belasten (Abb. 2.14).

Schmerzmechanismen
Wenn der Schmerz dominiert (Allodynie, Hyperalgesie), wird man versuchen, mit möglichst sanften Techniken den Schmerz zu lindern. Langsame Zusatzbewegungen oder physiologische Bewegungen von kleinen und großen Amplituden (weg vom Schmerz) werden bevorzugt. Bereits die Ausgangsstellung sollte möglichst schmerzfrei sein.
Wenn der Schmerz chronisch ist oder keine nozizeptive Ursache mehr hat, kann das sympathische Nervensystem eine mögliche Ursache sein. In diesem Fall, wenn die Therapeutin einen Output Schmerzmechanismus erkennt, wäre eine Behandlung der BWS durch diverse Mobilisationstechniken oder in bestimmten Fällen auch durch Manipulation mit Impuls zur Beeinflussung des Sympathikus empfehlenswert.
Wenn das Verarbeiten (processing) die dominierende Problematik ist, verliert die passive Mobilisation an Wichtigkeit. Sie ist jedoch notwendig, um festzustellen, ob die periphere Gewebeheilung stattgefunden hat. Bei zentralen Verarbeitungsme-

Box 5

Therapeutische Beeinflussung des Gelenkknorpels: Hat ein Patient z. B. einen schmerzhaften Bogen könnte eine intraartikuläre Knorpelläsion als Ursache infrage kommen. Die Therapeutin behandelt das Problem an der Stelle, wo sich der Schmerz befindet. Durch passive Mobilisation mit physiologischen Bewegungen und großer Amplitude im schmerzhaften Bogen wird das Gelenk zuerst unter Distraktion behandelt, um schmerzfrei zu bleiben und keine entzündliche Reaktion hervorzurufen. Dann wird die Distraktion weggelassen, später langsam durch Kompression ersetzt. Die klinische Erfahrung hat gezeigt (Salter 1999), dass der Knorpel eine große Bewegungsamplitude sowohl unter Zug als auch unter Druck braucht.

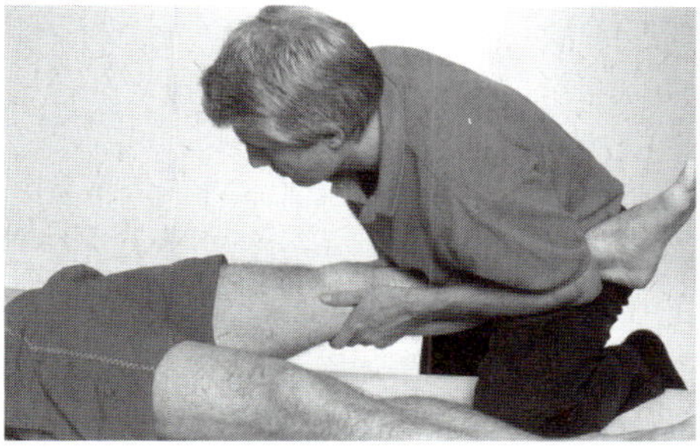

Abb. 2.14 Mobilisation des Kniegelenks in Extension/Abduktion.

chanismen werden häufig Hands-off-Techniken, Erklärungen und aktive Mobilisationen bevorzugt.

Körperstruktur bzw. Gewebe

Auch die betroffene Körperstruktur des Patienten beeinflusst die Auswahl der Technik, z. B. wenn periphere Nerven oder die Bandscheibe geschädigt sind.

Peripherer Nerv

Sollte ein klares Bild einer peripheren Neuropathie wie ein Karpaltunnelsyndrom vorliegen oder ein vielleicht schwerer zu erkennendes Bild einer Neuropathie wie ein Tennisellbogen, sind zwei verschiedene globale Richtungen für die Auswahl der Techniken zu berücksichtigen:

- Den betroffenen Nerv (N. medianus für das Karpaltunnelsyndrom, N. interosseus posterior für den Tennisellbogen) direkt mit neuralen Mobilisationstechniken mobilisieren, wie die medizinische Evidenz es gezeigt hat (Vincenzino 1996, Shacklock et al. 1994).
- Die Gelenke, die den Nerv komprimieren (Upton u. Mc Comas 1979) mit einer Zusatzbewegung oder durch physiologische Bewegungen mobilisieren, um den Nerv zu befreien. Um noch effektiver zu sein, kann diese Mobilisation in einer gewissen neuralen Spannung stattfinden.

Bandscheibe

Wenn die Untersuchung der LWS an eine mögliche Bandscheibenbeteiligung denken lässt, ist die Mobilisation in Rotation besonders günstig (Abb. 2.15). Die klinische Erfahrung sowie die Beschreibung von Patienten bestätigen diese Aussage. Der Patient liegt auf der Seite, sodass seine schmerzhafte Seite oben ist (bei Ischiasschmerzen im linken Bein, Seitenlage rechts bequemer als links). Infolgedessen rotiert der Oberkörper des Patienten nach links.

Biomechanische Aspekte

Das Berücksichtigen biomechanischer Aspekte für die Wahl einer Technik verdeutlichen die beiden folgenden Beispiele: ein Patient mit einer intraforaminalen Diskushernie und ein Patient mit zervikogenen Kopfschmerzen.

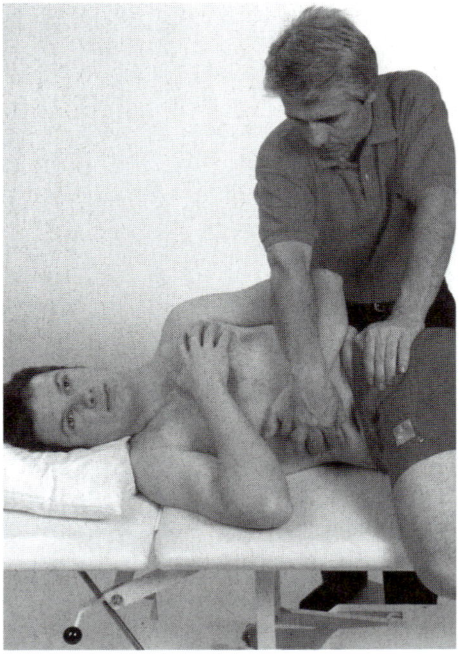

Abb. 2.15 Mobilisation der LWS in Rotation.

Intraforaminale Diskushernie

Sollte die Rotation (wie oben beschrieben) nicht funktionieren oder ist eine intraforaminale Diskushernie diagnostiziert, muss die Therapeutin neu überlegen. Das Ziel ist es, das Foramen besser zu erreichen und aufzumachen, anstatt mit einer Abscherkraft auf die diskalen Fasern einzuwirken. Die Überlegung für die Auswahl der Technik ist rein biomechanisch. Um das linke Foramen (Ischiasschmerzen im linken Bein) zwischen L5/S1 maximal aufzumachen, werden die unteren Lendensegmente in Flexion und Lateralflexion rechts gebracht. Um durch eine Rotation noch mehr Platz im Foramen zu schaffen, wird der Oberkörper des Patienten nach rechts rotiert.

Zervikogene Kopfschmerzen (C1/2)

Störungen in den Segmenten C1/2 und C2/3 können zervikogene Kopfschmerzen auslösen. Wenn durch eine unilaterale posteroanteriore Mobilisation von C2 lokale Schmerzen oder die vom Patienten angegebenen Kopfschmerzen verursacht

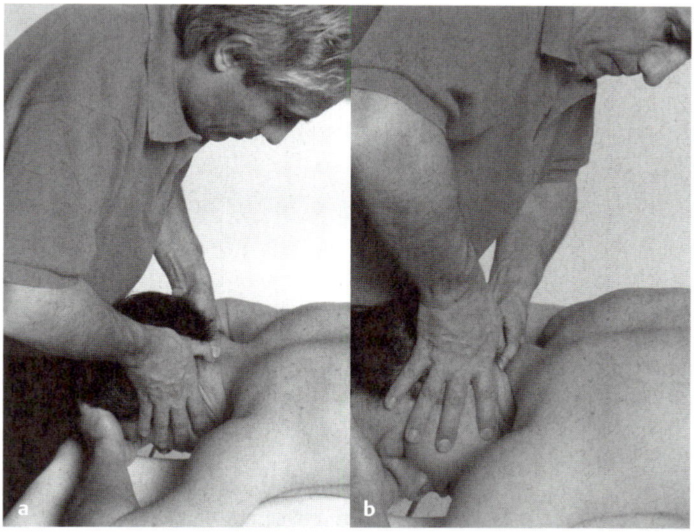

Abb. 2.16a–b Unilaterale posteroanteriore Mobilisation. **a** C2. **b** Auf C2 in 30–40° ipsilaterale Rotation zur Differenzierung zwischen C1/2 und C2/3.

werden, versucht die Therapeutin zu differenzieren, ob die Ursache mehr im Segment C2/3 oder C1/2 liegt. Wenn der Kopf in 30–40° ipsilaterale Rotation gedreht wird und die gleiche passive Bewegung von C2/3 mehr Symptome auslöst, kann man vermuten, dass das Problem wahrscheinlich durch C1/2 statt durch C2/3 verursacht wird (Abb. 2.16a–b). (Die vorher positionierte Rotation geschieht hauptsächlich zwischen C1 und C2, die dann angewandte Mobilisation erschöpft dort die Rotation). In diesem Fall erlaubt die Biomechanik, schneller und gezielter zu arbeiten.

Ärztliche Diagnose

Um dieses „unendliche" Thema zu beenden, abschließend noch ein Beispiel. Es verdeutlicht die Komplexität der Kombinationsmöglichkeiten, die sich durch die Suche nach der adäquaten Mobilisationstechnik für ein Gelenk ergibt. Die ärztliche Diagnose Chondropathia patellae führt häufig dazu, das Patellofemoralgelenk mit einer Technik von komplexen, aber leicht auszuführenden Bewegungskombinationen zu mobilisieren.
Zum Beispiel: Der Patient liegt in Rückenlage mit Adduktion im Hüftgelenk, das Kniegelenk ist leicht flektiert. Diese Ausgangsstellung dehnt den Tensor fasciae latae, wobei ein Kausalzusammenhang mit der Lateralisationsstellung der Patella besteht. Die Patella wird mit Zusatzbewegungen transversomedial, Rotation und Kompression Grad IV gehalten, dann entweder mit longitudinalen Bewegungen nach kranial/kaudal Grad III mobilisiert oder das Kniegelenk wird unter der gehaltenen Bewegungskombination mit der physiologischen Bewegung Flexion Grad II bewegt (Abb. 2.17).
Würde man eine Komponente dieser komplexen Bewegung auslassen, könnten eventuell die Schmerzen nicht reproduziert oder die Krepitation nicht gefunden werden und die Behandlung wäre somit weniger erfolgreich.

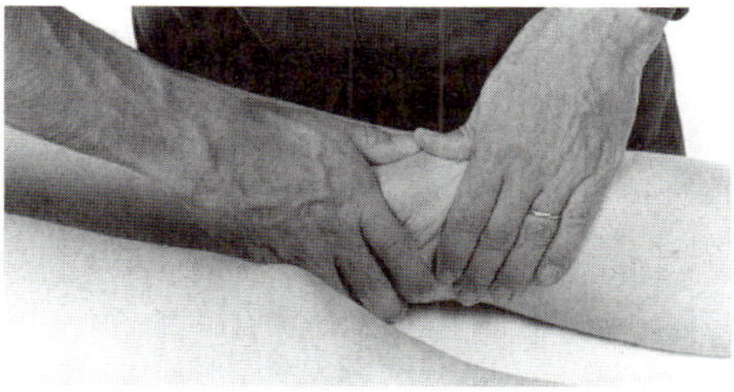

Abb. 2.17 Patellamobilisation nach transversalmedial und Rotation Grad IV.

Fazit

Die richtige Kombination der passiven Mobilisation und die richtige Dosierung zu finden ist eine therapeutische Herausforderung, die Überlegung, Offenheit und Kreativität verlangt. Behandlung durch passive Bewegung im Maitland-Konzept verlangt von Therapeuten sowohl ein mental wie manuell sehr differenziertes Vorgehen.

Der Umgang mit den passiven Techniken ist undogmatisch.

Es gibt so viele Techniken wie Menschen! Das klinische Denken erlaubt, eine möglichst optimale Lösung zu finden. Auch im Maitland-Konzept führen mehrere Wege nach Rom. Die hier beschriebenen Varianten haben gezeigt, wie ein paar Parameter die Technik modifizieren können (Tab. 2.2). Wie schon vorher erwähnt, wurde diese Beschreibung absichtlich auf „physische materielle" Parameter reduziert. Dabei darf nicht vergessen werden, dass auch ganz andere Faktoren (wie verbale und nonverbale Kommunikation, die Patienteninformation, der Einfluss sozialer Aspekte, kultureller und ethnischer Hintergrund, Plazebo- und Nozeboeffekte) die Behandlung mit passiver Mobilisation beeinflussen.

2.6 Miteinbeziehung der neuralen Strukturen

Gerti Bucher-Dollenz und Hugo Stam

Ein weiteres Merkmal des Maitland-Konzeptes ist, dass die neuralen Strukturen in die Analyse und Behandlung des Patientenproblems miteinbezogen werden. Maitland hat schon früh erkannt, dass für eine volle Wirbelsäulenbeweglichkeit ein uneingeschränktes Bewegungsvermögen der Neuraxis und der Nervenwurzeln sowie deren bindegewebigen Hüllen notwendig ist (Maitland 1978). Er hat für die Untersuchung der „Kanalstrukturen" einen speziellen Test entwickelt, den Slump Test (Abb. 2.18). Das Nervensystem passt sich der Bewegung seiner umliegenden Strukturen (mechanische Berührungsfläche) so an, dass seine Funktionsfähigkeit erhalten bleibt. Die Längenveränderung des Wirbelkanals von maximaler Extension zu maximaler Flexion beträgt 5–9 cm (Louis 1981).

Die neuralen Strukturen bewegen sich gegen ihre mechanische Berührungsfläche (Wirbelkanal, Foramen intervertebrale usw.), extraneurale Bewegung, und es kommt zu Bewegungen innerhalb des Nervs, intraneurale Bewegung. Das Nervensystem richtet sich aus, gleitet, verlängert sich, es kann sich drehen, sich verkürzen, knicken usw. Wobei

Tab. 2.2 Komplexität der passiven Mobilisationstechniken

Arten	Variationen	Auswahlkriterien
▪ Passive physiologische Bewegungen – Einachsig – Zweiachsig – Dreiachsig ▪ Zusatzbewegungen ▪ Kombination: physiologische Bewegung mit Zusatzbewegung, z. B. Flexion des Fußes mit Kompression	▪ Ausgangsstellung ▪ Amplitude und Stärke – Grad I – Grad II – Grad III – Grad IV – Grad V ▪ Symptom respektierend ▪ Mit Schmerzprovokation ▪ Rhythmus und Geschwindigkeit ▪ Zeit der Mobilisation/Oszillationsanzahl	▪ Beschreibungen symptomlindernder/-verstärkender Aktivitäten des Patienten ▪ Klinische Kategorien – Widerstand – Range of Motion ▪ Schmerzmechanismen ▪ Körperstruktur ▪ Biomechanische Aspekte ▪ Ärztliche Diagnose

Prinzip der Normalisierung von Bewegungsrichtungen

Nach dem Maitland-Konzept arbeitende Therapeuten analysieren, vergleichen und behandeln Schmerz, Widerstand und Schutzspasmen (motorische Reaktionen) in jeder passiv möglichen Bewegungsrichtung.

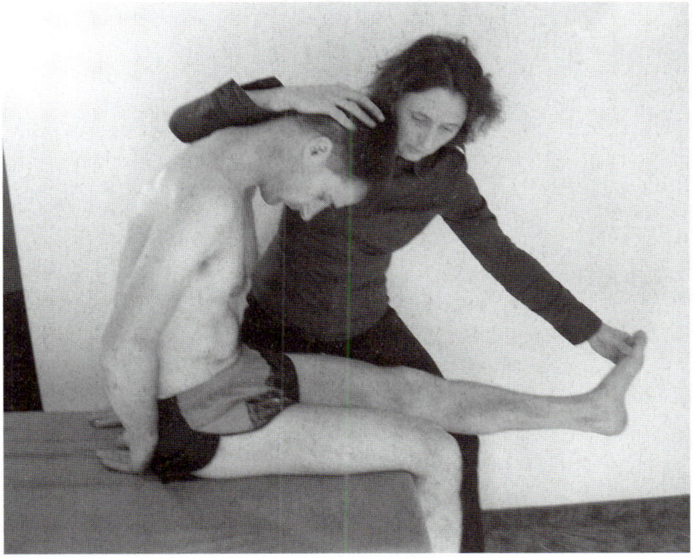

Abb. 2.18 Slump Test mit folgender Testreihenfolge: Flexion der Brust- und Lendenwirbelsäule, Flexion der Halswirbelsäule, Extension im Kniegelenk und Dorsalflexion im oberen Sprunggelenk.

die eigentliche Dehnung eines peripheren Nervs ca. 8–15% beträgt, bevor die intraneurale Durchblutung kritisch vermindert wird (Lundborg u. Rydevik 1973).

Die Anpassungsfähigkeit des Nervensystems an Bewegung kann bei pathologischen Veränderungen der mechanischen Berührungsfläche oder bei intraneuralen Prozessen beeinträchtigt sein und dadurch zur Symptomentwicklung und zur eingeschränkten Beweglichkeit beitragen. Um zu überprüfen, ob die neuralen Strukturen als mögliche Quelle der Symptome beim Patienten infrage kommen, müssen diese klinisch untersucht werden.

2.6.1 Klinische Hinweise für eine neurale Beteiligung

Klinische Hinweise für eine neurale Beteiligung werden sowohl aus der subjektiven (Tab. 2.3) als auch aus der physischen Untersuchung gewonnen. Das kontinuierliche Clinical Reasoning ermöglicht die effiziente Problemanalyse und Planung der Behandlung.

Typische klinische Muster, bei denen das Nervensystem untersucht werden muss, sind periphere Neuropathien (Nervenwurzelproblematik, Karpaltunnelsyndrom, Tarsaltunnelsyndrom usw.) und Symptome im Bereich des Kopfes und Rumpfes, besonders wenn die Patienten eine typische neurale Symptombeschreibung angeben.

Beispiel für Aktivitäten, die die Symptome auslösen: Bei einer C7-Radikulopathie wird der Patient Halswirbelsäulenbewegungen, vor allem Extension und Lateralflexion zur symptomatischen Seite, als symptomauslösende Bewegung angeben. Bei einem Karpaltunnelsyndrom wird der Patient Handaktivitäten, Greifen oder Computerarbeit, angeben. Wie rasch die Symptome ausgelöst werden können, ist von der Sensitivität der neuralen Strukturen abhängig.

Voraussetzung für optimale Beweglichkeit ist die Gleitfähigkeit und/oder Dehnfähigkeit der neuralen Strukturen.

Die Hypothese, dass die neuralen Strukturen an den Symptomen des Patienten beteiligt sind, wird durch den auslösenden Mechanismus bzw. durch den Verlauf der Geschichte der Symptome weiter überprüft. Bei einer C7-Radikulopathie geben die Patienten als Auslöser z. B. eine länger gehaltene ungünstige Position des Nackens an (ungünstige Schlafstellung, bei sportlichen oder beruflichen Aktivitäten längere Zeit nach oben schauen). Beim Karpaltunnelsyndrom sind es meistens Finger-/Handaktivitäten (putzen, Computerarbeit).

In der Praxis sieht die Physiotherapeutin oft auch gemischte klinische Muster. Der Patient hat sowohl Symptome, die auf eine C7-Radikulopathie und auf ein Karpaltunnelsyndrom hinweisen. Dies stellt eine

Tab. 2.3 Subjektive Hinweise für eine neurale Beteiligung

Typische Lokalisationen der Symptome	Typische Qualitäten der Symptome	Typische verstärkende Aktivitäten und Zeiten	Typische Geschichte
▪ Im Dermatom der betroffenen Nervenwurzel – Symptome sind distal oft stärker als proximal – Oder: Die Symptome breiten sich im ganzen Dermatom aus ▪ Im Innervationsgebiet des peripheren Nervs	▪ Brennen ▪ Kribbeln ▪ Elektrisieren ▪ Hyperästhesien ▪ Parästhesien ▪ Dysästhesien ▪ Flecken- oder linienförmige Symptome ▪ Muskuläre Abschwächung	▪ Bewegungen oder Positionen, die Zug oder Druck auf das Nervensystem ausüben ▪ Nächtliche Symptome ▪ „Verspätete Symptome", die erst eine gewisse Zeit nach der Aktivität auftreten ▪ Spontanes bewegungsunabhängiges Auftreten ▪ Konstantes Bestehen der Symptome	▪ Traumatischer Auslöser, z. B. durch Druck- oder Zugeinwirkung auf das Nervensystem ▪ Prädisponierende Faktoren spielen bei der Entstehung von spontan auftretenden Symptomen eine wichtige Rolle: – Einseitige Belastungen – Wenig Bewegung – Wiederholte Bewegungen (Berücksichtigung in der Therapie bzw. im Management)

besondere Herausforderung an die Therapeutin: Ein genaues analytisches Vorgehen ist in diesem Fall wichtig. Bereits Upton und McComas (1973) haben beschrieben, dass eine zweifache Beeinträchtigung des Nervs entlang seines Verlaufes häufig anzutreffen ist. Sie haben dieses Phänomen als „Double-Crush" beschrieben. In der Planung der physischen Untersuchung müssen in diesem Fall die Halswirbelsäule, das Handgelenk und die neuralen Strukturen berücksichtigt werden. Aber auch andere mögliche Einklemmungsstellen entlang des Verlaufs des Nervs, wie die Skalenuslücke, die 1. Rippe und der M. pronator teres sollten untersucht werden.

Bei peripheren Neuropathien ist zu berücksichtigen, dass die Symptome stark durch die zentrale Verarbeitung veränderbar sind (Wall 1991). So kann der Grund für eine Symptomverstärkung auch die erhöhte zentrale Sensitivität sein, nicht nur die erhöhte periphere Sensitivität. Besonders bei einer länger bestehenden Vorgeschichte ist neben dem peripheren neurogenen Schmerzmechanismus auch ein zentraler Verarbeitungsmechanismus mitbeteiligt. Auch das vegetative Nervensystem (Sympathikus) und Immunsystem spielen bei neuralen Symptomen eine wichtige Rolle. Die ICF-Kategorien und die psychosoziokulturellen Aspekte dürfen bei der Hypothesenbildung nicht außer Acht gelassen werden.

2.6.2 Prinzip der Differenzierung

Innerhalb des Maitland-Konzeptes ist die Differenzierung ein wichtiges Prinzip. Dies gilt auch für die Differenzierung zwischen neuralen und nicht neuralen Strukturen. Bei den Testbewegungen (funktionelle Demonstration, aktive und passive Gelenkbewegungen und neurodynamische Tests) wird versucht, die Symptome des Patienten zu reproduzieren. Mit einer selektiven Veränderung der mechanischen Belastung auf die neuralen Strukturen werden die neuralen und muskuloskelettalen Strukturen gegeneinander differenziert. Das zentrale Nervensystem bildet mit dem peripheren Nervensystem eine Einheit. Diese Einheit bezieht sich auf das leitende Gewebe, aber auch auf das den Nerven umgebende Bindegewebe. Die Therapeutin kann deshalb die neuralen Strukturen gegenüber anderen Strukturen (Gelenk, Muskel) differenzieren. In einer Position, in der die Symptome des Patienten reproduziert werden, wird eine selektive Bewegung eines weiter entfernt liegenden Gelenkes durchgeführt. Wichtig ist, dass das Gelenk, durch das der mechanische Stress auf die neuralen Strukturen verändert wird, sich nicht direkt im Symptombereich befindet. Wenn sich die Symptome aufgrund der durchgeführten Bewegungen verändern, sind das Hinweise auf eine neurale Beteiligung. So können z. B. Schmerzen im Unterschenkel durch eine Bewegung im Hüftgelenk und LWS-Schmerzen durch Fußbewegungen differenziert werden. Coppieters et al. (2005) haben gezeigt, dass dies eine effektive Möglichkeit ist, um zwischen neuralen und nicht neuralen Symptomen zu unterscheiden.

2.6.3 Physische Untersuchung neuraler Strukturen

Das Prinzip des Einbezuges der neuralen Strukturen in die Untersuchung und Behandlung nach dem Maitland-Konzept wurde stark durch die Arbeiten von Bob Elvey (1979), David Butler (1995, 2000) und Michael Shacklock (1995, 2005) beeinflusst. Neurale Strukturen werden im Maitland-Konzept grundsätzlich auf drei Arten untersucht:

- neurologische Untersuchung,
- neurodynamische Tests,
- Palpation der peripheren Nerven.

Stellt die Therapeutin nach der subjektiven Untersuchung die Hypothese auf, dass das Nervensystem als mögliche Quelle der Symptome infrage kommt, prüft sie diese Hypothese mit den drei oben genannten Untersuchungstechniken. Diese Untersuchungstechniken werden niemals isoliert angewendet, sondern sind immer ein Bestandteil der gesamten physischen Untersuchung (inklusive aktiver und passiver Bewegungen der Gelenke). Auch die Interpretation der Testergebnisse muss immer in Bezug zu den anderen physischen Befunden erfolgen.

Neurologische Untersuchung

Die neurologische Untersuchung (Sensibilität, Kraft, Reflexe, 2-Punkte-Diskriminierung und Vibrationssinn) gibt Auskunft über die Leitfähigkeit des Nervensystems. Sie wird u.a. zur Lokalisation einer Schädigung der Nervenleitfähigkeit verwendet. Das Resultat der neurologischen Untersuchung bestimmt, wie vorsichtig die weiteren Untersuchungen sowie die Behandlungen durchgeführt werden müssen, und hat Auswirkungen auf die Prognose.

Neurodynamische Tests

Mithilfe der neurodynamischen Tests wird die Anpassungsfähigkeit des Nervensystems an mechanische Belastungen beurteilt. Sie geben Auskunft über die Sensitivität und die mechanische und physiologische Adaptationsfähigkeit des Nervensystems. Diese Tests beruhen auf der Erkenntnis, dass das periphere und zentrale Nervensystem inklusive ihrer bindegewebigen Schützhüllen eine Einheit bilden. Bewegung oder Spannung in einem Teil des Nervensystems wird dabei an einen anderen Teil des Nervensystems weitergeleitet. McLellan und Swash (1976) haben gezeigt, dass bei Extension des Handgelenkes und der Finger der N. medianus im Oberarm um ca. 7 mm bewegt wird. Eine später durchgeführte Replikation dieser Studie bestätigte eindrücklich diese Neuromechanik in vivo anhand von Ultraschallaufnahmen in Echtzeit (Stam et al. 2005). Breig (1978) hat mit seinen Kadaverstudien gezeigt, wie sich die Bewegungen der Wirbelsäule entlang des Nervensystems weiterleiten (Abb. 2.19).

Die Einheit des Nervensystems bezieht sich sowohl auf das leitende Gewebe als auch auf das den Nerv umgebende Bindegewebe. Die Meningen (das Bindegewebe des ZNS) und das Bindegewebe der peripheren Nerven (Epi-, Perineurium und Endoneurium) sind mit Nozizeptoren innerviert (Hromada 1963, Groen 1988). Sie bilden deshalb neben dem eigentlichen leitenden Gewebe eine weitere mögliche Schmerzquelle.

Im Maitland-Konzept werden zunächst meistens die Basistests wie passive Nackenflexion, Straight leg raise, Prone Knee Bend, Slump und der Upper Limb Neurodynamic Test verwendet. Zusätzlich werden bei Bedarf Variationen für die entsprechenden peripheren Nerven durchgeführt.

Praktisches Beispiel: Die Testreihenfolge für den Upper Limb Neurodynamic Test 1 (ULNT 1, Abb. 2.20), mit Betonung des N. medianus, ist wie folgt: Schultergelenk Abduktion, Fingergelenke Extension, Handgelenk Dorsalextension, Unterarm Supination, Schultergelenk Außenrotation, Ellbogengelenk Extension. Können bei einem Patienten mit Verdacht auf ein Karpaltunnelsyndrom die Symp-

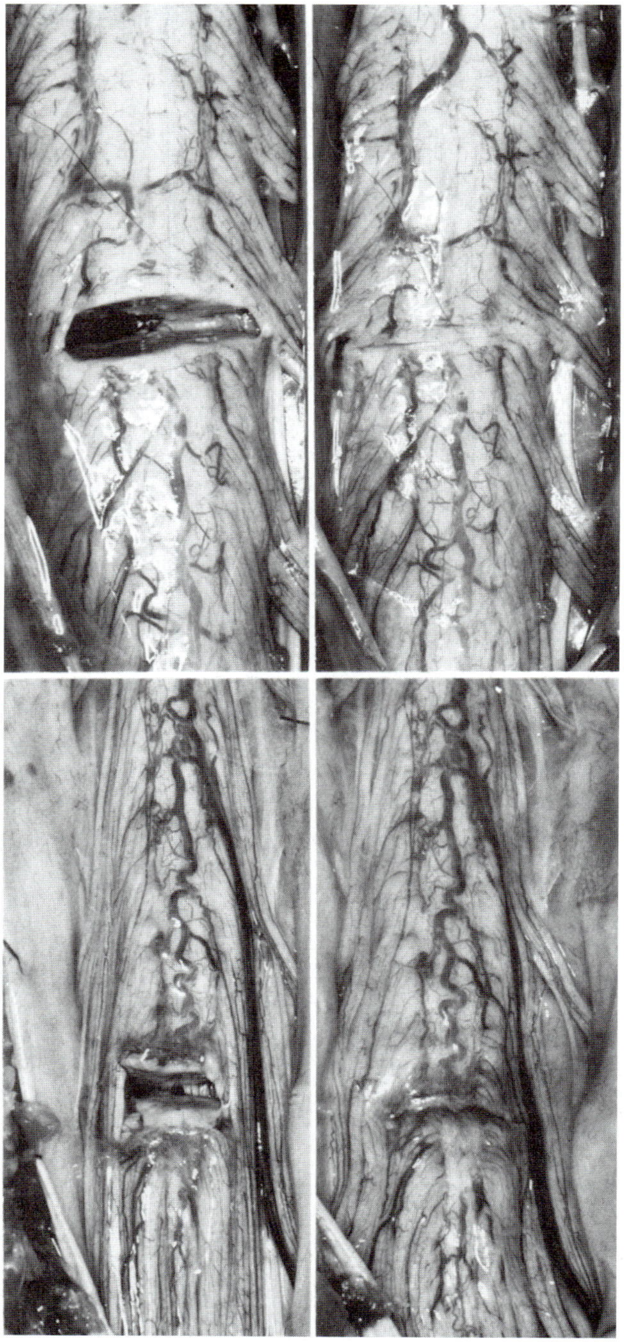

Abb. 2.19 Auswirkungen von Kopf- und Nackenbewegungen auf das zervikale und lumbale Rückenmark. Das linke obere und untere Bild zeigen, dass bei voller Kopf- und Nackenflexion die Schnittwunden im Bereich des zervikalen Rückenmarks (Bild oben) und im Bereich des lumbalen Rückenmarks auseinandergezogen werden. Rechtes oberes Bild: In der Neutralposition der Halswirbelsäule kommen die Wundränder im Halsmark zusammen. Rechtes unteres Bild: Im lumbalen Rückenmark kommen die Wundränder nur zusammen, wenn die Halswirbelsäule in volle Extension gebracht wird (Breig 1978).

tome nicht reproduziert werden, wird die Testreihenfolge geändert. Der Test wird von distal nach proximal aufgebaut: Testreihenfolge: Finger- und Handgelenksextension, Ellbogengelenk Extension und Supination, Schultergelenk Außenrotation und Abduktion.
Zweites Beispiel: ein Patient mit rechtsseitigen Hinterhauptschmerzen, die durch längere Computerarbeit ausgelöst werden. Die Symptome des Patienten können mit dem Standard Slump Test nicht reproduziert werden, der Test muss abgeändert werden. Ziel der Änderung ist, die mechanische Belastung auf den rechten N. occipitalis, der das rechte Hinterhaupt innerviert, zu erhöhen. Die Testreihenfolge: obere Halswirbelsäule in Flexion, Rotation nach links und Lateralflexion nach links, Flexion der mittleren bis unteren Halswirbelsäule, Flexion der Brust- und Lendenwirbelsäule, Extension im Kniegelenk und Dorsalflexion im oberen Sprunggelenk rechts (Westerhuis u. von Piekartz 2001).

Palpation der peripheren Nerven
Die Palpation der peripheren Nerven dient zur Auffindung einer neuropathischen Stelle entlang eines peripheren Nervs. Dort wo periphere Nerven oberflächlich liegen, können sie direkt palpiert werden. Verlaufen periphere Nerven in der Tiefe (z.B. der N. femoralis im M. quadriceps), können sie nur indirekt palpiert werden. Während der Palpation wird vor allem auf Verdickungen, überempfindliche Reaktionen und Symptomauslösung geachtet. Sie hilft, neuropathische Stellen entlang eines peripheren Nervs aufzudecken. Gleichzeitig wird aber auch das den Nerv umgebende Gewebe (mechanische Berührungsfläche) beurteilt, denn die physiologischen und mechanischen Eigenschaften der neuralen Strukturen sind von den mechanischen Berührungsflächen direkt abhängig (Abb. 2.21a–b).

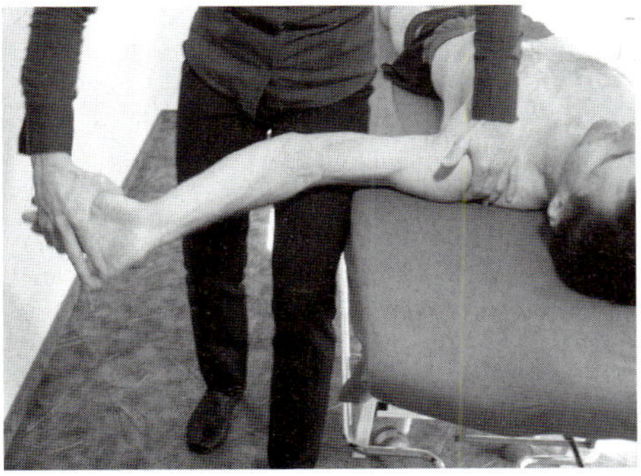

Abb. 2.20 Handgelenk in horizontaler Extension und Position ULNT 1.

Box 6

Neurodynamische Tests: Die neurodynamischen Tests werden immer in Bezug auf das Bewegungsausmaß, die Bewegungsqualität (dazu gehören auch Ausweichbewegungen) und die ausgelösten Symptome beurteilt. Es wird von jedem Test ein mentales Bewegungsdiagramm erstellt (siehe Kapitel 2.4). Alle Basistests können abhängig von der Lokalisation und Intensität der Symptome und der funktionell auffälligen Bewegung jedem Patientenproblem individuell angepasst werden.
Neurodynamische Tests sind positiv, wenn durch das Testen die Symptome des Patienten reproduziert werden oder vergleichbare Symptome bzw. vergleichbare Zeichen auftreten. Zum Beispiel: das Auftreten von anderen Symptomen (Symptome, die der Patient nicht in der Körpertabelle angibt), ein vermindertes Bewegungsausmaß, ein erhöhter Widerstand oder eine veränderte Bewegungsqualität während der neurodynamischen Testbewegung. Wenn möglich, werden neurodynamische Tests immer im Seitenvergleich ausgeführt. Es gibt in der Zwischenzeit schon einige Normativstudien über das Bewegungsausmaß und die Symptome der neurodynamischen Tests (Kenneally et al. 1988, Maitland 1979, Johnson u. Chiarello 1997). Weitere Literaturangaben siehe in Butler (2000).

2.6.3 Therapie neuraler Strukturen

Die Hypothese, dass die neuralen Strukturen am Problem des Patienten beteiligt sind, basiert immer auf der gesamten Untersuchung inklusive der subjektiven Befundaufnahme. Neurologische Untersuchung, neurodynamische Tests und die Palpation der peripheren Nerven dürfen nie isoliert betrachtet werden. Erkenntnisse aus der neurologischen Untersuchung geben Hinweise auf Vorsichtsmaßnahmen oder Kontraindikationen und die Prognose. Die Reproduktion der Symptome und das Auffinden von vergleichbaren Zeichen (z.B. eine deutliche Links-rechts-Differenz im Bewegungsausmaß und/oder in den Symptomen) während der neurodynamischen Tests oder der Nervenpalpation

a **rechter Unterarm**

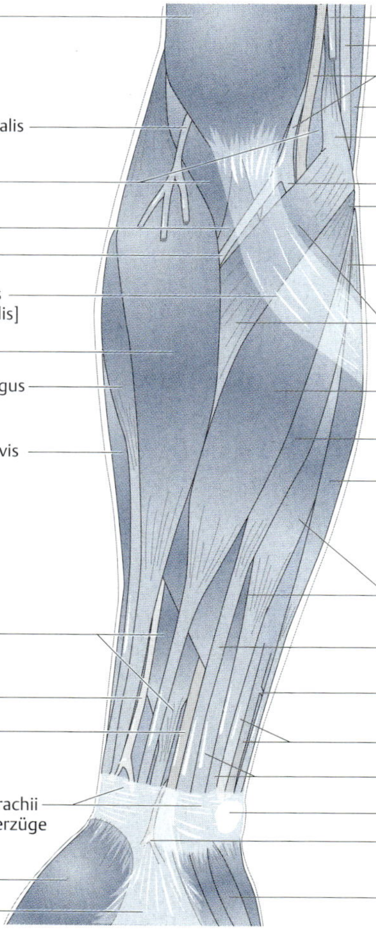

b

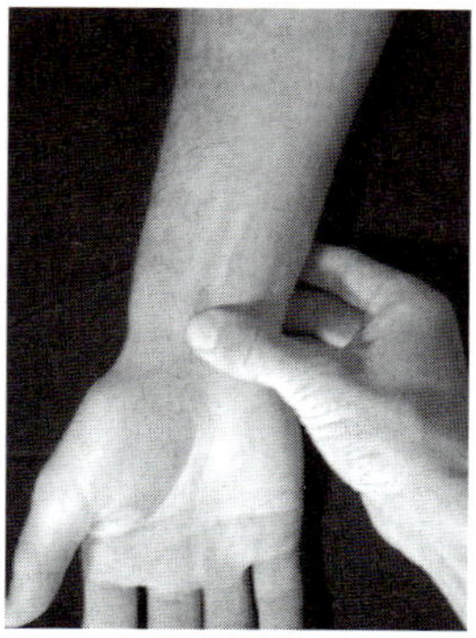

Abb. 2.21a–b N. medianus. **a** Verlauf des N. medianus im Bereich des Handgelenks (aus Netter 1994). **b** Palpation des N. medianus proximal des Karpaltunnels.

sind wichtige Indikatoren für die Mitbeteiligung des Nervensystems. Die Interpretation der Testergebnisse muss auch in Hinblick auf die anderen Hypothesekategorien wie pathobiologische Mechanismen (Schmerzmechanismen, Heilungsstadium) und ICF erfolgen. Die Therapeutin stellt sich die Frage: „Wie relevant sind die Befunde der neuralen Strukturen im Vergleich zu den anderen Befunden wie z. B. Gelenkdysfunktionen?“

Wenn die neuralen Strukturen als Quelle der Symptomentstehung bei einem Patienten im Vordergrund stehen, führt die Therapeutin zunächst eine indirekte neurale Mobilisation durch.

Indirekte neurale Mobilisationen

Zuerst wird die auffällige mechanische Berührungsfläche behandelt.

Beispiel: Bei einem Patienten mit Restsymptomatik nach Diskushernie (DH) L5/S1 ist der Slump Test positiv. Als weiterer Befund sind die Zusatzbewegungen des Segmentes L5 schmerzhaft eingeschränkt. Als primäre Behandlungstechnik werden zuerst die Zusatzbewegungen auf L5 verwendet. Der Slump Test wird zunächst nur als Wiederbefund verwendet. Wenn sich durch die Zusatzbewegungen auf L5 der Slump Test verbessert, kann davon ausgegangen werden, dass die Behandlung der mechanischen Berührungsfläche (intervertebrales Segment) einen positiven Einfluss auf die Neurodynamik hat. Somit muss die neurale Struktur nicht mehr direkt behandelt werden. Hat die Behandlung der auffälligen mechanischen Berührungsfläche keinen Einfluss auf die neuralen Strukturen, wird diese direkt behandelt.

Gelenk- oder Weichteilbehandlungen in neuraler Vorspannung

Bei relevanten Gelenk- oder Weichteilveränderungen und positiven neurodynamischen Tests können die Gelenkmobilisationen oder Weichteilbehandlungen auch in neuraler Vorspannung durchgeführt werden. Dies wird häufig als Möglichkeit der Progression der Gelenk- oder Weichteilbehandlung verwendet.

Zum Beispiel: Ein Patient mit Karpaltunnelsyndrom hat eine eingeschränkte Beweglichkeit der horizontalen Extension der Karpalknochen und einen positiven Upper Limb Neurodynamic Test (ULNT). Die Therapeutin behandelt primär die mechanische Berührungsfläche; in diesem Fall die horizontale Extension der Karpalknochen. Die Progression dieser Behandlungstechnik ist eine horizontale Extension der Karpalknochen in ULNT-Position (Abb. 2.22, Abb. 2.20).

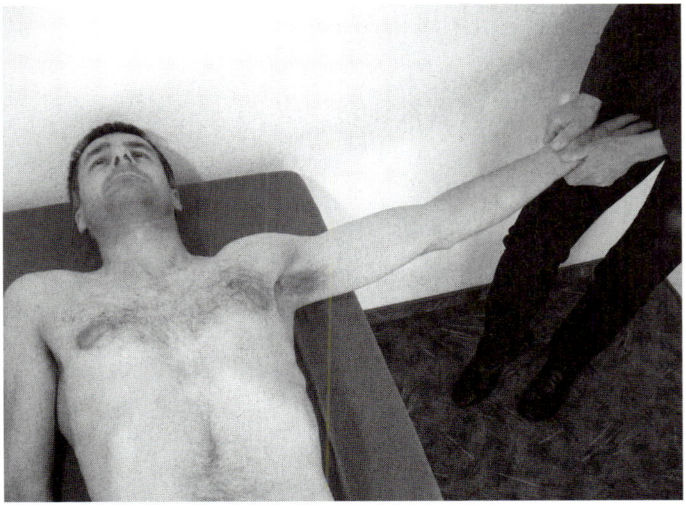

Abb. 2.22 Mobilisation der horizontalen Extension der Karpalknochen in Position ULNT 1.

Direkte neurale Mobilisationen

Die direkte neurale Mobilisation ist indiziert, wenn die neurale Struktur durch die indirekte Mobilisation nicht beeinflussbar ist. Sie wird passiv durch die Therapeutin ausgeführt oder aktiv durch den Patienten und findet als Heimprogramm ihre Anwendung.

Beispiel: Beim bereits oben beschriebenen Patienten mit der Restsymptomatik nach Diskushernie (DH) L5/S1 verbessert sich der Slump Test nach Zusatzbewegungen auf L5 nicht. Die Therapeutin kann den Slump Test jetzt direkt als Mobilisationstechnik verwenden.

Bei der Auswahl der neuralen Behandlungstechnik gelten teilweise die gleichen Prinzipien wie für die Behandlung von Gelenken. Grundsätzlich sollte bei der Auswahl der neuralen Behandlungstechnik und deren Dosierung berücksichtigt werden, dass neurale Strukturen sensitiver auf Mobilisationen reagieren können als Gelenke. Deshalb erfolgt die Dosierung etwas vorsichtiger und es wird zuerst ohne Symptomreproduktion behandelt. Häufig wird primär eine große Amplitude ausgewählt (Grad II oder III) und als Progression eine kleine Amplitude am Ende des Bewegungsausmaßes (IV) (siehe Tab. 2.1). Wichtig ist es, eventuelle neurologische Ausfälle zu jedem Zeitpunkt auf Veränderungen zu kontrollieren. Ein großer Vorteil bei der direkten Behandlung der neuralen Strukturen ist, dass die Behandlung – wenn notwendig – weit entfernt vom eigentlichen Ort der Schädigung begonnen werden kann. Beispiele:

- Bei einem Patienten mit Karpaltunnelsyndrom beginnt die Therapeutin die neurale Mobilisation nicht direkt mit Bewegungen im Handgelenk, sondern via Nacken, Schultergürtel, Ellbogen oder Finger.
- Bei einem Patienten mit einer Distorsion der HWS (Schleudertrauma), der eine lokale Behandlung noch nicht zulässt, beginnt die Therapeutin die Behandlung der neuralen Strukturen via Bein- oder Armbewegungen.
- Die direkten neuralen Mobilisationen können als „Slider" oder „Tensioner" durchgeführt werden. Coppieters et al. (2007) konnten im Rahmen einer Kadaverstudie zeigen, dass der „Slider" mehrheitlich eine neurale Gleitbewegung und der „Tensioner" mehrheitlich eine neurale Dehnung bewirkt. Klinisch werden die „Slider" dominant in der subakuten und noch schmerzdominanten Phase eines Patientenproblems verwendet und die „Tensioner" vor allem bei stabilen und belastbaren Problemen (Abb. 2.23a–b).

Zur direkten neuralen Mobilisation zählen auch Zusatzbewegungen entlang der peripheren Ner-

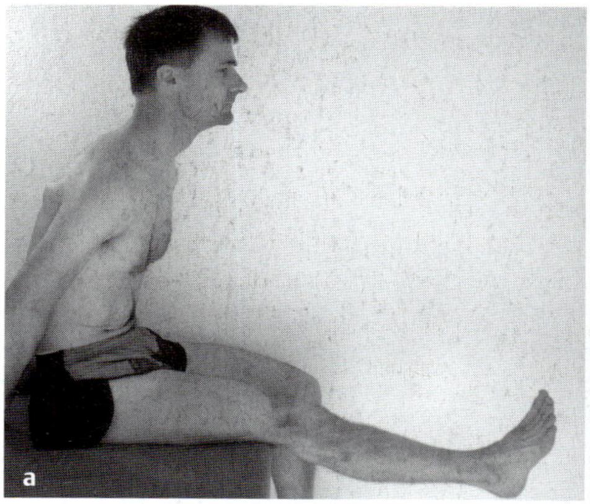

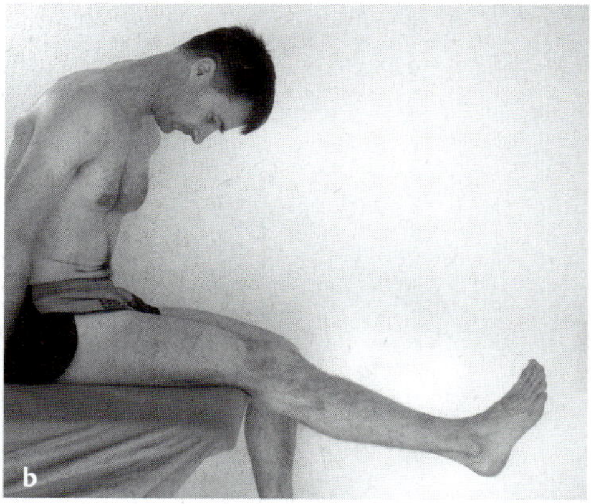

Abb. 2.23a–b Direkte neurale Mobilisation. **a** Aktiver Slump Slider: In flektierter Stellung der Wirbelsäule werden Nacken und Kniegelenk gleichzeitig extendiert (Betonen der neuralen Gleitbewegung). **b** Aktiver Slump Tensioner: in flektierter Stellung der Wirbelsäule wird der Nacken flektiert und gleichzeitig das Kniegelenk extendiert (Betonen der neuralen Dehnung).

ven. Zum Beispiel eine transversale Bewegung des N. medianus in unmittelbarer Nähe des Karpaltunnels. Die peripheren Nerven können entlang ihres Verlaufes auch ausgestrichen oder massiert werden, was als „neurogene Massage“ bezeichnet wird.

Das Miteinbeziehen der neuralen Strukturen in die Untersuchung und Behandlung des Patienten ist keine fixe Gegebenheit, sondern muss laufend den aktuellen Bedürfnissen und Problemen des Patienten angepasst werden. Ein genaue Befundaufnahme und ein fundiertes Clinical Reasoning bilden die Voraussetzung für die richtige Auswahl und Dosierung der neuralen Behandlungstechnik (Tab. 2.4).

Tab. 2.4 Behandlungsaufbau zur Therapie neuraler Strukturen

Techniken	Beispiele
Indirekte neurale Mobilisation	▪ Gelenke (z. B. horizontale Extension der Karpalknochen) ▪ Muskeln ▪ Faszien usw.
Gelenk- und Weichteiltechnik in neuraler Vorspannung	▪ Horizontale Extension der Karpalknochen und ULNT-Position
Direkte neurale Mobilisation	▪ Slider ▪ Tensioner ▪ Transversale Bewegungen ▪ „Neurogene Massage“

Zusammenfassung

Der Fokus in der Untersuchung und Therapie nach dem Maitland-Konzept richtet sich auf Patienten mit neuromuskuloskelettalen Beschwerden. Basis des Konzeptes ist neben anderen Denkmodellen besonders das Denkmodell Brickwall. Nach dem Maitland-Konzept arbeitende Therapeuten nutzen es, um die Störungen der Patienten auf einer theoretischen und einer klinischen Ebene zu analysieren. Das kontinuierliche analytische Vorgehen der Therapeuten ist der Schwerpunkt des Konzeptes und eng mit dem Denkmodell Brickwall verknüpft. Mit dieser Methode wurde im Maitland-Konzept bereits frühzeitig gearbeitet, sie wird heute allgemein als Clinical Reasoning bezeichnet. Charakteristisch für das Maitland-Konzept ist, dass die Therapeuten zur Untersuchung und Behandlung der Patienten passive Bewegungen nutzen. Dabei konzentrieren sie sich nicht ausschließlich auf die Strukturen des Bewegungssystems, sondern berücksichtigen auch Nerven und deren bindegewebige Hüllen. In der Therapie wird angestrebt, dass die Patienten sukzessive Eigenverantwortung übernehmen für den Umgang mit ihrer Störung. Zur Dokumentation nutzen nach dem Maitland-Konzept arbeitende Therapeuten u.a. das Bewegungsdiagramm, das nicht nur eine effektive Form der Dokumentation ist, sondern auch das analytische Spüren der Therapeuten während der passiven Mobilisation sowohl bei Mobilisation der Gelenke als auch der neuralen Strukturen strukturiert.

Das Maitland-Konzept ist mehr als das Anwenden manueller Techniken. Die Alleinstellungsmerkmale des Konzeptes sind: konsequentes Orientieren am Denkmodell Brickwall, kontinuierliches analytisches Vorgehen, „Steuern“ der Behandlung via Bewegungsdiagramm, Behandeln durch passive Bewegungen in unterschiedlichen Mobilisationsvarianten und das Miteinbeziehen der neuralen Strukturen.

Literatur

Kapitel 2.2 und 2.3

Antonovsky A. The Salutogenetic Perspective: Towards a New View of Health and Illness. Advances, Inst. For Adv. Of Health. 1979; 4: 47–55.

Boissonnault W. Examination in Physical Therapy Practice – Screening for Medical Disease. New York: Churchill Livingstone; 1995.

Cervero F, Laird JMA. One Pain or Many Pains? A New Look at Pain-Mechanisms. NIPS. 1991; 6: 268–273.

Cott CA, Finch E, Gasner P, Yoshida K, Thomas SG, Verrier MC. The Movement Continuum Theory for Physiotherapy. Physiotherapy Canada. 1995; 47: 87–95.

Edwards IC, Jones MA, Carr J, Jensen GM. Clinical reasoning in three different fields of physiotherapy – A qualitative study. Fifth International Congress, Australian Physiotherapy Association, Melbourne; 1998.

Goodman CC, Snyder TEK. Differential Diagnosis in Physical Therapy. Philadelphia: W.B. Saunders Company; 2000.

Hengeveld E, Banks K. Maitland's Peripheral Manipulation. Oxford: Butterworth-Heinemann; 2005.

Hengeveld E. Behandeln als Prozess. In: Behandeln in der Physiotherapie. Hüter-Becker A, Dölken M. Stuttgart: Thieme; 2005b.

Hengeveld E. Clinical Reasoning in Manueller Therapie – eine klinische Fallstudie. Manuelle Therapie. 1998; 2: 42–49.

Hengeveld E. Compliance und Verhaltensänderung in Manueller Therapie. Manuelle Therapie. 2003; 7: 122-132.

Hengeveld E. Untersuchen als Prozess, Clinical Reasoning. In: Hüter-Becker A, Dölken M. Untersuchen in der Physiotherapie. Stuttgart: Thieme; 2005a.

Jones M, Higgs J. Clinical Reasoning in the Health Professions. 2nd edition. Oxford: Elsevier-Butterworth; 2000.

Jones M. Clinical Reasoning and Pain. Manual Therapy. 1995; 1: 17–24.

Jones M. Clinical Reasoning in Manual Therapy. Physical Therapy. 1992; 72: 875–883.

Larkin J, McDermott J, Simon D, Simon H. Expert and novice performance in solving physics problems. Science. 1980; 208: 1135–1142.

Maitland GD, Hengeveld E, Banks K, English K. Maitland's Vertebral Manipulation. Oxford: Butterworth-Heinemann; 2005.

Maitland GD. Negative Disc Lesion: Positive Canal Signs. Australian Journal Physiotherapy. 1979; 3: 129–135.

Maitland GD. The Maitland Concept: Assessment, Examination and Treatment by Passive Movement. In: Twomey LT, Taylor JR. Physical Therapy of the Low Back. New York: Churchill Livingstone; 1987.

Maitland GD. Vertebral Manipulation. 5th edition. Oxford: Butterworth-Heinemann; 1986.

Mattingly C, Fleming M. Clinical Reasoning: Forms of Inquiry in a Therapeutic Practice. Philadelphia: F.A. Davis Company; 1994.

Mattingly C, Gillette N. Anthropology, Occupational Therapy and Action Research. AJOT. 1991; 45: 972–978.

Munroe H. Clinical Reasoning in Occupational Therapy. Br J of Occupational Therapy. 1996; 5(59): 196–202.

Parry A. Physiotherapy and Methods of Inquiry: Conflict and Reconcilitation. Physiotherapy. 1991;77: 435–439.

Ryan S. Developing Reasoning Skills. In: Alsop S, Ryan S. Making the Most of Fieldwork Education. London: Chapmann Hall; 1996.

Sackett D, Richardson W, Rosenberg W, Haynes RB. Evidence-based medicine – how to practice and teach EBM. Edinburgh: Churchill Livingstone; 1998.

Schüffel W, Brucks U, Johnen R, Köllner V, Lamprecht F, Schnyder U. Handbuch der Salutogenese – Theorie und Praxis. Wiesbaden: Ullstein Medical; 1998.

Thomas-Edding D. Clinical problem solving in physical therapy and its implications for curriculum development. Proceedings of the 10th International Congress of the World Confederation of Physical Therapy. Sydney, Australia: 1987.

WCPT 1999. Description of Physical Therapy. London, World Confederation of Physical Therapy.

WHO. ICF – International Classification of Functioning, Disability and Health. Geneva: World Health Organisation, 2001.

WHO. ICF – Internationale Klassifikation der Funktionsfähigkeit, Behinderung und Gesundheit. DIMDI WHO Kooperationszentrum, Hrsg. Deutsche Übersetzung, Stand Oktober 2005. www.dimdi.de. Abgerufen am 9.8.2007. Genf: 2005.

Kapitel 2.4

Maitland GD. Manipulation der peripheren Gelenke. 3. Auflage. Heidelberg: Springer; 2004.

Maitland GD. Vertebral Manipulation. London: Butterworth; 1964.

Kapitel 2.5

Breig A. Adverse Mechanical Tension in the Central Nervous System. Stockholm: Almqvist and Wiksell; 1978.

Butler DS. Mobilisation of the Nervous System, Chapters 1 and 3. Melbourne: Churchill Livingstone; 1991.

Grieve GP. Common Vertebral Joint Problems: Chapter 1. Applied Anatomy – Regional, London: Butterworths. 1988.

Maitland GD. Peripheral Manipulation. 3rd edition. London: Butterworth; 1991.

Maitland GD. Vertebral Manipulation. 5th edition. London: Butterworth; 1986.

Salter RB. Textbook of disorders and injuries of the musculoskeletal system. 3rd edition. Philadelphia: Lippincott Williams & Wilkins; 1999.

Shacklock MO, Butler MS, Slater H. The dynamic central nervous system: structure and clinical neurobiomechanics. In: Boyling JD, Palastanga N, Eds. Grieve's Modern Manual Therapy. 2nd edition. Edinburgh: Churchill Livingstone; 1994.

Upton ARM, Mc Comas AJ. The double crush in nerve entrapment syndromes. Lancet. 1979; 2: 359.

Vincenzino B et al. The initial effect of a cervical spine manipulative physiotherapy treatment on the pain and dysfunction of lateral epicondylitis. Pain. 1996; 68: 69–74.

Wall PD, Melzack R. Pain Management. Edinburgh: Churchill Livingstone; 2003.

Wall PD, Melzack R. Textbook of Pain. 4th ed. Edinburgh: Churchill Livingstone; 1999.

Kapitel 2.6

Breig A. Adverse mechanical tension in the central nervous system. Stockholm: Almqvist & Wiksell; 1978.

Butler DS. Mobilisation des Nervensystems. Heidelberg: Springer Verlag; 1995.

Butler DS. The sensitive nervous system. Adelaide, Australia: Noigroup Publications; 2000.

Coppieters MW, Butler DS. Do “sliders” slide and “tensioners” tension? An analysis of neurodynamic techniques and considerations regarding their application. Manual Therapy. Article in Press.

Coppieters MW, Kimberly K, Mortensen TE, Richards NL, Skaret IA, McLaughlin LM, Hodges PW. The impact of neurodynamic testing on the perception of experimentally induced muscle pain. Manual Therapy. 2005; 10: 52–60.

Elvey RL. Brachial plexus tension tests and the patho-anatomical origin of arm pain. Proceedings of Multi-Disciplinary International Conference on Manipulative Therapy, Melbourne, Australia. 1979; 105–111.

Groen GJ, Balget B, Drukker J. The innervation of the spinal dura mater: anatomy and clinical considerations: Acta Neurochirurgica. 1988; 92: 39–46.

Hromada J. On the nerve supply of the connective tissue of some peripheral nervous system components. Acta Anatomica. 1963; 55: 343–351.

Johnson EK, Chiarello CM. The slump test: the effects of head and lower extremity position on knee extension. Journal of orthopaedic and Sports Physical Therapy. 1997; 26: 310–317.

Kenneally M, Rubenach H, Elvey R. The upper limb tension test: the SLR of the arm. In Grand R (ed.) Physical Therapy of the Cervical and Thoracic Spine. Churchill Livingstone, New York. 1988.

Louis R. Vertebroradicular and vertebromedullar dynamics. 1981; Anatomica Clinica Vol 3: 1–11.

Lundborg G, Rydevik B. Effects of stretching the tibial nerve of the rabbit: a preliminary study of the intraneural circulation and the barrier function of the perineurium. Journal of Bone and Joint Surgery. 1973; 55B: 390–401.

Maitland GD. Movement of pain sensitive structures in the vertebral canal in a group of physiotherapy students. In: Proceedings Inaugural Congress of the Manipulative Therapists Association of Australia, Sydney; 1978.

McLellan DC, Swash M. Longitudinal sliding of the median nerve during movements of the upper limb. Journal of Neurology, Neurosurgery and Psychiatry. 1976; 39: 566-570.

Netter FH. Atlas der Anatomie des Menschen. Thieme.

Shacklock M. Clinical Neurodynamics. Edinburgh: Elsevier; 2005.

Stam HW, Luomajoki H, Wicki I. Unpublished observations, 2005.

Upton ARM, McComas AJ. The double crush in nerve entrapment syndromes. Lancet 1973; 2: 359–362.

Wall PD. Neuropathic pain and injured nerve: Central mechanisms. pp 631–643. In: Wells JCD, Woolf CJ. Pain Mechanisms and Management. British Medical Bulletin: Vol. 47: 3. Edinburgh: Churchill Livingstone.

Westerhuis P, von Piekartz HJM. Zervikogener Kopfschmerz: Körperlicher Untersuchung und Behandlung. S. 99–113. In: Piekartz HJM. Kraniofaziale Dysfunktionen und Schmerzen. Stuttgart: Thieme; 2001.

Kapitel 3

Kapitel 3

Praxisrealisation: Anwendung des Konzeptes

Pieter Westerhuis und Renate Wiesner

Einführung

Kapitels 3 zeigt, wie ein Physiotherapeut mithilfe des Maitland-Konzeptes in der Praxis einen Patienten untersuchen und behandeln kann. Um diese Situation praxisrelevant darzustellen, wird als konkretes Beispiel ein Patient mit einer Dysfunktion der unteren HWS vorgestellt.

Kapitel 2 machte bereits deutlich, dass das Maitland-Konzept mehr ist als nur die Anwendung bestimmter manueller Techniken (Maitland 1986, IMTA 2005). Der Schwerpunkt liegt auf dem kontinuierlichen analytischen Vorgehen. Mithilfe des Clinical Reasoning werden erste Hypothesen erstellt, die in der weiteren Untersuchung konsequent auf ihre Gültigkeit geprüft werden und im Prozess durch *Behandlung* und *Wiederbefund* (Methoden) endgültig bestätigt werden.

Die Grundlage des Konzeptes, das Denkmodell Brickwall, gibt Raum für Freiheit und Weitsichtigkeit, sodass nach dem Maitland-Konzept arbeitende Manualtherapeuten eigene Ideen in das Gerüst des Konzeptes einbauen können. Es ermöglicht, offen zu sein für neue Entwicklungen in der Physiotherapie und für aktuelle Resultate aus der Wissenschaft.

So hat sich die heutige moderne Manuelle Therapie von der gelenkbetonten Analyse von Bewegungsdysfunktionen weiterentwickelt. Die Integration neuer Erkenntnisse aus dem Bereich der Sensitivität und Bewegungsfähigkeit der neuralen Strukturen (Breig 1978, Butler 1991), die Funktion und Wichtigkeit des muskulären Systems (Sahrmann 2002) und das aktuelle Wissen über schmerzphysiologische Prozesse haben zu einem biopsychosozialen Modell geführt. Mit diesem breiten Spektrum analysieren und behandeln Manualtherapeuten heute die Bewegungsdysfunktionen des Patienten (Gifford 2002). Diese Entwicklung der letzten 25 Jahre konnte durch die Offenheit des Maitland-Konzeptes zunehmend in die Vorgehensweise der Untersuchung und Behandlung integriert werden. Kapitel 3 stellt anhand des expliziten Fallbeispiels die Methode des Clinical-Reasoning-Prozesses, die Grundlagen der subjektiven Befragung, die einzelnen Schritte der Funktionsuntersuchung und ebenso die verschiedenen Behandlungsansätze dar. Es vermittelt insbesondere das Prinzip des Orientierens am klinischen Erscheinungsbild.

Hypothesenkategorien helfen, komplexe Prozesse effektiv zu strukturieren.

3.1 Clinical Reasoning und Hypothesenkategorien

Während des Untersuchungsprozesses werden Informationen zusammengetragen und Hypothesen aufgestellt. In seinen ursprünglichen Publikationen beschrieb Maitland verschiedene Formen des Assessments (Befundaufnahme), um seinen Clinical-Reasoning-Prozess darzustellen (Maitland 1986).

1992 publizierte Mark Jones ein System, wie die verschiedenen Informationen aus Untersuchung und Behandlung in Kategorien eingeteilt werden können (Jones 1992). Diese sogenannten Hypothesenkategorien bieten die Möglichkeit, alle Komponenten, die das Problem des Patienten betreffen und beeinflussen, zu ordnen und somit alle Faktoren in die Behandlung einzubeziehen (Tab. 3.1). Während des Untersuchungs- und des Behandlungsprozesses orientieren sich die Gedanken und Reflexionen des Therapeuten kontinuierlich an diesen Kategorien.

Tab. 3.1 Die 7 Hypothesenkategorien (Christensen et al. 2004)

Kategorien der Hypothesen	Beispiele für Hypothesen
Funktionelle Einschränkung	Beeinträchtigung auf den Ebenen der: ■ Körperfunktionen und Körperstrukturen ■ Aktivitäten ■ Partizipation (siehe Kapitel 4, ICF)
Pathobiologische Mechanismen	Wundheilungsphasen: ■ Welche Art von Gewebeschaden hat der Patient? ■ Wie groß ist der Schaden? ■ In welcher Phase der Wundheilung befindet sich das Problem? Schmerzmechanismen: ■ Kommen die Schmerzen aus dem innervierten Zielgewebe (nozizeptive Schmerzen)? ■ Ist der Nerv selbst betroffen (peripher neurogen) oder sind Veränderungen im zentralen Nervensystem (z. B. Schmerzgedächtnis), im Bereich des vegetativen Nervensystems (Sympathikus) mitverantwortlich für das Problem des Patienten?
Quellen der Symptome	Für die Symptome verantwortliche Strukturen oder Zielgewebe: ■ Gelenk (peri-, intraartikulär) ■ Muskel bzw. Weichteile ■ Neurodynamisch (zentral, peripher) ■ Viszeral ■ Vaskulär etc.
Beitragende Faktoren	Mit dem Entstehen oder Fortbestehen des Problems verbundene Faktoren: ■ Physische bzw. körperliche Faktoren ■ Biomechanische Faktoren ■ Psychische Faktoren (Emotionen, Verständnis, der Glaube des Patienten etc.) ■ Krankheitserleben und -verhalten ■ Soziokulturelle Aspekte
Vorsichtsmaßnahmen und Kontraindikationen für Untersuchung und Behandlung	Vorsichtsmaßnahmen können aufgrund des allgemeinen Gesundheitszustandes notwendig sein (z. B. eine Osteoporose) oder aufgrund der Pathologie (z. B. eine akute Nervenwurzelreizung): ■ Welche Informationen beeinflussen die Dosierung der Untersuchung und Behandlung? ■ Ist die Behandlung mit Manueller Therapie oder anderen physiotherapeutischen Interventionen indiziert?
Management und Behandlung	Faktoren, die zum Gesamtmanagement des Patienten beitragen: ■ Welche spezifischen physiotherapeutischen Methoden und Techniken eignen sich? ■ Welche Informationen und Aufklärungen benötigt der Patient bezüglich. des Problems? ■ Welches Selbstmanagement kann der Patient in seinem individuellen Umfeld umsetzen?
Prognose	Aussichten auf Genesung und Funktionswiederkehr Hypothesen dieser Kategorie fassen alle vorhergehenden Hypothesen zusammen

3.2 Subjektive Befragung (Anamnese)

In der subjektiven Befragung erfragt der Therapeut das Hauptproblem und wie die Symptome sich gegenseitig beeinflussen. Er stellt spezielle Fragen, um notwendige Vorsichtsmaßnahmen und Kontraindikationen zu erkennen, und hört zu, wenn der Patient „seine Geschichte" erzählt (narratives Clinical Reasoning, Prinzip: schwerpunktmäßiges Berücksichtigen des klinischen Erscheinungsbildes des Patienten).

3.3 Hauptproblem und Körpertabelle

Der Therapeut stellt dem Patienten zunächst folgende Frage: „Was ist aus Ihrer Sicht, in diesem Moment Ihr Hauptproblem?" Die Beschwerden des Patienten werden auf einer Körpertabelle (Abb. 3.1) grafisch dargestellt und entsprechend ihrer Wichtigkeit nummeriert. Außerdem erfasst der Therapeut die Qualität jedes Symptoms möglichst genau:

- Ist das Symptom dauernd vorhanden oder kommt und geht es?
- Ist der Schmerz oberflächlich oder tief?
- Welchen Charakter hat der Schmerz, z. B. stechend, ziehend, pochend oder brennend?

Um keine Symptome zu übersehen, die der Patient vielleicht momentan als unwichtig betrachtet, geht der Therapeut mit dem Patienten gemeinsam alle Körperregionen durch und fragt nach Beschwerden. Sind keine Symptome vorhanden, wird die Region mit einem Häkchen versehen.

Körpertabellen ermöglichen eine effektive Dokumentation.

Hat der Patient mehr als ein Symptom, analysiert der Therapeut die Beziehung der verschiedenen Symptome untereinander. Dies wird die Hypothese unterstützen, wie viele Quellen an seinem Problem beteiligt sind. Auf der Körpertabelle werden ebenso die Ergebnisse beim Nachfragen nach Red Flags eingetragen. Diese grafische Darstellung des Hauptproblems des Patienten auf der Körpertabelle gibt dem Therapeuten bei jeder neuen Patientensitzung einen schnellen Überblick über die wichtigsten Informationen.

Das folgende Fallbeispiel stellt einen Patienten mit einer primär peripheren nozizeptiven Störung der unteren HWS vor. Aufgrund der Dysfunktion wird die gelenkbetonte Herangehensweise im Vordergrund stehen, die in dieser Situation adäquat ist (Gifford 1998). Betrifft das Problem des Patienten auch seine *Funktionsfähigkeit im Alltag* sowie seine Aktivitäten und Teilhabe, werden auch diese Aspekte in die Analyse miteinbezogen und genaue Ziele definiert.

Fallbeispiel

Der Patient ist männlich, 40 Jahre alt und arbeitet in einem Büro am PC. Abb. 3.1 zeigt seine Körpertabelle. Symptom ① im Bereich der unteren HWS tritt am Arbeitsplatz und beim Tennisspielen auf, Symptom ② beschreibt er als „ein Ziehen im Nacken", das nur manchmal auftritt, z. B. wenn er bereits Schmerzen hat (Symptom ①) und trotzdem längere Zeit Tennis spielt.

Hypothese des Therapeuten: Stechende intermittierende Schmerzen im Gebiet 1 können typisch sein für ein peripheres nozizeptives mechanisches (nicht entzündliches) Problem. Da das Ziehen im Gebiet 2 nur auftritt, wenn die Schmerzen im Gebiet 1 intensiver werden, kann man davon ausgehen, dass Gebiet 2 ein ausstrahlender Schmerz (referred pain) aus Gebiet 1 ist. Die Schmerzen in Gebiet 1 und 2 werden also von derselben Struktur ausgelöst. Gebiet 2 entspricht einer Ausstrahlung, die für Störungen der Fazettengelenke typisch ist. Sie tritt vor allem auf, wenn die Fazettengelenke

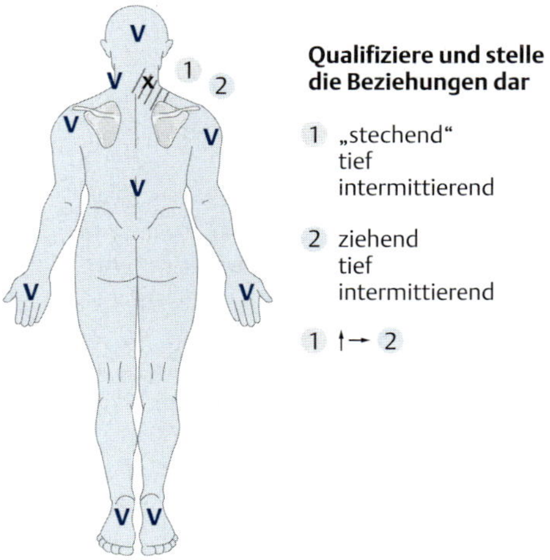

Abb. 3.1 Körpertabelle für einen Patienten mit Beschwerden im HWS-Bereich.

der Segmente C3–4, C4–5 und C5–6 betroffen sind (Dwyer et al. 1990).

3.3.1 Verhalten der Symptome

Aktivitäten und Stellungen, die die Symptome verstärken und erleichtern, werden analysiert. Ist es möglich, die Beschwerden durch mechanischen Input zu verändern? Der Therapeut muss genau herausfinden, mit welcher Aktivität welches Symptom beeinflusst werden kann und wie viel Aktivität notwendig ist. Daraus resultieren die Informationen über die „Irritierbarkeit" eines Problems.

Beispiel: Heftige Schmerzen, die beim Einparken des Autos durch das Kopfdrehen nach rechts entstehen und einige Minuten andauern, haben eine hohe Irritierbarkeit. Ist der Schmerz bei dieser Aktivität hingegen nur leicht und verschwindet er nach der Kopfdrehung sofor, ist die Irritierbarkeit gering. Je höher die Irritierbarkeit eines Problems, desto weniger ist man bereit, die Symptome zu provozieren und desto weniger Tests werden während der Funktionsuntersuchung durchgeführt. Der Therapeut analysiert auch das Verhalten der Symptome über den Verlauf von 24 Stunden. Wenn diese Analyse z. B. ergibt, dass der Patient nachts Schmerzen hat und sich morgens beim Aufstehen durch Steifigkeit beeinträchtigt fühlt, kann eine entzündliche Komponente vorhanden sein. Durch das Verhalten der Symptome erhält der Therapeut Hinweise für die Hypothese über die betroffenen Strukturen (Quelle der Symptome). Manchmal kann das Wissen über Aktivitäten, die der Patient als entlastend empfindet, bereits erste Hinweise für eine Behandlungstechnik geben.

Fallbeispiel

Der Patient beschreibt das Verhalten seiner Symptome folgendermaßen (Körpertabelle Abb. 3.1):

- Seine Beschwerden nehmen beim Rückwärtseinparken, beim Hochschauen zur Decke und beim Tennisaufschlag zu. Die Beschwerden verschwinden sofort, wenn der Kopf zurück in der Ausgangsstellung ist.
- Seine Beschwerden werden weniger, wenn er die rechte Nackenseite dehnt, also den Kopf nach links neigt.
- Dieses Verhalten der Symptome verändert sich nicht während des Tages.

Hypothese des Therapeuten: typisches mechanisches, nicht irritierbares Verhalten eines Gelenkproblems der HWS. Es ist zu erwarten, dass die Symptome durch aktive Bewegungen der HWS reproduziert werden können. Am ehesten durch Bewegungen, die die rechte Nackenseite „verschließen" (Edwards 1994). Mit verschließenden Bewegungen sind die Extension, Lateralflexion und Rotation zur betroffenen Seite gemeint. Als erste Behandlungstechnik könnte eine „öffnende" Mobilisation der rechten Seite infrage kommen.

3.3.2 Spezielle Fragen

Eines der Hauptziele dieser Fragen ist, nach Kontraindikationen und/oder Vorsichtsmaßnahmen zu forschen. Folgende Fragen helfen dabei:

- Wie ist der allgemeine Gesundheitszustand des Patienten? Ist er durch andere Erkrankungen oder Symptome beeinträchtigt, wie z. B. Schwindel, Übelkeit etc.?
- Nimmt der Patient Medikamente ein? Wenn ja, welche?
- Gab es in letzter Zeit einen auffälligen Gewichtsverlust?
- Wie sind die Befunde zu bildgebenden Verfahren?

Dabei ist es wichtig herauszufinden, was diese Befunde für den Patienten bedeuten. Bestehen seitens des Patienten Bedenken, dass durch die Röntgenaufnahmen degenerative Veränderungen festgestellt worden sind, und beginnt er deshalb zu „katastrophieren", ist es die Aufgabe des Therapeuten, zu Beginn der Behandlung mit dem Patienten über die radiologischen Befunde und die Bedeutung für sein Problem zu sprechen (Hafner 2002).

Aufgabe der Therapeuten ist es, aktiv zuzuhören. Sachliche Informationen, das Erklären von Zusammenhängen unterstützen den Patienten, sein Problem angemessen einschätzen und lösen zu können.

Der Therapeut kann auch erste Fragen zu psychosozialen Faktoren stellen, wie z. B.:

- Besteht die Möglichkeit, die bisherige Tätigkeit wieder auszuüben? Könnten am Arbeitsplatz eventuell Schwierigkeiten auftreten etc.?
- Fühlt sich der Patient bei seinen Freizeitaktivitäten (Sport) eingeschränkt? Oder treten z. B. Schwierigkeiten beim Ausüben eines Hobbys auf (Malen oder Besuche in einem Museum)? Hat er Hobbys, die seine Gesundheit fördern und die er weiter oder wieder ausüben sollte?
- Hat der Patient Probleme, Beziehungen im Freundeskreis aufrechtzuerhalten? Beispiels-

weise, wenn er aufgrund von Schmerzen während des Sitzens nicht mehr an gemeinsamen Aktivitäten teilhaben kann.

Zum Verständnis über Kontraindikationen zur Anwendung von Manueller Therapie folgt das Maitland-Konzept genau den Richtlinien, die für die Manuelle Therapie im Allgemeinen gelten: Gefahrensituationen werden *Red Flags* genannt. Das bedeutet, der Patient könnte eine schwerwiegende Pathologie haben, z. B. eine Kompression des Rückenmarks oder Schmerzen, die keinen mechanischen Ursprung haben, z. B. eine Entzündung. Woran kann der Therapeut solche Situationen erkennen? Indem er bei der Befragung des Patienten auf folgende Punkte achtet:

- nicht mechanisches Verhalten der Schmerzen,
- starke Nachtschmerzen,
- zunehmende neurologische Ausfälle,
- starke, nicht diagnostizierte Schmerzen nach größerem Trauma.

Fallbeispiel

Es existieren keine Kontraindikationen. Der Patient kann 100-prozentig arbeiten und auch zweimal pro Woche Tennis spielen. Es gibt keine Hinweise auf Angstvermeidungsverhalten oder Einschränkungen in seinem psychosozialen Umfeld.

3.3.3 Geschichte

Die Entwicklung der Symptome in der Vergangenheit kann wertvolle Informationen über die Mechanosensitivität geben und ebenso Hinweise auf eine mögliche Quelle der Symptome. Der Therapeut sollte sich über folgende Punkte informieren:

- frühere Episoden,
- Stadium der Störung,
- Stabilität der Störung,
- Reaktion auf bisherige Behandlungen,
- zeitlicher Zusammenhang zwischen einzelnen Symptomen etc.

Fallbeispiel

Der Patient erzählt, dass Problem habe vor 4 Wochen mit Symptom ① begonnen, nachdem er in einer unbequemen Position geschlafen hat. In den folgenden zwei Tagen wurden die Beschwerden stärker und strahlten ins Gebiet 2 aus. Durch die zehntägige Einnahme von NSAR kam es zu keiner nennenswerten Veränderung der Symptome. In den letzten zwei Wochen hat sich die Situation nicht mehr verändert. Es gibt keine Vorgeschichte, der Patient hatte bisher keine Probleme oder Verletzungen der HWS.

Hypothese des Therapeuten: Aufgrund der Geschichte des Patienten (mechanische Ursache und Verhalten der Symptome) könnte ein stabiles mechanisches Problem der mittleren oder unteren HWS bestehen.

3.4 Funktionsuntersuchung

Das Hauptziel der Funktionsuntersuchung ist die Prüfung bzw. Bestätigung der Hypothese, die während der subjektiven Befragung entwickelt worden ist. Die Ausführlichkeit der Funktionsuntersuchung verdeutlicht wiederum das Prinzip, dass das klinische Erscheinungsbild des Patienten schwerpunktmäßig berücksichtigt wird.

Fallbeispiel

Der Therapeut versucht nun zu beweisen, dass der Patient eine mechanische Störung der mittleren/unteren HWS hat. Zur Bestätigung der Hypothese muss er entweder

- die genauen Symptome des Patienten reproduzieren,
- und/oder ein vergleichbares physisches Zeichen finden, d.h., dass er in der Untersuchung eine Auffälligkeit in diesem Bereich der HWS finden muss. Das kann z. B. eine Steifigkeit sein.

Idealerweise reproduziert der Therapeut durch eine Rotation der HWS nach rechts das Symptom ①. Bei nichtirritierbaren Störungen, wird dies nicht immer möglich sein. Jegliche Abweichung der Norm in Bezug auf Schmerz (P), Widerstand (R) und/oder Schutzspasmus (S), die der Therapeut während der Funktionsuntersuchung entdeckt, ist ein „objektives" körperliches (physisches) Zeichen. Befindet sich dieses Zeichen in einer Region, die als Quelle der Symptome infrage kommt, wird es ein „vergleichbares" Zeichen genannt.

3.4.1 Planung

Vor der Funktionsuntersuchung sollte sich der Therapeut klar werden über die „Irritierbarkeit" des Problems und er sollte eine Hypothese haben über das Ausmaß und die Art der erforderlichen Tests, um die Symptome zu reproduzieren. Bei einem Problem mit einer *hohen Irritierbarkeit* sollten die Tests nur bis zum Anfangspunkt des Schmerzes ausgeführt werden. Die Menge der Tests sollte auf ein Minimum reduziert werden, Differenzierungstests sind in der Regel in diesem Stadium nicht nötig. Die Tests sollten möglichst wenig Stress auf die betroffenen Strukturen ausüben.

Bei einem *nichtirritierbaren* Problem kann der Therapeut hingegen:

- die Tests trotz erster Symptome weiter durchführen,
- mehrere Tests anwenden,
- gegebenenfalls Differenzierungstests nutzen,
- Tests einsetzen, die mehr Stress erzeugen, provozieren.

Fallbeispiel

Da der Patient anscheinend ein nichtirritierbares, stabiles, mechanisches Problem der HWS hat, berücksichtigt der Therapeut für die Planung die folgenden Punkte:

- Die Symptome können reproduziert werden.
- Alle Standardtests der HWS können durchgeführt werden.
- Die Tests können über den Anfangspunkt des Schmerzes ausgeführt werden.
- Es können Differenzierungstests angewandt werden.
- Er erwartet, dass er „vergleichbare Zeichen" findet durch Extension der HWS und/oder Rotation nach rechts.
- Es ist nicht nötig, spezielle Tests durchzuführen, wie z. B. einen Test der Arteria vertebralis oder eine neurologische Untersuchung.

3.4.2 Aktuelle Symptome und Inspektion

Der Therapeut notiert Symptome, die in Ruhe zu Beginn der Untersuchung vorhanden sind. Eine genaue Inspektion, mit Beurteilung der Konstitution und Statik mit einem besonderen Augenmerk auf Schutzdeformitäten, ist der erste Schritt in der Funktionsuntersuchung. Haltungsbedingte Abweichungen können ein beitragender Faktor sein.

3.4.3 Funktionelle Demonstration

Ein typischer Test im Maitland-Konzept ist das Vorführen der Aktivität, die im Alltag am deutlichsten die Symptome reproduziert. Wenn es notwendig ist, können in dieser Stellung sofort differenzierende Bewegungen durchgeführt werden.

Treten die Beschwerden eines Patienten z. B. im zervikothorakalen Übergang auf, wenn er im Auto beim Rückwärtsfahren den Kopf nach links dreht, kann die Quelle der Beschwerden entweder in der HWS oder in der BWS liegen.

Der Therapeut kann in dieser Stellung den Kopf des Patienten fixieren und im Folgenden die Rotation in der BWS verstärken (Abb. 3.2a) oder verringern (Abb. 3.2b).

Bei hoher Irritierbarkeit des Problems: so viel wie nötig, so wenig wie möglich testen.

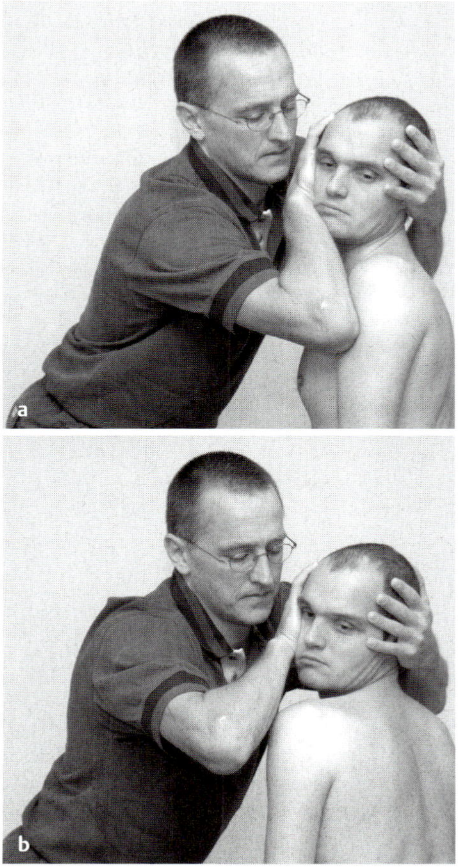

Abb. 3.2a–b Test bei einem Patienten mit Beschwerden im zervikothorakalen Übergang. **a** Verstärken der Rotation in der BWS. **b** Verringern der Rotation in der BWS.

Wenn der Therapeut von der Hypothese ausgeht, dass die HWS die primäre Ursache der Beschwerden ist, wird er erwarten, dass die Symptome zunehmen, wenn die Rotation der BWS verringert wird (Abb 3.2b). Wird hingegen die Rotation der BWS verstärkt (Abb. 3.2a), erwartet er, dass die Symptome abnehmen, da durch das Weiterdrehen der BWS die Rotation der HWS reduziert wird, die HWS wird dadurch derotiert.

3.4.4 Aktive Bewegungen

Bei geringer Irritierbarkeit können alle sechs Standardbewegungen der HWS getestet werden (Flexion, Extension, Lateralflexion und Rotation zu beiden Seiten). Die Beobachtungskriterien der aktiven Bewegungen sind einerseits das Ausmaß oder die Quantität der Bewegung, welche Symptome dabei auftreten und ebenso die Qualität, wie die Bewegung ausgeführt wird. Durch das Analysieren der Bewegungsqualität erhalten Therapeuten wichtige Hinweise über die Bewegungsmöglichkeiten in einzelnen Wirbelsäulenabschnitten. Oft kann beobachtet werden, dass auf bestimmten Höhen zu viel Bewegung stattfindet, während auf anderen Höhen kaum Bewegung zu beobachten ist.

Maitland rät, als grobes Raster die Bewegungen in der HWS in drei Abschnitte zu unterteilen:

- Obere HWS: Bewegung des Kopfes auf dem Nacken.
- Mittlere HWS: Bewegung des Nacken auf dem Nacken.
- Untere HWS: Bewegung des Nacken auf dem Brustkorb.

Reproduzieren die aktiven Bewegungen keine Symptome, kann der Therapeut am Ende der aktiven Bewegung vorsichtig Überdruck applizieren, um den Stress zu erhöhen.

Fallbeispiel

Treten die Symptome des Patienten im Gebiet 1 auf, z. B. bei 60° Extension, kann der Therapeut auch lokalen Überdruck auf einen bestimmten Abschnitt der HWS anwenden, um zwischen den einzelnen Abschnitten zu differenzieren (Abb. 3.3a–b).

3.4.5 „Wenn-notwendig-Tests“

In einzelnen Fällen kann es notwendig sein, den Stress auf bestimmte Regionen noch zusätzlich zu erhöhen. Allerdings nur, wenn mit den aktiven

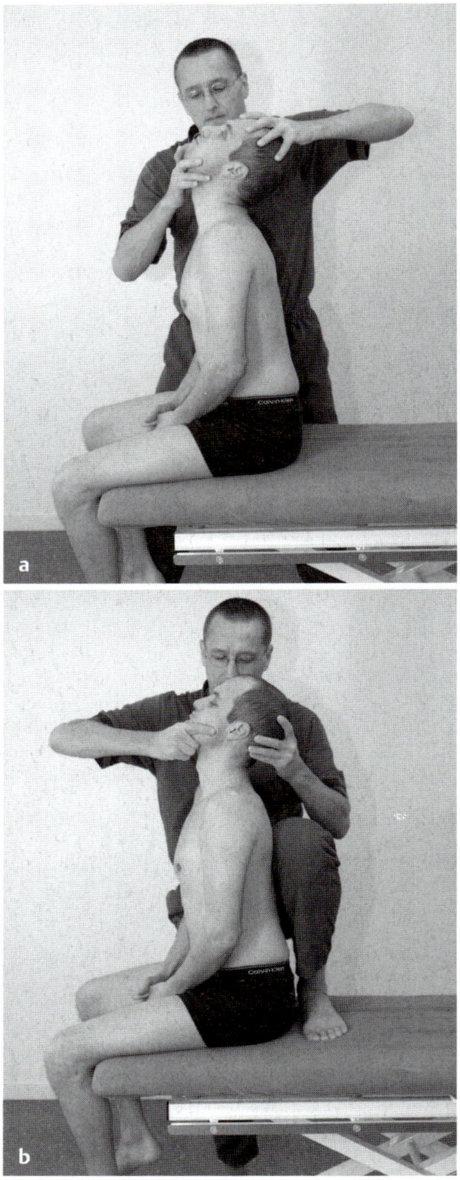

Abb. 3.3a–b Applizieren des Überdrucks auf verschiedene HWS-Abschnitte. **a** Lokaler Überdruck auf die mittlere HWS. **b** Lokaler Überdruck auf die untere HWS.

Bewegungen inklusive Überdruck keine Symptome reproduziert werden konnten. Es bieten sich folgende Möglichkeiten:

- Die Bewegung am Ende für eine bestimmte Zeit zu halten.
- Wiederholte Bewegungen ausführen zu lassen.
- Verschiedene physiologische Bewegungsrichtungen miteinander zu kombinieren etc.

Die Entscheidung, welche Testart geeignet ist, hängt von der funktionellen Demonstration ab. Treten die Beschwerden z. B. auf, wenn der Patient Überkopfarbeiten ausführt, könnte man z. B. Extension mit Rotation kombinieren.

Ein fest definierter „Wenn-notwendig-Test" ist der *untere Quadrant.* Den unteren Quadranten zur linken Seite zeigt Abb. 3.4: Die Kombination von Extension in der unteren HWS plus ein bisschen Lateralflexion und Rotation nach links. Anschließend bewegt der Therapeut die untere HWS vorsichtig noch weiter in Extension. Man geht davon aus, dass diese Bewegungskombination die linke Seite maximal verschließt.

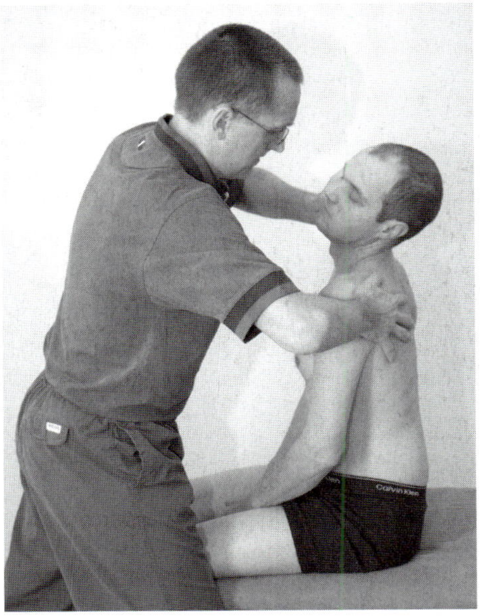

Abb. 3.4 Unterer Quadrant HWS nach links.

3.4.6 Neurologische Untersuchung

Wenn es die Symptomatik erfordert, untersucht der Therapeut die Leitfähigkeit des Nervensystems. Dazu testet er die Sensibilität, die Reflexe und die Kraft der Kennmuskulatur. Höchste Priorität für eine neurologische Untersuchung gleich am ersten Untersuchungstag besteht, wenn

- der Patient in der subjektiven Befragung neurologische Symptome angibt, wie z. B. Kribbeln, Taubheit, pelziges Gefühl oder auch Schwäche,
- die Symptome über die Schulter hinaus ausstrahlen und/oder
- eine eindeutige Progression der Beschwerden zu erkennen ist.

3.4.7 Neurodynamische Untersuchung

Das Nervensystem besteht aus leitendem Gewebe, Gefäßen und Bindegewebe (Sunderland 1978). Das Bindegewebe in der äußersten Schicht, für das periphere Nervensystem das Epineurium und im Wirbelkanal die Dura mater, wird z. B. durch die Nn. nervorum respektive durch den N. sinuvertebralis innerviert (Hromada 1963, Groen 1988). Bei jeglichen Alltagsbewegungen muss sich das Nervengewebe anpassen und beträchtliche Längenveränderungen überwinden. Solche Längenveränderungen können bis zu 20% betragen (Lundborg 1988). Ist die Bewegungsfähigkeit des neuralen Gewebes eingeschränkt, kann es zu Symptomen wie Schmerz und/oder Steifigkeit führen (Shacklock 1995). Deshalb ist es sinnvoll, die Sensitivität der neuralen Strukturen und deren Beweglichkeit im Zusammenhang mit Längenveränderungen zu testen.

Box 1

Neurodynamische Tests: Mit diesen Tests führen Manualtherapeuten eine Technik weiter, die ursprünglich Bragard entwickelte. Er beschrieb bereits 1929 sogenannte Tensionstests des Nervensystems für die obere Extremität.

1979 nahm Breig diesen Begriff wieder auf und sprach von abnormaler mechanischer Spannung im zentralen Nervensystem.

1979 führte Elvey offiziell neurodynamische Tests der oberen Extremität in die Manuelle Therapie ein. Ebenfalls 1979 sprach Maitland vom Slump Test, um sogenannte Kanalzeichen zu untersuchen.

1991 begann Butler die Arbeiten all dieser Autoren zu kombinieren. Für mehr Details weisen wir auf seine zahlreichen Publikationen und Bücher hin.

3.4.8 Passive physiologische intervertebrale Bewegungen (PPIVMs)

Ziel der PPIVMs ist es, die Quantität und Qualität der segmentalen physiologischen Bewegungen zu beurteilen. Diese Beurteilung ist notwendig, wenn ein Verdacht auf ein blockiertes oder hypermobiles Segment besteht.

Fallbeispiel

Da die Symptome bei der lokalisierten Extension in der mittleren HWS aufgetreten sind, geht der Therapeut davon aus, dass die mittlere HWS die Ursache des Problems ist. Diese Hypothese muss er bestätigen: durch die PPIVMs und ebenso durch die PAIVMs (siehe unten).

Um die PPIVMs in der mittleren HWS zu untersuchen, liegt der Patient in Rückenlage mit dem Kopf über das Bankende hinaus. Der Therapeut legt seine Zeigefinger- und Mittelfingerspitzen in den Raum zwischen die Laminae (Wirbelbögen). Durch das Extendieren von Nacken auf Nacken kann der Therapeut palpieren, wie sich die Wirbelbögen schließen (Abb. 3.5). Er prüft isoliert die Bewegungsrichtungen der HWS C4–5 und stellt fest, dass die Extension und Lateralflexion um 50% eingeschränkt sind.

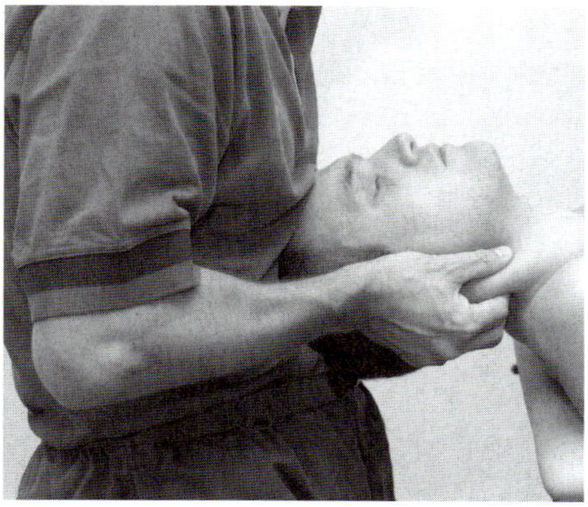

Abb. 3.5 PPIVMs in der mittleren HWS.

3.4.9 Passive akzessorische intervertebrale Bewegungen (PAIVMs)

Maitland (1986) beschreibt Zusatzbewegungen als die Gelenkbewegungen, die man selber willkürlich nicht aktiv ausführen kann. Sie können aber von einer anderen Person passiv ausgeführt werden.

Der Therapeut kann z.B. eine posteroanteriore Bewegung auf dem Dornfortsatz eines zervikalen Segmentes ausführen (zentrale PA). Die gebräuchlichsten Zusatzbewegungen in der HWS sind zentrale PA- (Abb. 3.6) und unilaterale PA-Bewegungen lateral neben den Dornfortsätzen der HWS (Abb. 3.7).

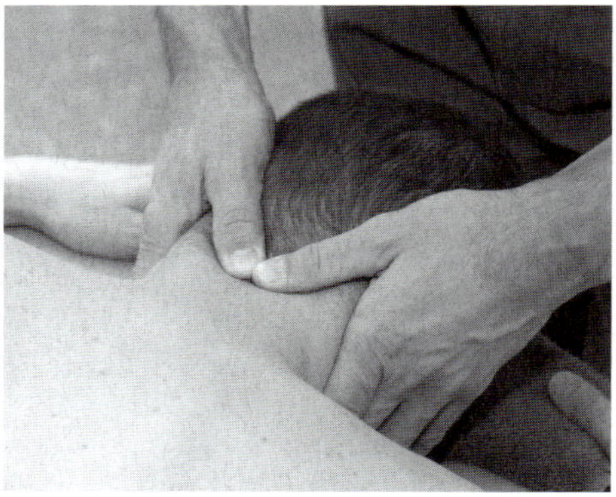

Abb. 3.6 Zentrale posteroanteriore Zusatzbewegung (PA) auf C2.

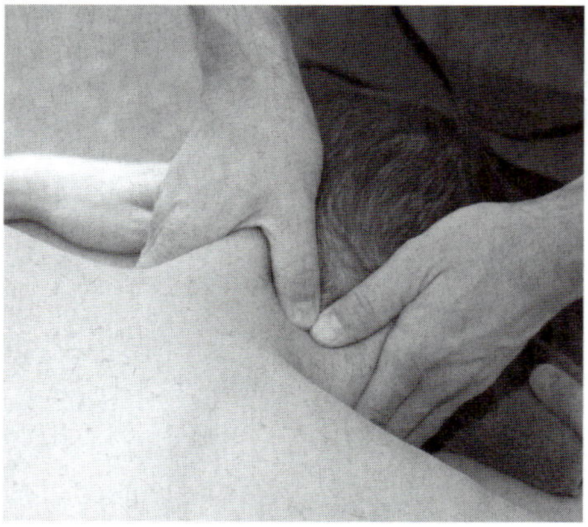

Abb. 3.7 Unilaterale PA rechts auf C2.

Untersuchungen von Jull et al. (1988, 1994, 1997) ergaben eine gute Zuverlässigkeit, Spezifität und Sensibilität für diese Untersuchungstechniken, um ein betroffenes Segment zu identifizieren. Während der Therapeut die PAIVMs ausführt, beurteilt er das Verhalten des Schmerzes (P), des Widerstandes (R) und des Schutzspasmus (S). Zur Dokumentation nutzt er das im Kapitel 2 beschriebene Bewegungsdiagramm. Das heißt, dass der Therapeut grafisch darstellt, was er während der passiven Bewegung spürt (Abb. 3.8a–b).

In Abb. 3.8a stellt die A-B-Linie das Bewegungsausmaß der unilateralen Zusatzbewegung dar, es beträgt nur wenige Millimeter. Der Untersucher fühlt den ersten Widerstand vor der Mitte der Gesamtbewegung; anfangs nimmt der Widerstand nur langsam zu, während er mit zunehmender Bewegung deutlich zunimmt. Es tauchen weder Schmerz noch Spasmus auf.

Das Bewegungsdiagramm in Abb. 3.8b veranschaulicht, dass die Zusatzbewegung durch die Intensität des Widerstandes limitiert ist (L). Kurz nach Beginn der Bewegung spürt der Therapeut den ersten Widerstand. Ungefähr in der Mitte der normalen Gesamtbewegung spürt der Patient den ersten Schmerz. Auf der visuellen analogen Schmerzskala (VAS) gibt er an, dass der Schmerz auf die Intensitätsstufe 6 (von 10) steigt. Obwohl die Schmerzintensität bei 6 (von 10) liegt, spricht man von einer widerstandsdominanten Bewegungseinschränkung.

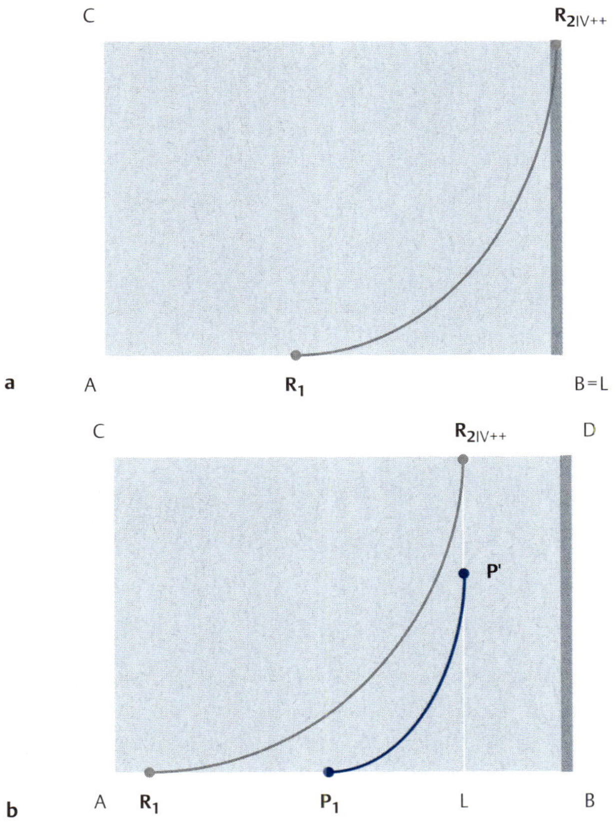

Abb. 3.8a–b Bewegungsdiagramme zu unterschiedlichen unilateralen Zusatzbewegungen der HWS.
a Normale unilaterale Zusatzbewegung bei einem symptomfreien Patienten. b Eingeschränkte, schmerzhafte unilaterale Zusatzbewegung limitiert durch maximalen Widerstand (widerstandsdominante Situation).

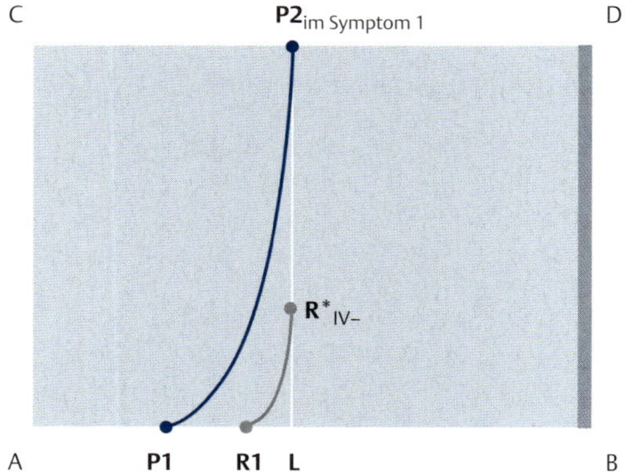

Abb. 3.9 Bewegungsdiagramm einer eingeschränkten schmerzhaften Zusatzbewegung, die durch maximalen Schmerz limitiert ist (schmerzdominante Situation).

Fallbeispiel
Das Bewegungsdiagramm zeigt, dass die Zusatzbewegung in den Segmenten C4 und C5 weniger als die Hälfte beträgt (Abb. 3.9). Erster Faktor ist der Schmerz des Patienten. Da der Schmerz stark zunimmt, entscheidet der Therapeut, nicht weiter zu bewegen. Es ist die Intensität des Schmerzes, die die Bewegung limitiert (L = Limit = P2). Der Therapeut spürt den ersten Widerstand nach dem ersten Schmerz. Bis zum Limit ist der Widerstand nur gering angestiegen.
Hypothese des Therapeuten: Das Ergebnis der PAIVMs bestätigen die PPIVMs bzw. die Hypothese, dass es sich um eine Gelenkdysfunktion der mittleren HWS (C4–5) handelt.
Nach dieser abschließenden Untersuchung dokumentiert der Therapeut die Ergebnisse der Funktionsuntersuchung (Tab. 3.2).

Tab. 3.2 Zusammenfassung der Befunde aus der P/E des Fallbeispiels

Untersuchung	Ergebnis
PP (present pain)	Nicht vorhanden
Inspektion	Keine Auffälligkeiten
Funktionelle Demonstration	Thorax + HWS Rotation nach rechts Symptom ① + Rotation Thorax Symptom ① nimmt ab – Rotation Thorax Symptom ① nimmt zu
Konklusion: Primäre Quelle der Symptome ist die HWS	
Aktive Bewegungen ■ Flexion ■ Extension ■ Rotation links ■ Rotation rechts ■ Lateralflexion links ■ Lateralflexion rechts	 ■ 80° keine Symptome ■ 60° Symptom ① – Lokalisation mittlere HWS: Symptome nehmen zu – Lokalisation untere HWS: keine Veränderung ■ 80° keine Symptome ■ 45° Symptom ① ■ 40° keine Symptome ■ 20° Symptom ①

Tab. 3.2 Fortsetzung

Untersuchung	Ergebnis
Wenn-notwendig-Tests	Nicht angebracht
Neurologische Untersuchung	Nicht notwendig
Neurodynamische Tests	ULNT 1 links = rechts = Ziehen im Ellbogen bei – 20° Extension im Ellbogengelenk (normale Reaktion)
PPIVMs C4–5 (Passive physiologische intervertebrale Bewegungen) ▪ Flexion ▪ Extension ▪ Lateralflexion links ▪ Lateralflexion rechts ▪ In Flexion mache Lateralflexion rechts ▪ In Extension mache Lateralflexion rechts	 ▪ Normal ▪ 50% eingeschränkt ▪ Normal ▪ 50% eingeschränkt ▪ Fast normal ▪ Deutlich eingeschränkt ▪ (Das Bewegungsmuster der PPIVMs bestätigt die aktiven Bewegungen)
Konklusion: Einschränkung in Verschlussrichtung C4–5 nach rechts	
PAIVMs (Passive akzessorische intervertebrale Bewegungen)	Unilaterale PA rechts C 4–5 sehr eingeschränkt durch lokalen Schmerz (PAIVMs bestätigen PPIVMs)
Konklusion: Die Befunde der Funktionsuntersuchung bestätigen die Hypothese einer mechanischen hypomobilen Gelenkdysfunktion in der mittleren HWS.	

3.5 Behandlung und Management

Durch das Sammeln von weiteren Informationen sollte die erste Hypothese bekräftigt, bestätigt, modifiziert oder ersetzt werden (Tab. 3.2). Je nach Resultat wird eine erste Behandlungsstrategie entwickelt. Nach Maitland ist die Hypothese erst dann geprüft, wenn sich nach einer korrekten Behandlung die meist vergleichbaren Bewegungen beim Wiederbefund (Methode) klinisch relevant verändert haben. Eine weitere Bestätigung würde der Patient beschreiben, wenn er bei der nächsten Behandlung angibt, dass er in seinen Alltagsbewegungen eine Verbesserung verspürt hat. Diese Vorgehensweise entspricht dem Prinzip, die Aktivitäten und die Teilhabe des Patienten im psychosozialen Umfeld zu fördern.

Das Resultat des Wiederbefundes nach der ersten Behandlung beeinflusst die kontinuierlichen Untersuchungen und Beurteilungen der Bewegungsstörung der folgenden Behandlungen. (Prinzip: Das klinische Erscheinungsbild des Patienten schwerpunktmäßig berücksichtigen.)

3.5.1 Behandlungsplan

Im Behandlungsplan (Tab. 3.3) müssen alle biopsychosozialen Aspekte des Patientenproblems integriert werden (Prinzip).

Wie bereits erwähnt beschränken wir uns in diesem Kapitel auf die gelenkzentrierten Mobilisationen. Werden biopsychosoziale Aspekte wie Angstvermeidungsverhalten, allgemeine Inaktivität, falsche medizinische Vorstellungen über das Problem festgestellt, treten allgemeine Behandlungsaspekte in den Vordergrund, während die passiven Gelenkmobilisationen zu Beginn hintanstehen. So kann eine Behandlungsserie auch mit Informationen und Erklärungen beginnen, um den Patienten zu beru-

Erst wenn der Wiederbefund Besserungen zeigt, ist die Hypothese endgültig bestätigt.

Tab. 3.3 Behandlungsplan und Management

Teile des Behandlungsplans	Beispiele
Allgemeine Behandlungsaspekte	▪ Erklärungen ▪ Weitere nötige diagnostische Abklärungen ▪ Rückverweisung zum Arzt ▪ Haltungsinstruktionen ▪ Ergonomische Aufklärungen etc.
Muskuläre Rehabilitation	▪ Wiederherstellung des muskulären Gleichgewichts ▪ Kräftigung ▪ Ausdauer ▪ Koordination, Geschicklichkeit
Gelenkmobilisationen	▪ Symptomatisches Gelenk ▪ Prädisponierende Gelenke ▪ Direkte Techniken ▪ Indirekte Techniken
Neurodynamische Mobilisationen	▪ Indirekte neurale Mobilisation ▪ Gelenkmobilisation in neuraler Vorspannung ▪ Direkte neurale Mobilisation
Selfmanagementstrategien	▪ Vom Patienten erlernte Techniken/Übungen und Verhaltensweisen ▪ „Hilfe zur Selbsthilfe"

Wissen fördert Selbstständigkeit und Selbstmanagement des Patienten.

higen, um ihm die Angst vor Bewegung zu nehmen und ihm vielleicht erste einfache Übungen zu zeigen, die er allein ohne Schmerzen ausführen kann. Für den Patienten gilt: Wissen ist Macht. Je besser er das Problem seines Bewegungssystems versteht und wie die Schmerzen zustande kommen, desto besser wird er mit seinem Problem umgehen können. (Der interessierte Leser sei an dieser Stelle auf das Buch: *Schmerzen verstehen* von *Butler* und *Moseley* (2005) hingewiesen.)

3.5.2 Gelenkmobilisationen

Bevor der Therapeut sich Gedanken macht über die Intensität der Behandlungstechniken, muss er sich entschieden haben, inwieweit es sinnvoll ist, die Symptome des Patienten zu reproduzieren und wie weit die Behandlung in den Widerstand hinein gegen soll. Ein Teil dieser Entscheidung ist abhängig von der Analyse des Bewegungsdiagramms der am meisten betroffenen Bewegungsrichtung.

Zeigt das Bewegungsdiagramm eine schmerzdominante Situation (Abb. 3.9), bewegt der Therapeut nicht über den ersten Widerstand hinaus, da die Behandlung keine Schmerzen verursachen soll. Der Patient würde in einer bequemen, möglichst schmerzfreien Stellung gelagert und der Therapeut würde oszillierende Mobilisationen im Grad I oder II ohne Schmerzen ausführen.

Maitland mobilisiert in der Regel mit oszillierenden Techniken. Wie bereits im Kapitel 2.5.4 beschrieben, können die Mobilisationen in unterschiedlicher Bewegungsabschnitten ausgeführt werden. Nochmals zur Erinnerung die Einteilung der Mobilisationen in vier Grade (Abb. 3.10).

Zeigt das Bewegungsdiagramm eine widerstandsdominante Situation, muss die Behandlung über das erste Auftreten des Widerstands hinausgehen. Ist die Intensität des Schmerzes am Limit nur gering, würde man diesen Schmerz in der Behandlung bei jeder Oszillation auslösen (Grade III und IV). Ist der Schmerz hingegen sehr intensiv, soll er durch die Behandlung nicht ausgelöst werden (Grade III- - und IV--).

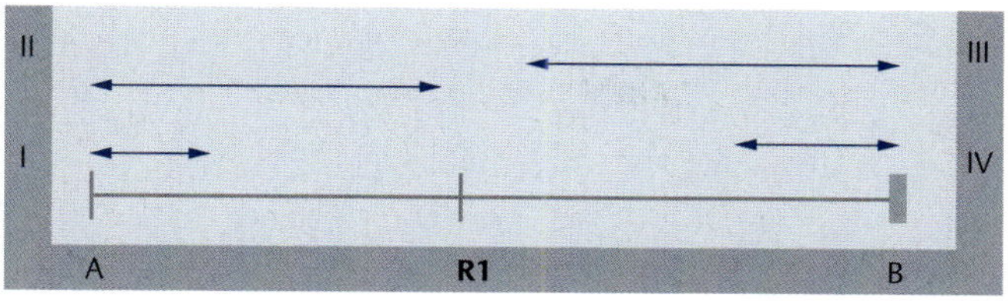

Abb. 3.10 Bewegungsgrade.

Was die Behandlungstechniken selbst betrifft, kann unterschieden werden zwischen sogenannten direkten und indirekten Techniken:

- Bei den direkten Techniken sind die mobilisierenden Finger bzw. der Daumen des Therapeuten in direktem Kontakt mit der Region, wo die Mobilisation stattfinden soll. (z. B. PAIVMs).
- Bei den indirekten Techniken besteht kein direkter Kontakt zu der Region.

Ein Beispiel für eine indirekte Technik ist die Behandlungstechnik Lateralflexion in der HWS (Abb. 3.11a–b). Der Patient liegt auf der linken Seite der Bank in Rückenlage, mit dem Kopf über dem Bankende. Der rechte Unterarm des Therapeuten hält den Kopf des Patienten, der Ellbogen ist hinter dem Ohr des Patienten. Der proximale Teil des Zeigefingers des Therapeuten befindet sich posterolateral an der Massa lateralis auf dem zu mobilisierenden Segment. Das Segment wird in die Mittelposition zwischen Flexion und Extension eingestellt. Nun verschiebt der Therapeut den Kopf des Patienten leicht nach rechts, während er gleichzeitig eine Lateralflexion nach links auf dem gewünschten Niveau ausführt.

Der Therapeut sollte sich nicht nur auf die Behandlung des symptomatischen Gelenks konzentrieren. Meistens bestehen Dysfunktionen in benachbarten Gelenken, die die Störung unterhalten. Befunde in benachbarten Gelenken müssen sukzessive in die Behandlung integriert werden.

Dysfunktionen benachbarter Gelenke werden systematisch in die Behandlung integriert.

Fallbeispiel

Zu Beginn behandelt der Therapeut den Patienten mit unilateralen PA Mobilisationen rechts von C4–C6 im Grad III- ohne Schmerz. Da sich dadurch die aktiven Bewegungen nicht verbessern, passt er diese Technik an durch eine Progression zu Grad III. Beim Behandeln entsteht ein leichter lokaler Schmerz im Rhythmus der Mobilisation.

Bei den weiteren Behandlungen wendet der Therapeut die Behandlungstechnik Lateralflexion nach rechts an. Zuerst führt er die Technik in der Mittelposition von Flexion-Extension durch, später zur Progression in leichter Extension.

Die detaillierte Untersuchung der BWS in der dritten Behandlungssitzung zeigt eine asymptoma-

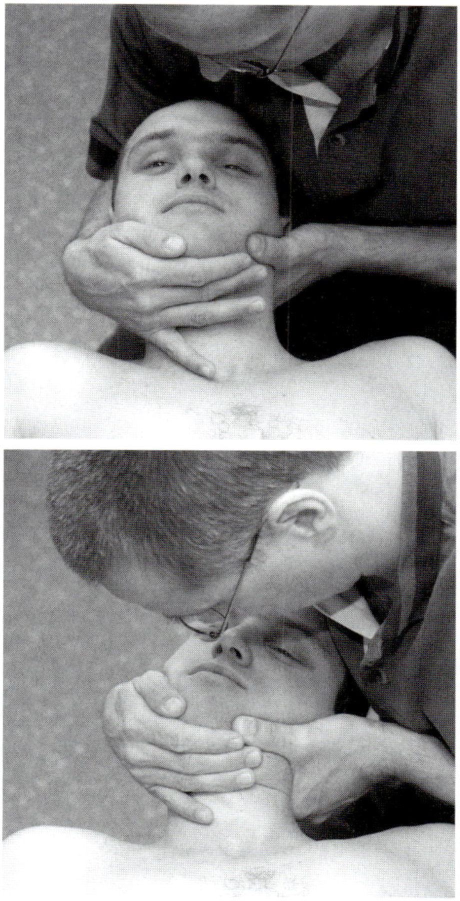

Abb. 3.11 Lateralflexion nach links.

tische Steifigkeit. Durch die Mobilisation der BWS beeinflusst der Therapeut diesen beitragenden Faktor. Außer den Instruktionen für Automobilisationen erhielt der Patient auch ergonomische Hinweise zum Verhalten an seinem PC-Arbeitsplatz.

3.5.3 Aktivitäten

Zusammenhänge zwischen ungünstigen Aktivitäten und verminderten Funktionen (Gelenkdysfunktionen) analysieren.

Abschließend noch ein Hinweis: Viele Patienten weisen in ihrem Alltag ungünstige Haltungs- und Bewegungsmuster oder einfach ungünstige Angewohnheiten auf (siehe Kapitel 3.3.3). Diese Verhaltensmuster können die wichtigen beitragenden Faktoren eines Problems sein. Ein wichtiger Aspekt im Clinical-Reasoning-Prozess ist es herauszufinden, was der Patient im Alltag tut, warum das Problem überhaupt entstanden ist oder warum es weiter unterhalten wird. Hier einige typische Beispiele:

- Durch „Bauchschlafen" oder ein falsches Kissen ist die Stellung der HWS ungünstig.
- Falsche Höhe des Arbeitsplatzes bei sogenannten Sitzriesen: Das sind Patienten, die durch einen langen Oberkörper im Sitzen besonders groß sind.
- Das Einklemmen des Telefonhörers durch die HWS und den Schultergürtel führt zu Beschwerden.
- Patientinnen, die durch das Tragen einer Handtasche über die Schulter über Jahre eine asymmetrische Haltung einnehmen und durch das Hochziehen der Schulter die Tasche fixieren.
- Junge Mütter, die ihre Kinder immer auf der gleichen Seite tragen und dazu die Hüfte benutzen.
- Frauen, die durch das Tragen von hohen Absätzen eine ständige Extensionstendenz in der LWS produzieren.
- Das Ziehen eines Rollkoffers oder eines Golfwagens, das die LWS in ein Art „Verschlussstellung" bringt.
- Die falsch angepasste Höhe oder Form des Fahrradlenkers können durch übermäßige Extension in der oberen HWS z. B. Kopfschmerzen auslösen.

Diese Beispiele sollen als Ideen dienen, um das individuelle Bewegungsverhalten jedes Patienten zu analysieren und um vielleicht mit einem gezielten Tipp eine enorme Verbesserung zu erzielen. Solche Tipps können oft viel mehr bringen als komplizierte manuelle Techniken.

Zusammenfassung

Kapitel 3 stellt die Methode des hypothesengesteuerten Vorgehens (Clinical Reasoning) in der Praxis vor. Mittels der Technik der subjektiven Befragung identifizieren Manualtherapeuten, die nach dem Maitland-Konzept arbeiten, das Hauptproblem ihres Patienten und das Verhalten seiner Symptome. Mögliche Kontraindikationen und notwendige Vorsichtsmaßnahmen für die Untersuchung und Behandlung ermitteln sie durch spezielle Fragen. Auch die Vorgeschichte kann wichtige Hinweise für eine erste Hypothese enthalten. Dabei strukturieren die Hypothesenkategorien und die Dokumentationstechnik der Körpertabelle das Bilden der ersten Hypothese und die Dokumentation. Ziel der Funktionsuntersuchung (Methode) ist, die Hypothese durch die Reproduktion der Symptome zu prüfen. Um möglichst wenig Stress auf die Körperstrukturen auszuüben, sind eine sorgfältige Planung (Methode) der Funktionsuntersuchung und die richtige Einschätzung des Problems notwendig. Bestandteile der Funktionsuntersuchung sind folgende Techniken: Inspektion, funktionelle Demonstration, aktive Bewegungen, „Wenn-notwendig-Tests", neurologische und neurodynamische Untersuchung sowie die passiven Bewegungen (PPIVM und PAIVM).

Für die Behandlung und das Management ist das Erarbeiten eines Behandlungsplans notwendig. Je nach Untersuchungsergebnis steht die muskuläre Rehabilitation, Gelenkmobilisation, neurodynamische Mobilisation zunächst im Vordergrund. Durch Selfmanagementstrategien, das Eingehen auf allgemeine Behandlungsaspekte (notwendige Informationen etc.) übernehmen die Patienten zunehmend Eigenverantwortung im Umgang mit Dysfunktionen (Prinzip).

Literatur

Bragard K. Die Nervendehnung als diagnostisches Prinzip ergibt eine Reihe neuer Nervenphänomene. Münchener Medizinische Wochenschrift. 1929; 76: 1999–2003.

Breig A. Adverse mechanical tension in the central nervous system. Stockholm: Almqvist and Wiksell; 1978.

Butler D, Moseley GL. Explain pain. Adelaide: NOI Group Publications; 2003.

Butler D, Mosley GL. Schmerzen verstehen. Heidelberg: Springer; 2005.

Butler D. Mobilisation of the nervous system. Melbourne: Churchill Livingstone; 1991.

Christensen N, Jones M, Edwards I. Clinical reasoning in the diagnosis and management of spinal pain. In: Boyling JD, Jull GA, eds. Grieves modern manual therapy. The vertebral column. Edinburgh: Churchill Livingstone; 2004.

Dwyer A, Aprill C, Bogduk N. Cervical zygapophyseal joint pain patterns. In: A study in normal volunteers. Spine. 1990; 15: 453–457.

Edwards BC. Examination of the high cervical spine using combined movements. In: Boyling JD, Palastanga N, eds. Grieves modern manual therapy. 2nd edition. Edinburgh: Churchill Livingstone; 1994.

Elvey R. Brachial plexus tension tests and the pathoanatomical origin of arm pain. In: Idczak R, ed. Apects of manipulative therapy. Melbourne: Lincoln Institute of Health Sciences; 1979.

Gifford L. Tissue and input related mechanisms. In: Gifford L, ed. Topical issues in pain, Whiplash: science and management. Falmouth: NOI press; 1998.

Gifford L. Topical issues in pain 4. CNS press, Ltd. Kestrel; 2002.

Groen GJ, Balget B, Drukker J. The innervation of the spinal dura mater: anatomy and clinical considerations: Acta Neurochirurgica. 1988; 92: 39–46.

Hafner C. The information we give may be detrimental. In: Gifford L, ed. Topical issues in pain 4. CNS press Ltd, Kestrell, 2002, pp101–118.

Hromada J. On the nerve supply of the connective tissue of some peripheral nervous system components. Acta Anatomica. 1963; 55: 343–351.

IMTA-homepage 2005 www.imta.ch. Abgerufen am: 15.3.2007.

Jones MA. Clinical reasoning in manual therapy. Physical therapy. 1992; 72: 875–883.

Jull G, Bogduk N, Marsland A. The accuracy of manual diagnosis for cervical zygapophysial joint pain syndromes. The medical journal of Australia. 1988;148:233–236.

Jull G, Treleaven J, Versace G. Manual examination: Is pain provocation a major cue for spinal dysfunction? Australian Physiotherapy. 1994; 40(3): 159–165.

Jull G, Zito G, Trott P, Potter H, Shirley D, Richardson C. Inter-examiner reliability to detect painful upper cervical joint dysfunction. Australian Physiotherapy. 1997; 43(2): 125–129.

Lundborg G. Nerve injury and repair. Edinburgh: Churchill Livingstone; 1988.

Maitland GD, Hengeveld E, Banks K, English K. Maitland's Vertebral manipulation. 6th edition. Oxford: Butterworth; 2001.

Maitland GD, Hengeveld E, Banks K, English K. Maitland's Vertebral manipulation. 7th edition. London: Elsevier Health Sciences; 2005.

Maitland GD. Negative disc exploration: positive canal signs. Australian Journal of Physiotherapy. 1979; 15(3): 129–133.

Maitland GD. Vertebral manipulation. 5th edition. London: Butterworth; 1986.

Sahrmann SA. Diagnosis and treatment of movement impairment syndromes. Mosby USA. 2002.

Shacklock M. Neurodynamics. Physiotherapy. 1995; 81: 9–16.

Sunderland S. Nerves and nerve injuries. 2nd edition. Edinburgh: Churchill Livingstone; 1978.

Westerhuis P. Zervikogener Kopfschmerz: Perspektive eines Klinikers. In: von Piekartz H, Hrsg. Kraniofaziale Dysfunktionen und Schmerzen. Stuttgart: Thieme; 2001.

Kapitel 4

Kapitel 4

Bedeutung des Konzeptes aus gesundheitswissenschaftlicher Perspektive

Veronika Schöb Mezzanotte

Einführung

Kapitel 4 verknüpft das Maitland-Konzept mit der gesundheitswissenschaftlichen Perspektive, indem es drei zeitgemäße Modelle (biopsychosoziales Modell nach Engel, Antonovskys Salutogenese und die patientenzentrierte Medizin) vorstellt. Vorab sind einige generelle Gedanken zum Thema „Gesundheit" unerlässlich. Im Weiteren geht das Kapitel auf die Internationale Klassifikation der Funktionsfähigkeit, Behinderung und Gesundheit (ICF) der Weltgesundheitsorganisation (WHO) ein. Dabei ist der „Link" zu den Prinzipien des Maitland-Konzeptes von besonderem Interesse. Bereits in den Anfangszeiten integrierte G.D. Maitland intuitiv viele Aspekte heute wichtiger Prinzipien. Später untermauerten Lehrpersonen in den Kursen das Maitland-Konzept zunehmend mit wissenschaftlichen Erkenntnissen. Da das Konzept sehr offen ist, lassen sich neue Erkenntnisse leicht integrieren. Der Schluss des Kapitels zeigt Elemente zur Weiterentwicklung des Konzeptes aus gesundheitswissenschaftlicher Perspektive auf.

4.1 Was ist Gesundheit?

Dieser Abschnitt präsentiert verschiedene Definitionen des Begriffs Gesundheit, um abschließend eine Definition für dieses Kapitel festzulegen. Definitionen sind naturgemäß kulturell geprägt und im Kontext der aktuellen Gesellschaftsstruktur zu sehen. Aus diesem Grund ist es nicht erstaunlich, dass sich Definitionen im Laufe der Zeit verändern, wenn die Gesellschaft und ihre Wertvorstellungen sich ändern.

Die wohl bekannteste Definition der Gesundheit, die häufig in der medizinischen Literatur zu finden ist, ist die der Weltgesundheitsorganisation WHO. Sie definiert Gesundheit wie folgt: „*Gesundheit ist ein Zustand des völligen körperlichen, psychischen und sozialen Wohlbefindens und nicht nur das Freisein von Krankheit oder Gebrechen*" (WHO 2006, o.S.). Diese Definition zeigt auf, dass psychische und soziale Aspekte einen ebenso wichtigen Stellenwert wie das körperliche Wohlbefinden haben. Dieser Gedanken wird beim Besprechen von Engels biopsychosozialem Modell nochmals aufgenommen. Ein Problem der WHO-Definition sind die Formulierungen „völligen" und „Freisein". Canguilhem (2003) beschreibt den Krankheits- und Gesundheitszustand als ein Kontinuum. Seiner Meinung nach ist es nicht einfach zu unterscheiden, was als „gesund" angesehen werden kann und was als „krank" zu bezeichnen ist. Die Grenze zwischen „normal" und „pathologisch" ist schwierig zu bestimmen, da diese Grenze individuell und von Tag zu Tag unterschiedlich empfunden werden kann. Zusammenfassend kann gesagt werden, dass nach der Definition der WHO das Wohlbefinden nicht nur eine körperliche Dimension hat, sondern auch eine psychische und soziale Dimension. Diese Definition wird jedoch der dynamischen Natur des Wohlbefindens nicht gerecht.

Bircher und Wehkamp (2006) entwickeln in ihrem Buch die Definition der Gesundheit weiter. Ihre Definition der Gesundheit lautet: „*Gesundheit ist ein dynamischer Zustand von Wohlbefinden, bestehend aus psychosozialem Potenzial, das genügt, um alters- und kulturspezifische Ansprüche des Lebens in Eigenverantwortung zu befriedigen. Krankheit ist der Zustand, bei dem das Potenzial diesen Ansprüchen nicht genügt*" (S. 53). Der dynamische Zustand von Wohlbefinden kommt in dieser Definition ganz klar zum Ausdruck. Zudem wird auch hervorgehoben, dass das Potenzial den Ansprüchen genügen muss, um sich gesund zu fühlen. Die Autoren sehen einen Unterschied zwischen biologisch gegebenem

Potenzial (genetisch bestimmt) und dem persönlich erworbenen Potenzial (während des gesamten Lebens angeeignet). Der Verlust des biologisch gegebenen Potenzials kann mit dem persönlich erworbenen Potenzial zum Teil kompensiert werden. In dieser Definition ist Wohlbefinden eine Kombination aus psychosozialen und körperlichen Aspekten. Für die Autoren ist der Einfluss des Kontextes nicht außer Acht zu lassen.
Für dieses Kapitel wird die Definition von Bircher und Wehkamp (2006) weiterverwendet, da sie die Möglichkeit bietet, die verschiedenen Modelle (biopsychoziales Modell, Salutogenese) zu integrieren, die in diesem Kapitel vorgestellt werden.

4.1.1 Biopsychosoziales Modell

In diesem Abschnitt wird das biopsychosoziale Modell vorgestellt, das als eine Reaktion der Unzufriedenheit mit dem biomedizinischen Modell zu verstehen ist. Zu Beginn werden die Geschichte von George Engel und seine Ideen erläutert, um sie anschließend mit der Physiotherapie zu „verlinken".

Maitland-Konzept

Engel (1977) übte in einem Artikel harsche Kritik am biomedizinischen Modell, das Krankheit auf messbare biologische Parameter reduziert. Er hielt es für nötig, ein neues medizinisches Modell zu vertreten, das mehrere Überzeugungen beinhaltet. Dieses Modell erläutern die folgenden sechs Punkte, wobei jeweils der Bezug zur physiotherapeutischen Arbeit nach dem Maitland-Konzept vorgeschlagen wird:

- *Individuelles Krankheitserleben entspricht nicht immer der biologischen Diagnose*:
  Übersetzt für die physiotherapeutische Arbeit bedeutet das, dass nicht jeder Patient mit einer Diskushernie diese Krankheit auf gleiche Weise erlebt, da der individuelle Kontext und die Ansprüche an das Leben ganz unterschiedlich sein können.
- *Um eine Korrelation zwischen biochemischen und klinischen Daten herstellen zu können, müssen Verhaltens- und psychosoziale Daten mit einem wissenschaftlichen, rationellen Ansatz erfasst werden*:
  Um Informationen über den psychischen und sozialen Zustand unserer Patienten zu sammeln, muss dies mit derselben Systematik geschehen wie z. B. das Untersuchen der Gelenke und der neuralen Strukturen. Validierte Instrumente sind z. B. die visuelle Analogskala (VAS), um Schmerzempfindungen zu quantifizieren, oder der SF-36, ein Fragebogen, der die Lebensqualität erfasst.
- *Krankheitsentwicklung muss im Zusammenhang mit den Anforderungen an die Person und ihren psychosozialen Faktoren gesehen werden*:
  Die Geschichte und die Prognose müssen mit den systematisch gesammelten psychosozialen Daten ergänzt werden, um den Patienten richtig einschätzen und die individuelle Krankheitsentwicklung erklären zu können.
- *Psychologische und soziale Faktoren sind wichtig, da sie beeinflussen, ob und wann der Patient sich krank zu fühlen beginnt*:
  Da die Gesundheit ein dynamischer Zustand ist, müssen alle möglicherweise mitbeteiligten Faktoren systematisch evaluiert werden (physische, psychologische und soziale Einflüsse), da nicht nur physische Probleme den Patienten krank machen.
- *Biochemische Behandlung bringt nicht immer Genesung, da andere Faktoren eine wichtige Rolle spielen*:
  Auch wenn z. B. Bewegungsdysfunktionen behoben sind, bedeutet das nicht, dass der Patient sich wieder gesund fühlt. Vielleicht haben psychologische und soziale Faktoren einen bedeutsamen Einfluss, sodass der Patient nicht genesen kann.

Box 1

George Engel (1913–1999): Er wird als „Erfinder" des biopsychosozialen Modells angesehen. Als Internist und Psychoanalytiker hat er die Beziehung Körper-Geist aus verschiedenen Blickwinkeln betrachtet. Er analysierte somatische Krankheiten, erkannte die Wichtigkeit der Persönlichkeitsentwicklung und war überzeugt, dass Lebenssituationen die Gesundheit beeinflussen (Shorter 2005). Für Engel (1997) war es äußerst wichtig, das Patienteninterview nicht nur als menschliche Begegnung anzusehen, sondern als unerlässliches und rigoroses Instrument, um die Patienten zu verstehen und die Symptome und Zeichen zu erklären.

- *Sogar im Hinblick auf eine richtige biochemische Behandlung hat die Beziehung zwischen Patient und Arzt einen wichtigen Einfluss auf ein positives Resultat*:
  Der Einfluss der Interaktion zwischen Physiotherapeutin und Patient trägt zum Erfolg oder Misserfolg der Behandlung bei. Wenn eine Behandlungstechnik richtig ausgewählt wurde, die therapeutische Beziehung jedoch nicht adäquat ist, kann sich dies negativ auf das Resultat der Behandlung auswirken.

Diese 6 Punkte werden im Maitland-Konzept aufgegriffen. Der Anamnese wird eine besondere Wichtigkeit in Bezug auf die funktionelle Beeinträchtigung und das individuelle Krankheitserleben des Patienten oder der Patientin beigemessen. Für Maitland stand die Kommunikation zudem immer an erster Stelle und die Systematik in der gesamten Behandlung hat von jeher einen großen Stellenwert. In der neuesten Edition von *Maitland's peripheral manipulation* (Hengeveld u. Banks 2005) wird ein ganzes Kapitel der Kommunikation und der therapeutischen Beziehung gewidmet.

Biopsychosoziales versus biomedizinisches Modell

Engel nannte dieses neue Modell das *biopsychosoziale Modell*. Dies steht im Gegensatz zum biomedizinischen Paradigma, dem die analytische Methode der klassischen Naturwissenschaften zugrunde liegt (Vannotti 2002). Das biomedizinische Paradigma basiert auf einem reduktionistischen Ansatz, der die Realität in kleine Teile zerlegt, um sie analysieren zu können. Dem biopsychosozialen Ansatz liegt jedoch die *Systemtheorie* zugrunde, die besagt, dass jede lebende Einheit ein komplexes System ist, das verschiedene Untersysteme integriert und zudem die größte Komponente desselben darstellt (Durand 1979). Ein systemischer Ansatz in der Medizin bedeutet, dass verschiedene Systeme miteinander vernetzt werden müssen. Zudem ist es wichtig, stabilisierende (fördernde) und destabilisierende (hemmende) Elemente der Umgebung in die Analyse miteinzubeziehen (Vannotti 2002).

Einen Gedanken möchte ich noch einbringen: Die Medizin hat sich in den letzten Jahrzehnten massiv verändert. Chronische Krankheiten belasten zunehmend das Gesundheitssystem und viele Krankheiten werden nicht mehr „geheilt", sondern nur noch „gelindert". Auf der Basis des biomedizinischen Ansatzes wurden und werden viele Leistungen erbracht, bei isolierten, akuten Problemen ist er durchaus vertretbar. Bei Patienten mit chronischen Krankheiten greift er aber häufig zu kurz. Vannotti und Célis-Gennart (2006) beschreiben *vier Dimensionen*, die den Krankheitsverlauf des chronischen Patienten beeinflussen können:

- Krankheitserleben,
- Antwort der Angehörigen auf die Krankheit,
- Beziehung zwischen Patient und Angehörigen von Gesundheitsberufen,
- Verhältnis des kranken Individuums und der Gesellschaft.

Die individuelle Krankheit verändert nicht nur die Beziehung zum eigenen Körper, sondern auch zum Umfeld, wie z. B. zu Familie und Gesellschaft. Vannotti und Célis-Gennart (2006) messen den Angehörigen von Gesundheitsberufen, die den Patienten betreuen, eine wichtige Rolle bei, wenn es darum geht, Krisenzeichen wahrzunehmen.

Borrell-Carriò et al. (2004) beschreiben in ihrer Literaturstudie das biopsychosoziale Modell einerseits als eine Philosophie und andererseits als klinischen Leitfaden. Ihrer Meinung nach kritisiert Engel drei Hauptrichtungen des biomedizinischen Modells:

- Engel hat die Unterscheidung zwischen „Körper als Maschine" und Lebensgeschichte sowie den Emotionen des Patienten strikt abgelehnt. Seine Sichtweise war integrativ. Mit seinen psychosomatischen Forschungsergebnissen konnte er aufzeigen, dass Angst, Wut oder Vernachlässigung physiologische Konsequenzen und Auswirkungen auf die Entwicklung haben.
- Er kritisierte die materialistische und reduktionistische Denkweise: Was auf der Zell- und Molekularebene nicht objektivierbar war, wurde ignoriert.
- Engel war der Ansicht, dass ein System nicht von innen beobachtet werden kann, ohne dass es beeinflusst wird. Der Beobachter beeinflusst das Beobachtete. Objektivität kann somit nicht gewährleistet werden. Auf diese Weise gelingt es Engel, die zwischenmenschliche Dimension (Interaktion Arzt–Patient) als legitimen Fokus für eine wissenschaftliche Untersuchung zu rechtfertigen. Physiotherapeuten sind somit auch immer Teil des Systems und mitverantwortlich für das erreichte Resultat.

Nun können wir uns fragen, warum das biopsychosoziale Modell nicht Fuß fassen konnte, wenn doch so viele Gründe dafür sprechen. Shorter (2005) liefert dazu einige Erklärungen:

- Die Legitimität von Engel und seiner Spezialisierung (Psychiatrie) wurde infrage gestellt. Die Psychiatrie war/ist ein Spezialgebiet der Medizin und die spezifischen Modelle scheinen nicht akzeptabel für die allgemeine Medizin.
- Die biomedizinische-biopsychosoziale Debatte ist auch eine Debatte der biologischen (monodisziplinären) versus klinischen Forschung (interdisziplinären) in der Medizin. Klinische Forschung ist komplexer und anspruchsvoller. Für klinische Fragestellungen sind Forscher notwendig, die bereit sind, sich mit anderen Disziplinen auseinanderzusetzen.
- Ein letzter Grund ist für Shorter (2005) die Pharmaindustrie, die den biomedizinischen Ansatz bevorzugt. Für den Fall, dass Medikamente nicht helfen, kann auf den biopsychosozialen Ansatz zurückgegriffen werden.

Verschiedene Einflüsse haben also verhindert, dass das biopsychosoziale Modell Fuß fassen konnte. Werden wir erst in einigen Jahrzehnten bereit sein, es anzunehmen? Dass der erste Grundstein gelegt ist, beweist dieses Kapitel. Auch in der Grundausbildung und in der Weiterbildung kommt man um dieses Modell nicht mehr herum. Es wird sich jedoch erst in einigen Jahren zeigen, welche Richtung in Zukunft eingeschlagen wird.

Maitland-Konzept

Inwiefern beeinflusst das biopsychosoziale Modell die Arbeit nach dem Maitland-Konzept? Therapeuten, die nach dem biopsychosozialen Ansatz arbeiten, nehmen eine bestimmte *Grundhaltung* ein:

- Sie erkennen an, dass jede lebende Einheit ein komplexes System ist und dass das Problem des Patienten nicht in Einzelteile zerlegt werden kann, um analysiert zu werden. Zudem ist es nie „nur" ein biologisches, psychologisches oder soziales Problem sondern alle Aspekte sind unwillkürlich miteinander und untereinander verbunden.
- Sie sind an den biografischen Erzählungen des Patienten interessiert, um zu erfahren, wie er seine Probleme erlebt, aufgrund deretwegen er die physiotherapeutische Behandlung aufsucht.
- Sie sind bereit zu akzeptieren, dass Objektivität nicht gewähleistet werden kann, da jede Physiotherapeutin auch ein Teil des Systems ist und somit einen Teil der Verantwortung für die Begegnung trägt.

Diese Grundsätze beinhalten einen gemeinsamen Nenner: In der physiotherapeutischen Untersuchung und Behandlung nach dem Maitland-Konzept ist es wichtig, wie wir die Interaktion mit dem Patienten konstruieren, wie wir ihn in die Behandlung miteinbeziehen und wie wir die Beziehung pflegen. Das Maitland-Konzept ist richtungsweisend und hat die Therapeuten-Patienten-Beziehung schon immer in den Mittelpunkt gestellt (Hengeveld u. Banks 2005).

Die Beziehung Patient und Therapeutin war schon immer ein zentraler Aspekt in der Arbeit nach dem Maitland-Konzept.

Fazit

Zum Abschluss kommen wir wieder auf die zu Beginn ausgewählte Definition von Gesundheit zurück. Es ist festzustellen, dass das biopsychosoziale Modell in der Definition integriert ist, und zwar im psychosozialen Potenzial, das bestimmt, ob wir im Gleichgewicht sind. Hervorgehoben ist der Aspekt, der im Zusammenhang mit Engels Modell zu sehen ist: *„Gesundheit ist ein dynamischer Zustand von Wohlbefinden, bestehend aus einem psychosozialen Potenzial, das genügt, um alters- und kulturspezifische Ansprüche des Lebens in Eigenverantwortung zu befriedigen"* (Bircher u. Wehkamp 2006, S. 53).

Im nächsten Abschnitt wird die Salutogenese von Antonovsky präsentiert. Dieses Konzept trägt zur weiteren Erklärung der Definition von Gesundheit (Bircher u. Wehkamp 2006) bei.

4.1.2 Salutogenese

Die Salutogenese wurde von Aaron Antonovsky (1923–1994) entwickelt. Der amerikanisch-israelische Medizinsoziologe übte Kritik am pathogenen und dichotomen Modell und fragte sich, wann jemand gesund bleibt (Schneider 2000): Welche Kräfte helfen dem Menschen, Gesundheit zu entwickeln (Schüffel et al. 1998)? Antonovsky (1997) hat diese gesund machenden und erhaltenden Kräfte im Begriff des *Kohärenzgefühls* (sense of coherence, SOC) beschrieben.

Antonovskys (1997) Definition lautet: „Das SOC (sense of coherence, Kohärenzgefühl) ist eine globale Orientierung, die ausdrückt, in welchem Ausmaß man ein durchdringendes, andauerndes und dennoch dynamisches Gefühl des Vertrauens hat, dass

- die Stimuli, die sich im Verlauf des Lebens aus der inneren und der äußeren Umgebung ergeben, strukturiert, vorhersehbar und erklärbar sind (*Verstehbarkeit*);
- einem die Ressourcen zur Verfügung stehen, um den Anforderungen, die diese Stimuli stellen, zu begegnen (*Handhabbarkeit*);
- diese Anforderungen Herausforderungen sind, die Anstrengung und Engagement lohnen (*Bedeutsamkeit*)“ (S. 36).

Der interessante Aspekt dieses Modells liegt darin, sich nicht auf das zu fixieren, was nicht gut ist, sondern zu überlegen, welche Ressourcen gefördert werden können (Handhabbarkeit). Es ist im Sinne der Salutogenese, das Verständnis über Mechanismen zu fördern, damit die Person motiviert ist, sich den Herausforderungen zu stellen (Bedeutsamkeit). Das heißt also: Je stärker das Kohärenzgefühl ist, desto erfolgreicher ist die Person, sich mit den unerlässlichen, omnipräsenten Stressoren des Lebens anzulegen, und desto näher ist sie dem Gesundheitsende des Kontinuums, wie es von Canguilhem (2003) beschrieben wird.

Obwohl Antonovskys Salutogenesemodell eine gewisse Akzeptanz in der (vor allem psychosomatischen) Medizin erreicht hat, gibt es auch Kritiker. Bei den Kritikpunkten handelt es sich um philosophische (Schneider 2000) und soziologische Aspekte (Geyer 2000). Weitere Details würden den Rahmen dieses Buches sprengen.

Maitland-Konzept

Für Maitland-Theapeuten ergeben sich aufgrund des Salutogenesemodells folgende Fragen:

- *Verstehbarkeit*: Versteht der Patient, was ihm passiert ist, und wie erklärt er es sich? Welche Informationen liegen dazu vor?
- *Handhabbarkeit*: Welche Strategien hat der Patient und welche Ressourcen stehen ihm zur Verfügung, wenn es darum geht, Hindernisse zu überwinden?
- *Bedeutsamkeit*: Welche Einstellung hat der Patient gegenüber den zu überwindenden Problemen? Was ist dazu bereits bekannt?

Im Maitland-Konzept werden die *Copingmechanismen* in der Anamnese aufgenommen (Hengeveld u. Banks 2005), z. B. wenn die Therapeutin nach dem Verhalten der Symptome fragt oder wenn der Patient seine Geschichte erzählt (siehe Kapitel 3.2.2, 3.2.4). In der Phase der Hypothesenbildung werden in den beitragenden Faktoren das Krankheitserleben und der psychosoziale Kontext (Ressourcen) explizit präsentiert. Die Offenheit des Konzeptes ermöglicht das Erfahren der individuellen Aspekte der Gesundheit/Abwesenheit der Gesundheit im weiteren Sinn.

Fazit

Beide Ansätze, die Salutogenese und das biopsychosoziale Modell, finden sich in der Definition von Gesundheit nach Bircher und Wehkamp (2006) wieder:

„Gesundheit ist ein dynamischer Zustand von Wohlbefinden, bestehend aus psychosozialen Potenzial, das genügt, um alters- und kulturspezifische Ansprüche des Lebens in Eigenverantwortung zu befriedigen“ (S. 53).

Die Definition beinhaltet den dynamischen Zustand von Wohlbefinden sowie die verschiedenen Aspekte, die jemanden krank machen können. Die Salutogenese bringt klar die Idee der Eigenverantwortung zum Ausdruck. Welche Strategien entwickelt werden können, um die momentane Situation zu meistern, ist der zentrale Punkt dieses Modells. Es ist jedoch interessant zu bemerken, dass es Dutzende von Jahren gebraucht hat, damit die Ideen von Engel und Antonovsky langsam „durchsickern“ konnten. Die Ursachen für diese langsame Entwicklung sind multifaktoriell, haben aber sicher mit der Gesellschaftsentwicklung sowie den Veränderungen im Gesundheitswesen (z. B. Rationalisierungsdruck) zu tun. Wie schon beim vorigen Abschnitt angedeutet haben sicher auch die Forschung und Spezialisierung der Medizin zur verzögerten Akzeptanz der humanistischen Modelle beigetragen.

Im nächsten Abschnitt wird eine Weiterentwicklung des biopsychosozialen Modells präsentiert, die in der Literatur häufig als patientenzentrierte Medizin beschrieben ist.

4.1.3 Patientenzentrierter Ansatz

Die Literatur propagiert häufig die patientenzentrierte Medizin. Stewart et al. (1995) beschreiben sechs Komponenten, die den Ansatz ausmachen:

- Erforschen der Krankheit (Anamnese, Untersuchung, verschiedene Tests) und des Krankheitserlebens (Gefühle, Ideen, Erwartungen),
- Verstehen der ganzen Person (Kontext),
- gemeinsame Entscheidungen finden (bezüglich Problemen, Zielen und Rollen),
- Prävention und Gesundheitsförderung,
- realistisch sein,
- Verbesserung bzw. Maximierung der Patienten-Arzt-Beziehung.

Eines der Hauptprobleme des Ansatzes ist jedoch die mangelnde Konzeptualisierung. Einige Autoren versuchen, dem patientenzentrierten Ansatz auf den Grund zu gehen und ihn konzeptuell zu untermauern (Lewin et al. 2001, Mead u. Bower 2000). Es wird hier nicht im Detail auf diese Debatte eingegangen. Es ist jedoch darauf hinzuweisen, dass mehr empirische Evidenz für die patientenzentrierte Medizin notwendig ist, um den normativen Ansatz zu rechtfertigen (Heritage u. Maynard 2006).

Maitland-Konzept

Die oben aufgeführten sechs Punkte greift das Maitland-Konzept auf:

- Erforschen der Krankheit und des Krankheitserlebens: Clinical Reasoning, subjektive Befragung, Funktionsuntersuchung (siehe Kapitel 3.1–3.3); Manualtherapeuten, die nach dem Maitland-Konzept arbeiten, berücksichtigen systematisch Emotionen, das Krankheitsverständnis und den Glauben des Patienten als *beitragende Faktoren* (Hypothesenkategorie, siehe Kapitel 3.1). „Dieses zentrale Element des Konzeptes, die völlige Hinwendung zum Patienten, sollte bereits zu Beginn der ersten Konsultation eingesetzt werden und während der gesamten Behandlungszeit bis zum Ende beibehalten werden“ (Maitland 1996, S. 3).
- Verstehen der ganzen Person: „Jeder Patient ist ein Individuum, eine Person, die auf unser Können angewiesen ist. Dieser Person sind wir verpflichtet. Unser Ziel ist die Förderung gegenseitigen Vertrauens, damit der Patient uns respektiert und sich uns anvertraut“ (Maitland 1996, S. 25). Aktivitäten und Partizipation haben im Maitland-Konzept ihren Platz in der Hypothesenkategorie *funktionelle Einschränkung* (siehe Kapitel 3.1).
- Gemeinsame Entscheidungen finden: z. B. das Besprechen des Hauptproblems mit der Körpertabelle (siehe Kapitel 3.2.1), Selfmanagementstrategien (siehe Kapitel 3.4.1). Das gemeinsame Besprechen von Zielen und Rollen ist ansatzweise gegeben und gehört zu den Weiterentwicklungspotenzialen des Maitland-Konzeptes (siehe Kapitel 4.3).
- Prävention und Gesundheitsförderung: Zum Behandlungsmanagement von nach dem Maitland-Konzept arbeitenden Therapeuten gehört es, gegebenenfalls notwendige diagnostische Abklärungen zu veranlassen. Sie klären Patienten über ergonomische Zusammenhänge auf und verbessern Aktivitäten, wie z. B. die Haltung im Stehen oder Sitzen am Arbeitsplatz (siehe Kapitel 3.4.1, 3.4.3).
- Realistisch sein: Das hypothesengeleitete Vorgehen (Clinical Reasoning), die ausführliche und differenzierte Funktionsuntersuchung sowie der Grundsatz, dass eine Hypothese erst bewiesen ist, wenn der Patient tatsächlich eine Verbesserung erfährt, führen dazu, dass nach dem Maitland-Konzept arbeitende Therapeuten sich konsequent an Fakten orientieren (siehe Kapitel 2.3, 3).
- Verbesserung der therapeutischen Beziehung: Das Maitland-Konzept berücksichtigt die Person des Patienten und die Kommunikation. Der reflexive Umgang mit der therapeutischen Beziehung gehört eventuell ebenfalls zu den Weiterentwicklungspotenzialen des Konzeptes, z. B. für die Therapie von Patienten mit chronischen Schmerzen (siehe Kapitel 4.3).

Langendoen (2004), ein Maitland-Instruktor, beschreibt in seinem Artikel die Applikation der patientenzentrierten Medizin anhand eines Fallbeispiels aus der physiotherapeutischen Praxis. Die Wichtigkeit des Krankheitserlebens sowie der Interaktion zwischen Physiotherapeutin und Patient hebt das Maitland-Konzept klar hervor.

Einige Komponenten des patientenzentrierten Ansatzes finden sich auch in den Standards of Practice des Weltverbandes für Physiotherapie (WCPT 1999) wieder, die besagen, dass Physiotherapie die Interaktion zwischen Physiotherapeuten,

Patienten/Klienten und deren Familie beinhaltet und dass Physiotherapeuten ihr Spezialwissen und ihre spezifischen Fähigkeiten einsetzen, um Bewegungsmöglichkeiten zu evaluieren und gemeinsame Ziele zu formulieren.

„*Physical therapy involves the interaction between physical therapist, patients or clients, families and care givers, in a process of assessing movement potential and in establishing agreed upon goals and objectives using knowledge and skills unique to physical therapists*" (WCPT 1999, o.S.).

Fazit

Wie die Diskussion zeigt, ist der patientenzentrierte Ansatz eine Weiterführung des biopsychosozialen Modells. Wenn auch sehr idealistisch, ist er dennoch interessant, da aus ethischer Sicht nichts daran auszusetzen ist (Salmon u. Young 2005) (man kann ja nicht gegen gute Kommunikation sein). Seine Bedeutung wird daher wahrscheinlich in den nächsten Jahren noch zunehmen. Es ist jedoch mehr wissenschaftlich fundierte Forschung nötig, um genau zu wissen, was gute Kommunikation ausmacht.

4.1.4 Anwendung gesundheitswissenschaftlicher Modelle im Maitland-Konzept

Dieses Kapitel illustriert das biopsychosoziale Modell und die Salutogenese anhand eines Fallbeispiels, denn Physiotherapie findet nicht auf dem Papier statt: Unsere tägliche Arbeit besteht in der Behandlung von Patienten, die unsere Praxis aufsuchen.

Vorbereiten der Anamnese

Wie bereitet sich die Physiotherapeutin auf die Anamnese vor? Es geht um Grundprinzipien, die die Arbeitsweise im systemorientierten *biopsychosozialen* Paradigma erfordert.

Fallbeispiel

Erste Informationen: Herr H.L., 41 Jahre, Polizeibeamter (50% sitzend im Büro, 50% Streifendienst im Auto) kommt in die Praxis und deklariert sein Hauptproblem wie folgt: Er kann sich nicht bücken und kann sein rechtes Bein nicht gestreckt heben. Seine Hobbys sind Radfahren, Joggen, Faustball und Schwimmen. Die medizinische Diagnose lautet: Osteochondrose L3/4, Protrusion L3/4, L4/5.

Die Physiotherapeutin interessiert es, wie Herr L. seine Arbeit mit den Beschwerden vereinbart bzw. was diese Krankheit für ihn bedeutet. Weiter ist auch zu ergründen, wie seine Familie/Arbeitskollegen auf seine Krankheit reagieren und wie diese Reaktionen sich auf ihn auswirken, wie er sie erlebt und welche Strategien er hat, sich den Herausforderungen zu stellen.

Weitere Details aus der Anamnese: Herr L. hat Schmerzen in der Lendenregion, die er als tief, stechend/ziehend beschreibt. Diese Schmerzen lösen einen weiteren Schmerz aus, der hinten strichartig ins rechte Bein bis zum Knie runterzieht und den er als tief beschreibt, „wie eine Zerrung". Im dorsalen Teil des Unterschenkels hat er einen großflächigen Schmerz, der sich wie eine Prellung anfühlt und als tief charakterisiert werden kann. Im Weiteren hat er eine taube rechte Fußsohle und ein leichtes Kribbeln auf dem rechten Fußrücken. Einen letzten Schmerzbereich beschreibt er in der vorderen Hüftgegend als brennend und oberflächlich. Der Patient empfindet alle Schmerzen als intermittierend.

Die Schmerzen lassen es momentan nicht zu, dass er seiner Arbeit als Polizist nachgeht, die sozialen Kontakte und seine Hobbys sind sehr eingeschränkt.

Welche Systeme gibt es und wie verändern sie sich?

Tab. 4.1 zeigt, wie Engels systemorientiertes Modell (1980) bezogen auf das Fallbeispiel aussehen könnte. Die Systemhierarchie (linke Spalte) bezeichnet die verschiedenen Systeme und ihre Wechselwirkungen. Die rechte Spalte beschreibt Veränderungen innerhalb des Systems.

Die medizinische Diagnose findet hauptsächlich auf der biologischen Ebene statt (strukturorientiertes Paradigma). Im Maitland-Konzept steht die strukturspezifische Diagnose nicht im Vordergrund. Zudem liegt dem Konzept zugrunde, dass kein Test absolut strukturspezifisch ist. In der Untersuchung wird nicht so sehr eine Strukturanalyse durchgeführt, sondern eine Analyse der Bewegungsrichtung. In diesem Sinne sind die Voraussetzungen positiv, um das biopsychosoziale Modell aufzunehmen, das die Beziehungen innerhalb des Systems und unter den einzelnen Elementen detailliert analysiert. Tab. 4.1 zeigt auf, dass biomedizinisch orientierte Physiotherapeuten sich nur für die Subsysteme einer Person interessieren und weniger

Tab. 4.1 Systemorientiertes Modell und Fallbeispiel

Systemhierarchie	Intrasystemische Veränderungen
Gesellschaft ↑	Kein Sport, keine Anerkennung Gesundheitssystem – wie organisiert?
Familie ↑	Arbeitet nicht, ist zu Hause Aufgaben, Verantwortung, Rolle?
Zwei-Personen-Ebene ↑	Interaktion mit Physiotherapeutin Kommunikation Engagement
Person (Erleben und Verhalten) ↑	Wie fühlt sich der Patient dabei? Ziele?
Nervensystem (*Osteochondrose, Protrusion*) ↑	Strukturelle Veränderung? Auswirkung auf Verhalten?
Organsystem (*Osteochondrose, Protrusion*) ↑	Kardiovaskuläre Aspekte der Inaktivität
Gewebe (*Osteochondrose, Protrusion*) ↑	Reversibel?
Zellen ↑	
Moleküle	

für die Makrosysteme. Engel (1980) besteht darauf, dass nichts isoliert stattfindet und dass demzufolge alle möglichen Systeme und Interaktionen systematisch untersucht werden müssen. Physiotherapeuten, die mit dem Maitland-Konzept arbeiten, können dem nur zustimmen (siehe Kapitel 3).
Physiotherapeuten sind ebenso miteinbezogen wie die Familie und der Arbeitgeber des Patienten. Engel (1980) weist darauf hin, dass der biopsychosozial orientierte Kliniker überzeugt ist, dass die die Ereignisse oberhalb der Personenebene (Makroebenen, *higher-system-level occurrences*) mit der gleichen Systematik und kritischen Distanz untersucht werden müssen wie die unterhalb liegenden Ebenen (Mikroebenen).

Fallbeispiel
Zurück zum Beispiel: Bei der Planung der physischen Untersuchung sollte darauf geachtet werden, dass sowohl Vorsichtsmaßnahmen auf der Strukturebene als auch auf der Makroebene getroffen werden. Unser Patient hat uns zu Beginn der Behandlung gesagt, dass er sein Bein nicht gestreckt heben kann. Eine Behandlung mit neurodynamischen Testen (SLR) wäre in diesem Fall nicht adäquat. Der Patient, der das Bein gestreckt nicht heben kann (aus welchen Gründen auch immer), hat Angst vor dieser Bewegung. Für die neurodynamische Untersuchung muss eine Zustimmung des Patienten eingeholt werden. Die behandelnde Physiotherapeutin plant und führt die physische Untersuchung durch. Sie weiß, dass die psychologischen Aspekte miteinbezogen werden müssen. Aufgrund ihrer Haltung respektiert sie den Patienten mit seinen Ängsten, eine adäquate therapeutische Beziehung kann aufgebaut werden.

Über welche Ressourcen verfügt der Patient?
Wenn Therapeuten Antonovskys Modell miteinbeziehen, stellen sie dem Patienten Fragen bezüglich seiner Ressourcen, die ihm zur Verfügung stehen, um mit der Krankheit umzugehen. Sie versuchen zu erfahren, welche Strategien der Patient entwickelt, um auf die Lebensherausforderung zu reagieren.

Fallbeispiel
Was das *Krankheitserleben* von Herrn L. angeht, war nicht klar herauszuspüren (und vielleicht war die Therapeutin noch nicht in der Lage, genau zuzuhören), wie es zu seinem Problem gekommen ist.

Die Probleme begannen mit einem „Knacks", die dann aber strukturell nicht nachweisbar waren, ihn jedoch sehr ängstigten.
Bezüglich seiner Strategien zum Umgang mit der *Herausforderung* fällt der Therapeutin auf, dass Herr L. zu Beginn der Behandlung sehr auf ein „medizinisches Wunder" zu hoffen schien, das ihn von allen Schmerzen befreien würde. Als er der Therapeutin zu Beginn der dritten Behandlung erzählt, dass es ihm sehr viel besser geht, ist sie sehr interessiert an den Gründen. Er hat zwar nicht die Übungen gemacht, war aber mit einigen Freunden tanzen gegangen und anscheinend hat ihm dies gutgetan. Wie reagiert die Therapeutin nun auf diese Aussage? In diesem Fall hat der Patient mit seiner 6-monatigen Geschichte im medizinischen Milieu seine Stragegien vergessen. Es gehört zu den therapeutischen Aufgaben, für diese Aspekte sensibilisiert zu sein und die Ressourcen zu erforschen, um sie dann in die Behandlung einfließen zu lassen. Nach dem Maitland-Konzept arbeitende Manualtherapeuten berücksichtigen dies z.B. bei der Hypothesenbildung. In der Hypothesenkategorie *Management und Behandlung* berücksichtigt der Punkt Selbstmanagement die Ressourcen des Patienten (Tab. 3.1).
Dieses Fallbeispiel ist ein erster Ansatz, wie das Maitland-Konzept im Hinblick auf gesundheitswissenschaftliche Konzepte gesehen werden kann. Im nächsten Kapitel wird eine Klassifikation der WHO präsentiert: die ICF. Sie fließt zunehmend in die Praxis der Physiotherapeuten ein. Mit ihrer Struktur befasst sich das folgende Kapitel.

4.2 Wie lässt sich Gesundheit klassifizieren?

Die WHO veröffentlichte im Jahr 1980 die internationale Klassifikation für *Impairments, Disabilities and Handicaps* (ICIDH), die eine lineare Sequenz von Handicaps repräsentierte. Im Jahr 1993 begann die

Tab. 4.2 Dimensionen der ICF (WHO 2005)

Dimensionen	ICF
Konzept	Konzept der funktionalen Gesundheit (Funktionsfähigkeit)
Grundmodell	Biopsychosoziales Modell der Komponenten von Gesundheit
Orientierung	Ressourcen- und defizitorientiert: Es werden Bereiche klassifiziert, in denen Behinderungen auftreten können Es können unmittelbar positive und negative Bilder der Funktionsfähigkeit erstellt werden
Behinderung	Formaler Oberbegriff zu Beeinträchtigungen der Funktionsfähigkeit unter expliziter Bezugnahme auf Kontextfaktoren
Grundlegende Aspekte	▪ Körperfunktionen und -strukturen Störungsbegriff: Schädigung (Funktions-, Strukturstörung) ▪ Aktivitäten Störungsbegriff: Beeinträchtigung der Aktivität ▪ Partizipation (Teilhabe) Störungsbegriff: Beeinträchtigung der Partizipation (Teilhabe)
Soziale Beeinträchtigung	Partizipation (Teilhabe) und deren Beeinträchtigung definiert als Wechselwirkung zwischen dem gesundheitlichen Problem (ICD) einer Person und ihren Umweltfaktoren
Umweltfaktoren	Umweltfaktoren sind integraler Bestandteil des Konzept und werden klassifiziert
Personbezogene (persönliche) Faktoren	Werden explizit erwähnt, aber nicht klassifiziert

Überarbeitung der ICIDH. Das Ziel war, ein Instrument zu kreieren, das die Gesundheit von Individuen sowie der Population messen und beschreiben kann (Üstun et al. 2003). So entstand die Internationale Klassifikation von Funktionsfähigkeit, Behinderung und Gesundheit.

4.2.1 Internationale Klassifikation von Funktionsfähigkeit, Behinderung und Gesundheit (ICF)

Die *International Classification of Functioning, Disability and Health* (ICF) wurde nach mehrjähriger Entwicklungsarbeit von der 54. Vollversammlung der WHO im Mai 2001 verabschiedet (WHO 2005) (Tab. 4.2).

Aufgabe der Klassifikation ist, eine einheitliche Sprache und einen Rahmen zur Beschreibung von Gesundheits- und mit Gesundheit zusammenhängenden Zuständen zur Verfügung zu stellen (WHO 2005, S. 9). Weitere Ziele der ICF sind die wissenschaftliche Untersuchung der Gesundheit, grenzenübergreifende und zeitliche Vergleichsmöglichkeiten von verschiedenen Aspekten der Gesundheit sowie ein systematischer Schlüssel zu Gesundheitsinformationssystemen. Während die ICD-10 (Internationale Klassifikation für Krankheiten, 10. Revision) für eine „Diagnose von Krankheiten, Gesundheitsstörungen oder anderen Gesundheitszuständen zur Verfügung" (WHO 2005, S. 10) steht, liefert die ICF Informationen bezüglich der Konsequenzen dieser Krankheiten für die betroffene Person. Die ICF ist sowohl als Forschungsinstrument zu gebrauchen als auch um klinische, ökonomische, pädagogische, gesundheitspolitische sowie sozialpolitische Bedürfnisse zu decken (Üstün et al. 2003).

Die Funktionsfähigkeit des Menschen kann als Wechselwirkung zwischen den verschiedenen Domänen gesehen werden (Abb. 4.1).

In der Physiotherapie hat die ICF sowohl in der Ausbildung, Weiterbildung als auch in der Klinik und Forschung ihren Platz, wie wir auch später in diesem Kapitel noch sehen werden. Sechs Jahre nach der Einführung hat die Klassifikation einen hohen Stellenwert erreicht (Tab. 4.3), sodass die physiotherapeutische Praxis nicht mehr ohne die ICF auskommt. Huber und Cieza (2007) präsentieren in ihrem Artikel die Wichtigkeit der ICF für die physiotherapeutische Praxis. Physiotherapeuten können die Klassifikation in folgenden Bereichen nutzen:

- Befund,
- Definition der physiotherapeutischen Diagnose,
- Bestimmen von Therapiezielen und Interventionen,
- Evaluation.

Physiotherapeuten stehen neuerdings mit den 9 Core Sets Interventionskategorien zur Verfügung für drei verschieden Kontexte (Akut-, Rehabilitations- und Langzeitkontext) für drei verschiedene Domänen der Physiotherapie:

Box 2

„*Körperfunktion* (body function): Körperfunktionen sind die physiologischen oder psychischen Funktionen von Körpersystemen. Eine Schädigung ist eine Beeinträchtigung einer Körperfunktion oder -struktur im Sinn einer wesentlichen Abweichung oder eines Verlusts.

Körperstrukturen (body structure): Körperstrukturen sind anatomische Teile des Körpers wie Organe, Gliedmaßen und ihre Bestandteile.

Schädigung (impairment): Eine Schädigung ist eine Beeinträchtigung einer Körperfunktion oder -struktur im Sinn einer wesentlichen Abweichung oder eines Verlustes.

Aktivität (activities): Eine Aktivität bezeichnet die Durchführung einer Aufgabe oder einer Tätigkeit (Aktion) durch eine Person.

Beeinträchtigung der Aktivität (limitation): Eine Beeinträchtigung der Aktivität ist eine Schwierigkeit oder die Unmöglichkeit für eine Person, die Aktivität durchzuführen.

Partizipation (Teilhabe, participation): Partizipation ist die Teilnahme oder Teilhabe einer Person in einen Lebensbereich bzw. einer Lebenssituation vor dem Hintergrund ihrer körperlichen, geistigen und seelischen Verfassung, ihrer Körperfunktionen und -strukturen, ihrer Aktivitäten und ihrer Kontextfaktoren (personenbezogene Faktoren und Umweltfaktoren).

Beeinträchtigung der Partizipation (Teilhabe, restriction): Eine Beeinträchtigung der Partizipation ist ein nach Art und Ausmaß bestehendes Problem einer Person bezüglich ihrer Teilhabe in einem Lebensbereich bzw. einer Lebenssituation.

Umweltfaktoren (environmental factors): Umweltfaktoren beziehen sich auf die physikalische, soziale und einstellungsbezogene Umwelt, in der die Menschen ihr Leben gestalten.

Personbezogene Faktoren (personal factors): Geschlecht, Alter, andere Krankheiten, Copingstil, Ausbildung, Beruf, Vorgeschichte, Charaktereigenschaften, sozialer Hintergrund" (WHO 2005, S. 16).

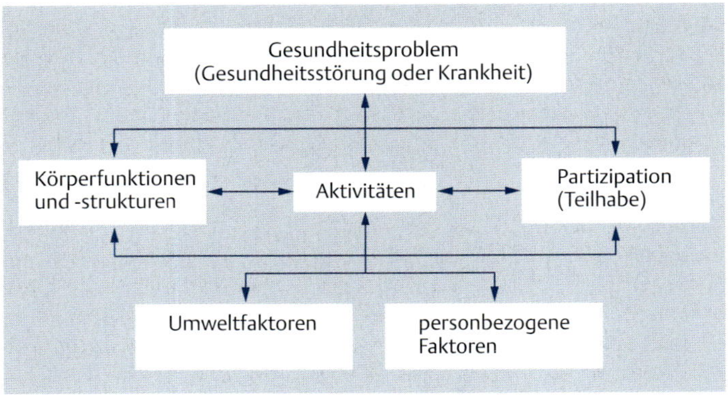

Abb. 4.1 Wechselwirkungen zwischen den Komponenten der ICF (WHO 2005).

Tab. 4.3 Unterteilung in Funktionsfähigkeit und Kontextfaktoren (WHO 2005)

	Teil 1: Funktionsfähigkeit und Behinderung		**Teil 2: Kontextfaktoren**	
Komponenten	Körperfunktionen und -strukturen	Aktivitäten und Partizipation (Teilhabe)	Umweltfaktoren	Personbezogene Faktoren
Domänen	Körperfunktionen Körperstrukturen	Lebensbereiche (Aufgaben, Handlungen)	Äußere Einflüsse auf Funktionsfähigkeit und Behinderung	Innere Einflüsse auf Funktionsfähigkeit und Behinderung
Konstrukte	Veränderung in Körperfunktion (physiologisch) Veränderung in Körperstrukturen (anatomisch)	Leistungsfähigkeit (Durchführung von Aufgaben in einer standardisierten Umwelt) Leistung (Durchführung von Aufgaben in der gegenwärtigen, tatsächlichen Umwelt)	Fördernde oder beeinträchtigende Einflüsse von Merkmalen in der materiellen, sozialen und einstellungsbezogenen Welt	Einflüsse von Merkmalen der Person
Positiver Aspekt	Funktionale und strukturelle Integrität Funktionsfähigkeit	Aktivitätenpartizipation (Teilhabe)	Positiv wirkende Faktoren	Nicht anwendbar
Negativer Aspekt	Schädigung Behinderung	Beeinträchtigung der Aktivität Beeinträchtigung der Partizipation (Teilhabe)	Negativ wirkende Faktoren (Barrieren, Hindernisse)	Nicht anwendbar

- muskuloskelettale Gesundheitsstörungen (Allet et al. 2007),
- neurologische Gesundheitsstörungen (Finger et al. 2007) und
- internistische Gesundheitsstörungen (Bürge et al. 2007).

Wie diese Klassifikation in die physiotherapeutische Praxis im Allgemeinen und im Maitland-Konzept im Speziellen integriert werden kann, ist Inhalt des nächsten Kapitels. Zudem wird die ICF mit den schon präsentierten Modellen verbunden.

4.1.1 Anwendung der ICF im Maitland-Konzept

Wie die bisherigen Kapitel gezeigt haben, hat das Maitland-Konzept schon viele der heutzutage als wichtig deklarierten Modelle integriert. Da das Maitland-Konzept sehr offen ist, gibt es kaum Widerstände bzw. Widersprüche. Abb. 4.2 visualisiert den Zusammenhang zwischen der physiotherapeutischen Arbeit und den erwähnten Modellen bzw. der Klassifikation.

Die Interaktion zwischen Klient/Patient und Physiotherapeutin steht im Mittelpunkt der physiotherapeutischen Arbeit, ist jedoch integrierter Teil des ganzen Systems. Beide Partner werden „umringt" von Personen, Institutionen und der Gesellschaft, die diese Interaktion beeinflussen. Das biopsychosoziale Modell, der patientenzentrierte Ansatz und Antonovskys Salutogenese helfen Physiotherapeuten, den Rahmen weiter zu stecken. Die ICF kann als Werkzeug gesehen werden, das uns herausfordert, die verschiedenen Aspekte zu beleuchten, und zum Ziel hat, uns eine in der Rehabilitation zunehmend präsente Sprache anzueignen. In den anderen Kapiteln dieses Buches wird Wert auf die Interaktion zwischen Patienten und Physiotherapeuten gelegt. Diese Interaktion ist grundlegend und wichtig und wird mit diesem Kapitel nicht infrage gestellt. Das Maitland-Konzept und Teile der kontemporären Physiotherapie benötigen jedoch eine Erweiterung, die diese drei Konzepte ermöglichen können.

Jones et al. (2002) beschreiben in ihrem Artikel Modelle für die Praxis eines Manualtherapeuten/einer Manualtherapeutin. Physiotherapeuten haben ihrer Meinung nach keine Wahl mehr, diese Modelle anzuwenden oder nicht, da die tägliche Arbeit mit den Patienten immer komplexe, die Ressourcen geringer und daher der Druck größer wird. Zwei der vorgestellten Modelle sind das *Mature Organism Model* nach Gifford (1998) und das *biopsychosoziale Modell* nach Main et al. (2000). Das Modell nach Main et al. integriert neben psychosozialen Einflüssen auch die Interaktion zwischen den verschiedenen Elementen wie Angst, Familien- und Arbeitseinflüsse, Depression, Frustration, sozioökonomische oder auch iatrogene Faktoren. Die Autoren betonen, dass die jeweilige Denkweise sowohl beim Patienten als auch beim Therapeuten hinterfragt werden muss und dass dies die Tore für eine konstruktive Form von Kommunikation und Kollaboration (Zusammenarbeit) öffnet.

Konstruktive Kommunikation stellt hohe Anforderungen an Patienten und Physiotherapeuten.

Main u. Watson (1999) zeigen klar die Bedeutung psychologischer Aspekte für die effektive Behandlung von Schmerzen. Depression, Angst und Frustration müssen berücksichtigt werden, Copingstrategien werden zunehmend als unerlässlich angesehen. Die Autoren schlagen vor, dass Physiotherapeuten die klinische (biomedizinische) Untersuchung in einem biopsychosozialen Rahmen durchführen sollen.

Die ICF kann eine Hilfe sein, ist jedoch auch eine Herausforderung.

Diese zwei Beispiele von in der Manualtherapie sehr respektierten Autoren verdeutlichen, dass die zu Beginn des Kapitels vorgestellten Konzepte sinnvoll für manualtherapeutische Behandlungen sind. Das

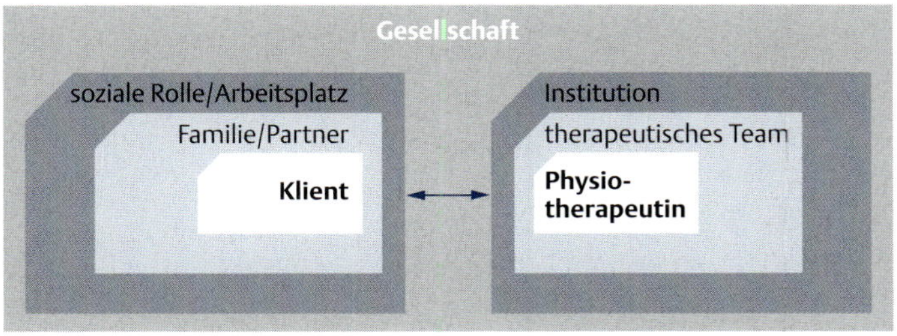

Abb. 4.2 Rahmen der physiotherapeutischen Arbeit.

Maitland-Konzept hat den richtigen Weg eingeschlagen.

Das Maitland-Konzept integriert biopsychosoziale Aspekte.

Zurück zum Fallbeispiel: Nach der Anwendung des biopsychosozialen Konzepts und der Salutogenese bleibt noch die Anwendung der ICF, die sich durch die ganze Behandlung zieht. In der Anamnese wird die ICF integriert, wenn der Patient von den Aktivitäten spricht, die ihm Mühe bereiten (siehe unten: Fallbeispiel).

Definition der Probleme mithilfe der ICF

Um die Probleme des Patienten zu definieren, kann die Therapeutin die ICF anwenden. Wie schon in der theoretischen Einleitung erwähnt helfen die verschiedenen Kategorien, die Konsequenzen des Problems für das Leben des Patienten zu erfassen. Um eine gemeinsame Sprache zu finden, müssen die Kodierungen angewendet werden. In Anlehnung an die kürzlich erarbeitete Liste mit 38 Interventionskategorien für den Akutkontext in der muskuloskelettalen Physiotherapie (Allet et al. 2007) zeigt Tab. 4.4 die jeweiligen Kategorien für die Komponenten Körperfunktion und Körperstruktur, Aktivität und Partizipation. In den Zeilen direkt darunter finden sich in detaillierter Form die Unterkategorien für Herrn L.

Die personbezogenen Faktoren, als Teil der Kontextfaktoren, sind noch nicht ausreichend genau formuliert, um sie für die Zusammenfassung des Problems zu verwenden. Zwei kürzlich publizierte Artikel machen jedoch einen ersten Versuch, diese Kontextfaktoren zu klassifizieren (Viol et al. 2006, Viol et al. 2007). Die Umweltfaktoren für Herrn L. sind aufgeführt.

Tab. 4.4 Interventionskategorien für Herrn L. (Allet et al. 2007, WHO 2005)

Körperfunktion und Körperstruktur	
b280	*Schmerz (Allet et al. 2007)*
b28013	Rückenschmerz: Empfinden eines unangenehmen Gefühls, das mögliche oder tatsächliche Schäden einer Körperstruktur anzeigt, im Rücken
b28015	Schmerz in den unteren Gliedmaßen: Empfinden eines unangenehmen Gefühls, das mögliche oder tatsächliche Schäden einer Körperstruktur anzeigt, in einem oder beiden unteren Gliedmaßen
b2803	In ein Dermatom ausstrahlender Schmerz: Empfinden eines unangenehmes Gefühls, das mögliche oder tatsächliche Schäden einer Körperstruktur anzeigt, in einem von derselben Nervenwurzel versorgten Hautareal
b710	*Funktionen der Gelenkbeweglichkeit (Allet et al. 2007)*
b7101	Beweglichkeit mehrerer Gelenke: Funktionen, die den Bewegungsumfang und die Leichtigkeit der Bewegung mehrerer Gelenke betreffen
b798	*Neuromuskuloskelettale und bewegungbezogene Funktionen* (WHO 2005), anders spezifiziert – verminderte Beweglichkeit SLR = neurale Komponente zu finden
Aktivität und Partizipation	
d410	*Eine elementare Körperposition wechseln (Allet et al. 2007)*
d4105	Sich beugen: den Rücken nach unten oder zur Seite beugen, wie beim Vorbeugen oder beim Langen nach einem Gegenstand
d415	*In einer Körperposition verbleiben (Allet et al. 2007)*
d4150	In liegender Position verbleiben: für eine erforderliche Zeit in liegender Position verbleiben (Bauchlage, Rückenlage, Seitenlage)

Tab. 4.4 Fortsetzung

Aktivität und Partizipation	
d4153	In sitzender Position verbleiben: für eine erforderliche Zeit in sitzender Position auf einer Sitzgelegenheit oder dem Boden verbleiben (10 Minuten)
d4154	In stehender Position verbleiben: für eine erforderliche Zeit in stehender Position verbleiben (10 Minuten)
510	*Sich waschen (WHO 2005)*
d5100	Körperteile waschen: zur Reinigung seiner Körperteile wie Hände, Gesicht, Füße, Haare oder Nägel, Wasser, Seife und andere Substanzen verwenden (Mühe am Morgen, nur mit geradem Rücken, steif)
520	*Seine Körperteile pflegen (WHO 2005)*
d5201	Die Zähne pflegen: sich um die Zahnpflege kümmern, wie Zähne putzen, Zahnseide verwenden etc. (siehe oben)
d850	*Bezahlte Tätigkeit (WHO 2005)*
d8502	Vollzeitbeschäftigung: Sich als Angestellter an allen Aspekten bezahlter Tätigkeit auf Vollzeitbasis beteiligen (...) die geforderten Aufgaben der Tätigkeit erfüllen, rechtzeitig bei der Arbeit erscheinen, andere Arbeitnehmer überwachen oder selbst überwacht werden sowie die geforderten Aufgaben allein oder in Gruppen erledigen
d920	*Erholung und Freizeit (WHO 2005)*
d9201	Sport: Sich an informellen oder formell organisierten Wettkampfspielen oder athletischen Ereignissen, die allein oder in der Gruppe durchgeführt werden, beteiligen, wie Bowling, Gymnastik oder Fußball
Kontextfaktoren (Umweltfaktoren)	
–	Verheiratet, keine Kinder, lebt in einer Wohnung mit Lift (Anmerkung: personbezogene Faktoren siehe Text)

Fallbeispiel
Herr L. fühlt sich morgens steif, kann nur mit geradem Rücken gehen und hat daher Mühe, sich zu waschen und die Zähne zu putzen. Er kann nur 10 Minuten stehen oder sitzen und muss sich dann wieder bewegen. Sein rechtes Bein kann er nicht gestreckt heben und er kann sich nicht bücken. Nachts erwacht er, wenn er auf dem Rücken liegt. Anschließend braucht er eine Weile, bis er wieder einschläft.

Physiotherapeutische Diagnose und weitere Therapie mit der ICF

Dank der ICF kann die Therapeutin nun eine physiotherapeutische Diagnose auf verschiedenen Ebenen definieren:

- Rückenschmerz, mit Schmerz in unteren Gliedmaßen, ausstrahlend in Dermatom,
- eingeschränkte Beweglichkeit mehrerer Gelenke sowie der neuromuskuloskelettalen Strukturen (neural),
- Aktivitätseinschränkung bei anhaltender liegender, sitzender und stehender Position sowie beim Beugen, mit Problemen bei Waschen und Zahnpflege,
- Arbeitsunfähig (Polizist), Hobbys (Joggen, Faustball, Radfahren) im Moment nicht ausführbar.

Um den *Behandlungsplan* aufzustellen, nimmt die Therapeutin die *Hypothesenkategorien* unter die Lupe. Es ist wichtig, in diesem Moment nicht wieder in ein biomedizinisches Paradigma zu wechseln und einzelne Elemente zu analysieren. Verschie-

Es ist schwierig, das biopsychosoziale Paradigma konsequent umzusetzen.

Maitland hat „die Person" in der Therapie von Anfang an berücksichtigt.

dene Kategorien können unter den vorher beschriebenen Konzepten vereinbart werden: beitragende Faktoren (neben aktivitätsbezogenen auch soziale Aspekte), Funktionsstörung und im Speziellen Krankheitserleben und Krankheitsverhalten. Diese Faktoren, die nicht biologischen, sondern psychologischen und sozialen Ursprungs sind, haben einen großen Einfluss auf die Prognose und müssen daher in jede physiotherapeutische Behandlung miteinbezogen werden.

Der *Zielfindungsprozess*, der auf die physiotherapeutische Diagnose folgt, sollte in Zusammenarbeit mit dem Patienten formuliert werden. Dies ist jedoch nicht ganz so einfach, wie dies im letzten Abschnitt dieses Kapitels noch genauer erläutert wird.

Die in diesem Kapitel vorgestellten Konzepte werden im Weiteren auch die *Behandlung* und den *Wiederbefund* beeinflussen. Das Integrieren des biopsychosozialen Ansatzes und der Salutogenese verändert die Haltung der Physiotherapeuten. Wenn die physiotherapeutische Anamnese und Untersuchung nach diesen Grundsätzen durchgeführt wird, wird sich dies unweigerlich auch auf die Behandlung auswirken. Ich werde hier nicht im Detail auf diese letzten Aspekte der physiotherapeutischen Behandlung eingehen.

Maitland-Konzept

Die Offenheit des Maitland-Konzepts erlaubt die Weiterentwicklung von G.D. Maitlands Ideen und die Integration des biopsychosozialen Modells, der Salutogenese, des patientenzentrierten Ansatzes und der ICF. Das Maitland-Konzept legt großen Wert auf die Kommunikation, auf die Sichtweise der Patienten und hinterfragt die Mechanismen, die dem Problem zugrunde liegen. Die Anamnese versucht einerseits die Ursachen des bestehenden Problems zu ergründen sowie deren Auswirkungen auf das Aktivitätsniveaus des Patienten. Die Hypothesen werden systematisch nicht nur bezüglich der physiologischen oder physiopathologischen Quellen erweitert, bestätigt oder verworfen, sondern auch im Hinblick auf die psychosozialen Aspekte und Copingmechanismen. Dies ermöglicht ein ganzheitliches Bild oder wie es Maitland selbst ausgedrückt hat: „to make the features fit" (Jones 1992, S. 879). Maitland macht von jeher eine Unterscheidung zwischen der Natur des Problems und der Natur der Person (Hengeveld u. Banks 2005, S. 166). Nach dem Maitland-Konzept arbeitende Therapeuten verstehen darunter Folgendes:

- *Natur des Problems* (nature of the disorder): die Geschichte und den Zustand der Pathologie.
- *Natur der Symptome* (nature of the patient's symptoms): funktionelle Limitierung und deren körperliche, psychologische und soziale Auswirkungen auf das Leben des Patienten.
- *Natur der Person* (nature of the person): wie der Patient auf Schmerz reagiert, und ob er ihn akzeptieren kann sowie die kulturellen, familiären und genetischen Einflüsse, die in die Behandlung miteinbezogen werden müssen.

Angesichts dieses Istzustandes ist die Frage interessant, wie sich das Maitland-Konzept weiterentwickelt. Mögliche Antworten, die auf meiner Interpretation der aktuellen Literatur basieren und keinen Anspruch auf Vollständigkeit erheben, werden im nächsten Abschnitt behandelt.

4.3 Weiterentwicklung des Maitland-Konzeptes im Hinblick auf gesundheitswissenschaftliche Aspekte

Die Grundprinzipien des Maitland-Konzeptes sind mit den in diesem Kapitel vorgestellten Konzepten leicht zu vereinbaren. G.D. Maitland legte seinerzeit viel Wert auf die Einbeziehung des Patienten in die physiotherapeutische Behandlung (Maitland et al. 2005). Dieses zentrale Element – die Kommunikation – ist für die Therapie nach dem Maitland-Konzept sehr wichtig. Der Patient ist die wichtigste Quelle für Informationen (siehe Kapitel 2.2, 3.2).

4.3.1 Miteinbeziehung und Beteiligung der Patienten

Eine Weiterentwicklung im Sinne der patientenzentrierten Kommunikation ist die Miteinbeziehung des Patienten im Erarbeiten der Ziele für die physiotherapeutische Behandlung. Praxisrichtlinien auf internationaler (WCPT 2003) und nationaler Ebene (Fisio 2007) empfehlen den kollaborativen Zielsetzungsprozess, doch scheint die Anwendung nicht ganz so einfach zu sein. Wohlin Wottrich et al. (2004) kommen in ihrer qualitativen Studie zum Schluss, dass Physiotherapeuten die Patienten gerne in den Prozess miteinbeziehen möchten, doch nicht genau wissen, wie sie dies konkret umsetzen können. Parry (2004) stellt in ihrer Studie fest, dass nur in einem kleinen Teil (8 von 74) der beobachteten Physiotherapiebehandlungen Ziele explizit angesprochen wurden. In einer anderen qualitativen Studie untersuchten Edward et al. (2004) das kollaborative Reasoning bei Physiotherapeuten. Die Autoren beschreiben zwei Dilemmas im Zusammenhang mit der Einbeziehung des Patienten in die Behandlung:

- Entweder beziehen Physiotherapeuten die Wünsche und Erwartungen der Patienten nicht genug mit ein und gewähren ihnen somit nicht das Recht zur Selbstbestimmung und Autonomie.
- Oder sie haben Angst, die Kontrolle über die Behandlung zu verlieren.

In einem kürzlich publizierten Buch über Patientenpartizipation in verschiedenen Konsultation (Collins et al. 2007) werden empirische Studien präsentiert, die der Frage nachgegangen sind, was denn effektiv in den Behandlungen passiert. Thompson et al. (2007) präsentieren in ihrem Schlusskapitel eine differenzierte Form der Beteiligung (Partizipation). Einerseits wollen und können nicht alle Patienten in gleichem Ausmaß involviert sein. Die Autoren präsentieren fünf verschiedene Stadien von Beteiligung:

- nichtinvolviert (non-involved),
- sucht Information – ist empfänglich (information-seeking/receptive),
- Informationsaustausch – Dialog (information-giving/dialogue),
- gemeinsame Entscheidungsfindung (shared decision-making),
- autonome Entscheidungsfindung (autonomous decision-making).

Anhand der verschiedenen qualitativen Studien kommen die Autoren zum Schluss, dass nicht nur die Partizipation wichtig ist, sondern dass es auch verschiedene Komponenten dazu gibt. Tab. 4.5 zeigt, wie Peräkylä und Ruusuvuori (2007) die Komponenten definieren.

Mit einer Matrix (Tab. 4.6) können sowohl die Beteiligung des Patienten als auch die verschiedenen Komponenten in der Konsultation differenziert werden (während verschiedener Behandlungsphasen). Dies scheint mir ein sehr interessanter, da differenzierter Ansatz der Patientenbeteiligung. Um diesen Ansatz in die Manualtherapie zu integrieren, wäre es wünschenswert, die Matrix in die Weiterbildung zu integrieren und sie unter Berufskollegen zu verbreiten.

Es ist nötig, weitere Studien in der Physiotherapie durchzuführen, um diese Aspekte der Kollaboration im Detail zu beleuchten und die Standards der physiotherapeutischen Praxis anzupassen. Eine Studie (in Planungsphase) hat zum Ziel, die Interaktion zwischen Physiotherapeuten und orthopädischen Patienten zu analysieren und herauszufinden, wie Ziele verhandelt werden und wie die Interaktion konstruiert wird (Schoeb 2007). Die Methode der Konversationsanalyse (conversation analysis) benutzt Videoaufnahmen von Behandlungssit-

Tab. 4.5 Komponenten der Patientenbeteiligung (Peräkylä u. Ruusuvuori 2007)

Komponenten	Beispiele
Beteiligung an der Aktion (contribution to action sequences)	Fragen und Antworten während der Konsultation
Einfluss bei der Problemdefinition (influence in problem definition)	Kann der Patient alle Bedenken äußern?
Austausch während des Denkprozesses (share in reasoning process)	Wie werden Diagnose und Behandlungsplan besprochen?
Einfluss bei der Entscheidungsfindung (influence in decision-making)	Wie wird die Entscheidung bezüglich Behandlungsmaßnahmen getroffen?
Emotionelle Reziprozität (emotional reciprocity)	Welchen Platz haben Gefühle während der Konsultation?

Tab. 4.6 Matrix zur Beteiligung des Patienten (Thompson et al. 2007)

	Patientenbeteiligung					
		Nicht-involviert	Sucht Information – ist empfänglich	Informationsaustausch – Dialog	Gemeinsame Entscheidungsfindung	Autonome Entscheidungsfindung
Komponenten	Beteiligung an der Aktion					
	Einfluss bei der Problemdefinition					
	Austausch während des Denkprozesses					
	Einfluss bei der Entscheidungsfindung					
	Emotionelle Reziprozität					

zungen und ermöglicht eine detaillierte Analyse der Interaktion (ten Have 1999).

4.3.2 Qualitative Forschung

Dies bringt mich zum zweiten Punkt der Weiterentwicklung. Die Manualtherapie (und damit auch deren Forschungspriorität) ist stark auf die Resultate der Behandlung fixiert (Outcome), was in Zeiten knapper finanzieller Mittel auch notwendig ist, und hat wenig Wert auf die systematische Analyse des Prozesses gelegt. Qualitative Studien in der Physiotherapie gewinnen zunehmend an Bedeutung, um einerseits die oben genannten Analysen durchführen zu können und um andererseits der psychosozialen Dimension gerecht zu werden. Hengeveld (2000) beweist mit ihrer Arbeit die Wichtigkeit dieser Forschungsmethode und erhält interessante Resultate, die die Arbeit der Manualtherapeuten illustrieren. Sie kommt zum Schluss, dass die interviewten Manualtherapeuten in der Schweiz das multidimensionale biopsychosoziale Bewegungsparadigma in ihrer Praxis bevorzugen. Sie weist jedoch auf mögliche Konflikte in der Teamarbeit hin, die entstehen können, wenn Teammitglieder auf der Basis verschiedener Paradigmen arbeiten. Es scheint, dass die Konzeptualisierung des multidimensionalen Paradigmas eher implizit über Jahre praktischer Erfahrung und nicht über eine fundierte Grundausbildung oder Zusatzausbildung entwickelt wurde. Die Manualtherapeuten nutzen somit ihr unbewusst vorhandenes Wissen (*tacit knowledge*), das sie wenig explizit, sondern intuitiv anwenden.

Ein weiteres Beispiel für eine qualitative Forschung ist die ethnografische Studie von Thornquist (2001a). Sie untersuchte Manualtherapeuten, Psychomotoriker und Heimphysiotherapeuten (visiting therapists) und beobachtete die nonverbale und verbale Kommunikation mithilfe von Videoaufnahmen sowie deren Auswirkung auf die Mitarbeit des Patienten. Thornquist (2001b) kommt zum Schluss, dass Manualtherapeuten eher biomechanisch orientiert sind, während die Psychomotoriker psychologisch und die Heimphysiotherapeuten mehr sozial ausgerichtet sind. Sie untersuchte im Detail, was denn in der ersten Untersuchung bei diesen drei verschiedenen Physiotherapeuten genau passiert (Thornquist 1992). Sie stellt fest,

dass der konzeptuelle Rahmen explizit gemacht werden muss, da er die Interaktion vom ersten Moment an mitprägt.
Diese Art Studien sind noch rar, können uns jedoch viel Aufschluss darüber geben, was denn effektiv während der Interaktion passiert. Um die verschiedenen Fragestellungen wissenschaftlich beantworten zu können, sind quantitative *und* qualitative Methoden angebracht.

4.3.3 ICF

Auch in Bezug auf die ICF gibt es noch Weiterentwicklungspotenzial. Die Forschungsaktivität bezüglich der ICF ist in vollem Gang. Jette (2006) ist überzeugt, dass Physiotherapeuten eine wichtige Rolle spielen, um die ICF weiterzuentwickeln. Diese Klassifikation wird in den nächsten Jahren noch verfeinert werden und eine Mitarbeit von Berufskollegen ist wünschenswert. Es gibt einige Berichte neueren Datums, die unsere Arbeit als Physiotherapeuten beeinflussen wird. Farin et al. (2006) entwickeln z. B. einen ICF-orientierten Patientenbogen, um die Mobilität und Selbstversorgung zu erfassen. Kirchberger et al. (2007) publizierten die Validierung der Core Sets (siehe Kapitel 4.2.1) für Patienten mit rheumatoider Arthritis. Diese Validierung wurde mit über 80 Physiotherapeuten aus 12 verschiedenen Ländern durchgeführt. Soeben wurden (wie schon erwähnt) die 9 Interventionskategorien entwickelt (Allet et al. 2007; Bürge et al. 2007; Finger et al. 2007). Weitere Projekte sind auf der Website des Deutschen Institutes für medizinische Dokumentation und Information (DIMDI 2007) sowie der ICF Research Branch der WHO (ICF Research Branch 2006) zu finden.

Kurzum: An Möglichkeiten fehlt es nicht. Unzählige Aspekte der physiotherapeutischen Behandlung können und sollen noch vertieft werden. Es kann für die Weiterentwicklung des Maitland-Konzeptes vorteilhaft sein, wenn psychologische und soziologische Modelle zunehmend in die Praxis integriert werden, um damit z. B. theoretische Aspekte des Zielsetzungsprozesses besser zu verstehen (Siegert u. Taylor 2004). Der Stellenwert der Kommunikation für Forschung (Epstein 2006) und Praxis (Bensing et al. 2000) wird an Wichtigkeit gewinnen und verlangt eine kritische Auseinandersetzung mit theoretischen Grundlagen (Salmon u. Young 2005). Evidenz-basierte Praxis macht nicht halt vor der Tür der Physiotherapie und kann mit der patientenzentrierten Behandlung verbunden werden (Langendoen 2004). Um die klinische Entscheidungsfindung und Behandlungen wissenschaftlich zu untermauern, benötigen wir in der Physiotherapie verschiedene Forschungsmethoden (Portney 2004). Diese Liste hat keinen Anspruch auf Vollständigkeit und es sei dem Leser und der Leserin überlassen, die weiteren Möglichkeiten auszuschöpfen.
Ich möchte dieses Kapitel schließen mit einem Zitat von Cifali (1995), die sagt: „Pour chaque métier, pour chaque geste, il s'agit donc de s'interroger sans cesse sur ce que ‚je' fais de la technique, comment je l'utilise dans mon rapport à un autre, sur ma croyance et ma foi en elle" (o.S.). Übersetzt: Für jeden Beruf, jede Gestik, muss ich mich daurend hinterfragen, was „ich" mit dieser Technik mache, wie ich sie benütze im Gegensatz zu einer anderen, und wie ich an sie glaube und darauf vertraue.

Konzepte beeinflussen die Ausrichtung der therapeutischen Interaktion von Anfang an.

Konzepte benötigen eine quantitative und qualitative Fundierung.

Zusammenfassung

Dank seiner Offenheit gelingt es dem Maitland-Konzept, die aktuellen Modelle der gesundheitswissenschaftlichen Perspektive zu integrieren und sich weiterzuentwickeln. Kommunikation und die Beziehung zwischen Patienten und Physiotherapeuten waren seit Beginn sehr wichtig. Die Integration des individuellen Krankheitserlebens und die Auswirkung des Problems auf den Alltag gehören zu den Prinzipien des Konzeptes. Die Integration von neueren Erkenntnissen aus der physiotherapeutischen Forschung verstärkt die Basis des empirisch gewachsenen Ansatzes zur Physiotherapie. Die Weiterentwicklung in diesem Sinne ist zweckmäßig und verlangt keine Veränderungen im Konzept selbst.

Die drei in diesem Kapitel vorgestellten Konzepte, das biopsychosoziale Modell nach Engel, Antonovskys Salutogenese und die patientenzentrierte Medizin untermauern die Prinzipien des Maitland-Konzeptes. Die Definition von Bircher und Wehkamp (2006) integriert die genannten Modelle, da sie Gesundheit als dynamischen Zustand von Wohlbefinden beschreibt, der den alters- und kulturspezifischen Ansprüchen genügen muss und der mit einem biologischen und psychosozialen Potenzial im Gleichgewicht gehalten wird. Die ICF kann als Werkzeug verstanden werden, um mit Berufskollegen und anderen Berufsgruppen zu kommunizieren und kann als Leitfaden durch die physiotherapeutische Untersuchung und Behandlung eingesetzt werden.

Eine Weiterentwicklung des Maitland-Konzeptes kann im Hinblick auf diesen konzeptuellen Hintergrund erwartet werden. Die Therapie hat weiteres Entwicklungspotenzial, wenn der Patient und sein Krankheitserleben im Mittelpunkt stehen und die Interaktion zwischen Physiotherapeuten und Patienten ihre Wichtigkeit beibehält. Um diesen Entwicklungstrend zu fördern, braucht es verschiedene Ansätze in Bezug auf wissenschaftliche Methoden. Eine wichtige Voraussetzung zur Weiterentwicklung – und dies wird innerhalb des Maitland-Konzeptes so vertreten – ist die Offenheit der Physiotherapeuten, sich ständig zu hinterfragen, was verbessert werden kann. Wenn wir diese Haltung annehmen, werden wir das Maitland-Konzept, das viele Möglichkeiten offenlässt, weiterentwickeln können. Ich hoffe, dass in diesem Sinne dieses Kapitel seinen Beitrag leisten kann.

Acknowledgment: Herzlichen Dank an Gerti Bucher-Dollenz, Renate Wiesner und Anita Hartmeier für die konstruktiven Anmerkungen zur ersten Version des Kapitels.

Literatur

Allet L, Cieza A, Bürge E, Finger ME, Stucki G, Affolter J, Tal-Akabi A, Huber EO. ICF-Interventionskategorien für die Physiotherapie bei muskuloskelettalen Gesundheitsstörungen. Physioscience. 2007; 3: 54–62.

Antonovsky A. Salutogenese: zur Entmystifizierung der Gesundheit. Dt. Übersetzung Franke A, Schulte N. Tübingen: Deutsche Gesellschaft für Verhaltenstherapie; 1997.

Bensing JM, Verhaak PFM, van Dulmen AM, Visser AP. Communication: the royal pathway to patient-centered care. Patient Education and Counseling. 2000; 39: 1–3.

Bircher J, Wehkamp KH. Das ungenutzte Potential der Medizin: Analyse von Gesundheit und Krankheit zu Beginn des 21. Jahrhunderts. Zürich: Rüffer & Rub; 2006.

Borrell-Carriò F, Suchman AL, Epstein RM. The biopsychosocial model 25 years later: Principles, practice and scientific inquiry. Annals of Family Medicine. 2004; 2(6): 576–582.

Bürge E, Cieza A, Allet L, Finger ME, Stucki G, Kramer E, Wiggers Müller B, Huber EO. ICF-Interventionskategorien für die Physiotherapie bei internistischen Gesundheitsstörungen. Physioscience. 2007; 3: 72–79.

Canguilhem G. Le normal et le pathologique. 7ème edition. Paris: PUF; 2003.

Cifali M. Technique, humanisme et éthique. Cahiers psychiatriques Genevois: 1995. www.unige.

ch/fapse/SSE/teachers/cifali/articles/Technique.html. Abgerufen am: 15.5.2007.

Collins S, Britten N, Ruusuvuori J, Thompson A, eds. Patient participation in health care consultations: Qualitative perspectives. Maidenhead: McGraw-Hill; 2007.

DIMDI. ICF Projekte im deutschsprachigen Raum. 2007. http://www.dimdi.de/static/de/klassi/icf/icf-projekte.html. Abgerufen am: 13.5.2007.

Durand D. La systémique. 9ème edition. Paris: PUF; 1979.

Engel GL. From biomedical to biopsychosocial: being scientific in the humain domain. Psychosomatics. 1997; 38(6): 521–528.

Engel GL. The clinical application of the biopsychosocial model. American Journal of Psychiatry. 1980; 137(5): 535–544.

Engel GL. The need for a new medical model: a challenge for biomedicine. Science, 1964; (286): 129–136.

Epstein RM. Making communication research matter: What do patients notice, what do patients want, and what do patients need? Patient Education and Counseling. 2006; 60: 272–278.

Ewards I, Jones M, Higgs J, Trede F, Jensen G. What is collaborative reasoning? Advances in Physiotherapy. 2004; 6: 70–83.

Farin E, Fleitz A, Follert P. Entwicklung eines ICF-orientierten Patientenfragebogens zur Erfassung von Mobilität und Selbstversorgung. Physikalische Medizin, Rehabilitationsmedizin, Kurortmedizin. 2006;16:197–211.

Finger ME, Cieza A, Allet L, Bürge E, Baumann Y, Albert S, Stucki G, Huber EO. ICF-Interventionskategorien für die Physiotherapie bei neurologischen Gesundheitsstörungen. Physioscience. 2007; 3: 63–71.

Fisio. Schweizerischer Physiotherapieverband. Das Wesen der Physiotherapie. http://www.fisio.org/de/index.cfm?treeID=532. Abgerufen am: 14.5.2007.

Geyer S. Antonovsky's sense of coherence – ein gut geprüftes und empirisch bestätigtes Konzept? In: Wydler H, Kolip P, Abel T, Hrsg. Salutogenese und Kohärenzgefühl: Grundlagen, Empirie und Praxis eines gesundheitswissenschaftlichen Konzepts. München: Juventa Verlag Weinheim; 2000.

Gifford LS. The mature organism model. In: Gifford LS, ed. Topical issues in pain 1. Whiplash – science and management. Fear-avoidance beliefs and behaviour. CNS Press: Falmouth; 1998.

Have ten P. Doing conversation analysis: a practical guide. London: Sage Publications; 1999.

Hengeveld E, Banks K, eds. Maitland's peripheral manipulation. 4th edition. London: Butterworth-Heinemann; 2005.

Hengeveld E. Psychosocial issues in physiotherapy in Switzerland: Manual therapists' perspectives and observations. MSc Thesis, London: University of East London; 2000.

Heritage J, Maynard D. Problems and prospects in the study of physician-patient interaction: 30 years of research. Annual Reviews in Sociology. 2006; 32: 351–374.

Huber EO, Cieza A. Umsetzung der ICF in den klinischen Alltag der Physiotherapie. Physioscience. 2007; 3: 48–53.

ICF – Internationale Klassifikation der Funktionsfähigkeit, Behinderung und Gesundheit. http://www3.who.int/icf/onlinebrowser/icf.cfm. Abgerufen am: 10.4.2007. Genf: WHO; 2005.

ICF Research Branch. Publications, 2006. http://www.icf-research-branch.org/publications/publications.htm. Abgerufen am: 13.5.2007.

Jette AM. Toward a common language for function, disability, and health. Physical Therapy. 2006; 86(5): 726–734.

Jones M, Edwards I, Gifford L. Conceptual models for implementing biopsychosocial theory in clinical practice. Manual Therapy. 2002; 7(1): 2–9.

Jones, MA. Clinical reasoning in manual therapy. Physical Therapy.1992; 72: 875–884. (reference added)

Kirchberger I, Glaessel A, Stucki G, Cieza A. Validation of the comprehensive International Classification of Functioning, Disability and Health Core Set for rheumatoid arthritis: the perspective of physical therapists. Physical Therapy. 2007; 87(4): 368–384.

Langendoen J. The patient-centeredness of evidence-based practice. Manual Therapy. 2004; 9: 228–233.

Lewin SA, Skea ZC, Entwistle V, Zwarenstein M, Dick J. Interventions for providers to promote a patient-centered approach in clinical consultations. The Cochrane Database of Systematic Reviews Issue 4, Art: No:CD003267. DOI:10.1002/14651858, CD003267. 2001.

Main CJ, Spanswick CC, Watson P. The nature of disability. In: Main CJ, Spanswick CC, Eds. Pain Management: An interdisciplinary approach. Churchill Livingstone: Edinburgh; 2000.

Main CJ, Watson P. Psychological aspects of pain. Manual Therapy. 1999; 4(4): 203–215.

Maitland GD, Hengeveld E, Banks K, English K, Graham J. Maitland's vertebral manipulation. Chapter 3: Communication. 7th edition. Butterworth-Heinemann: Oxford; 2005.

Maitland GD. Manipulation der peripheren Gelenke. 2. Auflage. Heidelberg: Springer; 1996.

Mead N, Bower P. Patient-centredness: a conceptual framework and review of the empirical literature. Social Science and Medicine. 2000; 51: 1087–1110.

Parry RH. Communication during goal-setting in physiotherapy treatment sessions. Clinical Rehabilitation. 2004; 18: 668–682.

Peräkylä A, Ruusuvuori J. Components of participation in health care consultations: A conceptual model for research. Chapter 9. Collins S., Britten N., Ruusuvuori J, Thompson A, Eds. Patient participation in health care consultations: Qualitative perspectives. Maidenhead: McGraw-Hill; 2007.

Portney LG. Evidence-based practice and clinical decision making: it's not just the research course anymore. Journal of Physical Therapy Education. 2004; 18(3): 46–51.

Salmon P, Young B. Core assumptions and research opportunities in clinical communication. Patient Education and Counseling. 2005; 58: 225–234.

Schneider CM. Philosophische Überlegungen zu Aaron Antonovskys Konzept der Salutogenese. In: Wydler H, Kolip P, Abel T, Hrsg. Salutogenese und Kohärenzgefühl: Grundlagen, Empirie und Praxis eines gesundheitswissenschaftlichen Konzepts. München, Weinheim: Juventa Verlag; 2000.

Schoeb V. Communication in physiotherapy: analysis of patient-physiotherapist interaction in an outpatient ambulatory care setting. Draft proposal, Nottingham: University of Nottingham; 2007.

Schüffel W, Brucks U, Johnen R, Köllner V, Lamprecht F, Schnyder U. Einführung. Handbuch der Salutogenese: Konzept und Praxis. Wiesbaden: Ullstein Medical; 1998.

Shorter E. The history of the biopsychosocial approach in medicine: before and after Engel. In: White P. Biopsychosocial Medicine: an integrated approach to understanding illness. Oxford: University Press; 2005.

Siegert RJ, Taylor WJ. Theoretical aspects of goal-setting and motivation in rehabilitation. Disability and Rehabilitation. 2004; 26(1): 1–8.

Stewart M, Brown JB, Weston WW, McWhinney IR, McWilliam CL, Freeman TR. Patient-centered medicine: Transforming the clinical method. Thousand Oaks: Sage; 1995.

Thompson A, Ruusuvuori J, Britten N, Collins C. An integrative approach to patient participation in consultations. Chapter 10. In: Collins S, Britten N, Ruusuvuori J, Thompson A, eds. Patient participation in health care consultations: Qualitative perspectives. Maidenhead: McGraw-Hill; 2007.

Thornquist E. Diagnostics in physiotherapy – processes, pattern and perspectives. Part I. Advances in Physiotherapy. 2001a; 3: 140–150.

Thornquist E. Examination and communication: A study of first encounters between patients and physiotherapists. Family Practice. 1992; 9: 195–202.

Thornquist, E. Diagnostics in physiotherapy – processes pattern and perspectives. Part II. Advances in Physiotherapy. 2001b; 3: 151–162.

Üstün TB, Chatterji S, Bickenback J, Kostanjsek N, Schneider M. The international classification of functioning, disability and health: a new tool for understanding disability and health. Disability and Rehabilitation. 2003; 25(11-12): 565–571.

Vannotti M, Célis-Gennart M. Modèle bio-psycho-social et maladie chronique – la dimension communautaire de la maladie. Revue Médicale Suisse. 2006; 650. http://titan.medhyg.ch/mh/formation/article.php3?sid=20882. Abgerufen am: 10.4.2007.

Vannotti M. Modèle bio-médical et modèle bio-psycho-social. Centre de recherches familiales et systémique CEFASY. Cours on-line. 2002. http://www.cerfasy.ch/cours_modbmbps.php. Abgerufen am: 10.4.2007.

Viol M, Grotkamp S, Seger W. Personenbezogene Kontextfaktoren Teil II. Das Gesundheitswesen. 2007; 69(1): 34–37.

Viol M, Grotkamp S, van Treeck B, Nüchtern E, Hagen T, Manegold B, Eckardt S, Penz M, Seger

W. Personenbezogene Kontextfaktoren, Teil 1. Das Gesundheitswesen. 2006; 68(12): 747–759.

WCPT. Declaration of principles and position statements. 1999. http://www.wcpt.org/common/docs/WCPTPolicies.pdf. Abgerufen am: 14.5.2007.

WCPT. European Region of World Confederation for Physical Therapy. European Physiotherapy Benchmark Statement. 2003. http://www.physio-europe.org/download.php?document=51&downloadarea=6. Abegrufen am: 14.5.2007.

WHO Weltgesundheitsorganisation. Werte und Grundsätze der Gesundheit für alle. 2006. http://www.euro.who.int/AboutWHO/20021122_3?language=German. Abgerufen am: 11.4.2007.

WHO. ICF – Internationale Klassifikation der Funktionsfähigkeit, Behinderung und Gesundheit. DIMDI WHO Kooperationszentrum, Hrsg. Deutsche Übersetzung, Stand Oktober 2005. www.dimdi.de. Abgerufen am 9.8.2007. Genf: 2005.

Wohlin Wottrich A, Stenström CH, Engardt M, Tham K, von Koch L. Characteristics of physiotherapy sessions from the patient's and therapist's perspective. Disability and Rehabilitation. 2004; 26(20): 1198–1205.

Kapitel 5

Kapitel 5

Forschung zum Konzept

Harry J.M. von Piekartz

Einführung

Dieses Kapitel führt kurz in das Thema evidenzbasierte Therapie ein, die letztlich das Ziel aller Forschungsbemühungen ist (siehe Kapitel 5.1, 5.2). Es geht der spannenden Frage nach, wie wissenschaftlich es bei der täglichen Arbeit nach dem Maitland-Konzept zugeht (Kapitel 5.3). Anschließend werden verschiedene internationale Studien zur Wirksamkeit der Manuellen Therapie vorgestellt. Dazu ist anzumerken, dass die Manuelle Therapie auf internationaler Ebene nicht zwischen unterschiedlichen Konzepten unterscheidet. Viele Aspekte innerhalb der Konzepte entsprechen einander und sind übertragbar. Deshalb beziehen sich die im Kapitel 5.4 aufgeführten Studien generell auf die Manuelle Therapie. Um wissenschaftliche Fragen zu klären, entwickeln Forscher ausgetüftelte Studiendesigns, viele Daten werden gemessen und erhoben. Der Autor stellt trotzdem die Frage, ob die quantitative Forschung ausreichend oder auch qualitative Forschung notwendig ist. Er zeigt die Parallelen zwischen quantitativer/qualitativer Forschung und dem Maitland-Konzept auf. Kapitel 5: wissenschaftliche Evidenz und Manuelle Therapie nach dem Maitland-Konzept.

5.1 Von der klinischen Evidenz zur evidenzbasierten Medizin

Der Begriff *Evidenz* bedeutet in der deutschen Sprache „deutlich machen" (evident). Im Englischen ist damit so viel gemeint wie „es manifestiert sich sichtbar" bzw. „Beweismaterial/Information dafür, dass etwas wahr ist". *Evidenz* in der Medizin hat zwei zentrale Bedeutungen:

- Stimmige Ergebnisse im Sinne einer konsistenten, experimentell bestätigten naturwissenschaftlichen Theorie erarbeiten: Grundlagenforschung.
- Beweismaterial zur Zweckmäßigkeit einer diagnostischen oder therapeutischen Maßnahme finden: angewandte Forschung.

Evidenzbasierte Medizin (EBM) wird heutzutage umschrieben als: „Der gewissenhafte, ausdrückliche und vernünftige Gebrauch der gegenwärtig besten externen wissenschaftlichen Evidenz für Entscheidungen der medizinischen Versorgung individueller Patienten" (Sackett et al. 1996, S. 71) (Abb. 5.1).

Interessant an dieser Umschreibung der Grundlagen von EBM nach Sackett et al. (1996) ist, dass sie Maitlands Brickwall-Denkmodell ähnelt (siehe Kapitel 2.2). Wenn es notwendig ist, wird die externe (wissenschaftliche) Evidenz (linke Seite der Brickwall, Abb. 2.1, 2.2) für klinische Entscheidungen in Bezug auf einen individuellen Patienten genutzt. Die klinischen Daten und Interpretationen der Kliniker (rechte Seite der Brickwall) können Wissen-

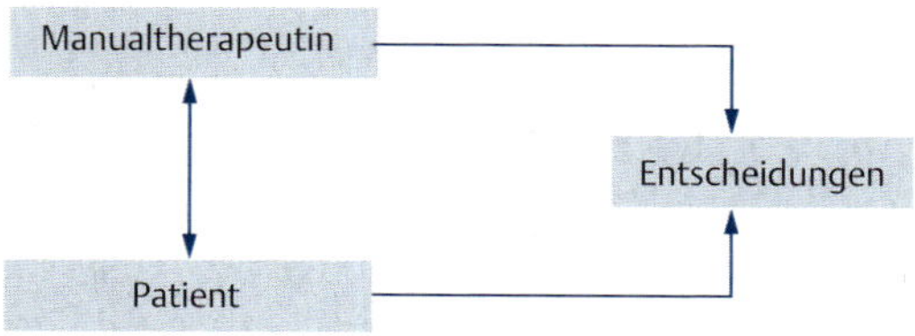

Abb. 5.1 Therapeut und Patient müssen in der Therapie Entscheidungen treffen.

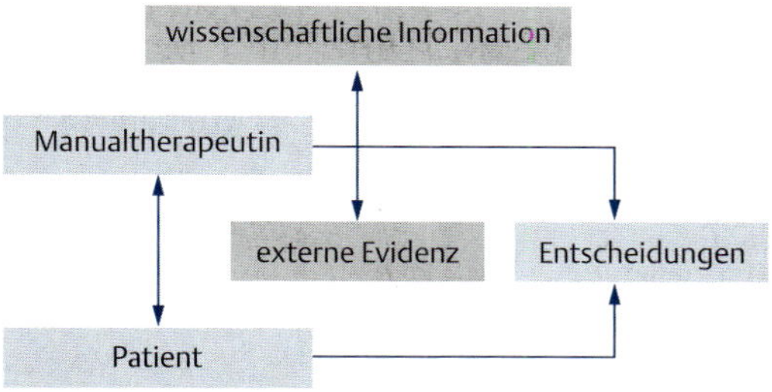

Abb. 5.2 EBM übertragen auf das Maitland-Konzept.

schaftler anschließend für grundlegende Modelle und Theorien (Evidenz) nutzen. Die Botschaft des Maitland-Konzeptes bleibt: Die externe Evidenz soll die klinischen Entscheidungen unterstützen, aber nicht diktieren (Abb. 5.2).

Das entspricht der Meinung von Sackett et al. (1996), die sie schlussendlich auf folgende Weise beschreiben: „Die *Praxis der EBM* bedeutet die Integration individueller klinischer Expertise mit der bestmöglichen externen Evidenz aus systematischer Forschung" (Sackett 1996, S. 72).

EBM ist also nichts anderes, als dass Mediziner optimal zusammengefügtes Wissen über die Wirksamkeit unterschiedlicher Behandlungswege für medizinische Entscheidungen heranziehen. In der medikamentösen Therapie ist es z. B. nicht akzeptabel, einen Patienten mit einem Medikament zu behandeln, dessen Wirksamkeit nicht nachgewiesen ist oder dessen Nebenwirkungen nicht bekannt sind. Nach dem Maitland-Konzept arbeitende Manualtherapeuten stellen deshalb die Wirksamkeit ihrer Methoden und Techniken infrage.

5.2 Evidenzbasierte Medizin und Evidenzstufen

Anfang der 1970er-Jahre integrierten australische Universitäten die Manuelle Therapie nach dem Maitland-Konzept. Das Konzept verfügt deshalb über eine lange Tradition von wissenschaftlicher Untermauerung. Klinische manuelle Tests wurden schon frühzeitig auf ihre Reliabilität, Validität und Referenzwerte (Antworten auf Tests bei Probanden ohne neuromuskuloskelettale Dysfunktionen und Schmerzen) untersucht sowie dokumentiert. Dies gilt z. B. für Maitlands Slump Test und die neurodynamischen Tests der oberen Extremität (Keneally et al. 1988). Ende der 1980er-, Anfang der 1990er-Jahre starteten Forscher kontrollierte experimentelle Effektstudien (RCT), die die jetzigen Paradigmen der Manuellen Therapie im Allgemeinen deutlich beeinflussten. Am Ende dieses Kapitels werden einige Beispiele genannt (siehe Kapitel 5.4.2).

EBM entspricht dem Brickwall-Denkmodell.

Zusammen mit dieser wissenschaftlichen Untermauerung ist in den letzen 10 Jahren ein deutlicher Paradigmenwechsel in Richtung evidenzbasierte Medizin in der Fachdisziplin Physiotherapie feststellbar. Das internationale Ziel der Physiotherapie ist *Professionalisierung*. Die evidenzbasierte Praxis (das Prinzip von klinischen Beweisen des individuellen Klinikers am individuellen Patienten) reicht dazu nicht mehr aus. Es basiert empirisch zu sehr auf den Meinungen einzelner Autoritäten und Experten: „authorised based knowledge" oder auf „experience expertise" (Linton 1998). Eine wichtige Eigenschaft einer professionellen Fachdisziplin ist, intuitives Verhalten und falsche Einschätzungen zu reduzieren oder zu vermeiden (Perlett u. Antes 1998). Dazu sind wissenschaftliche Studien notwendig, die später durch Experten, Berufsverbände, Forschungszentren, nationale und internationale Institutionen sowie die WHO in *Leitlinien* umgesetzt werden. Weil es viele verschiedene Arten und Qualitäten von Studien gibt, werden diese heutzutage international in Evidenzstufen eingeteilt (Tab. 5.1).

Tab. 5.1 Evidenzstufen

Stufe	Inhalte	Anmerkungen
Ia	Meta-Analysen randomisierter kontrollierter Studien (RCT)	Höchste Qualitätsstufe, mehrere randomisierte kontrollierte Untersuchungen (RCT) sind verfügbar, aus denen die Gesamtinformation zur Wirksamkeit gewonnen werden kann (Meta-Analyse) Publizierte Metaanalysen sind Reviews
Ib	Mindestens eine RCT	Es gibt zumindest eine randomisierte kontrollierte Studie (RCT)
IIa	Mindestens eine kontrollierte nicht randomisierte Studie	Mindestens ein anderer Typ einer experimentellen Studie, z.B. Prae-post-Design (Maitland-Konzept)
IIb	Mindestens ein anderer Typ einer experimentellen Studie	Bsp.: Studie im Prae-post-Design (Maitland-Konzept)
III	Gute deskriptive nicht-experimentelle Studie	Gute, auf Beschreibungen basierende Studien (Vergleich, korrelierte Single-Case-Fallstudie)
IV	Expertenbericht, autoritative Meinung	Expertengremien, Zusammenfassungen aus der Fachliteratur (z.B. Lehrbücher)

Box 1

Was sind randomisierte kontrollierte Studien? Die randomisierte kontrollierte Studie (RCT, randomized controlled trial) ist in der medizinischen Forschung das erwiesenermaßen beste Studiendesign, um bei einer eindeutigen Fragestellung eine eindeutige Aussage zu erhalten. Deshalb bezeichnet man Tests dieser Art als *Goldstandard*. *Randomisierung* bedeutet, dass die Zuordnung zu einer Behandlungsgruppe (etwa Therapie A oder B) nach dem Zufallsprinzip erfolgt. Zweck der Randomisierung ist, die Einflussnahme des Untersuchers (Befangenheit) auf die Zuordnung einer Behandlung und somit auf die Studienergebnisse auszuschließen. Die gleichmäßige Verteilung von bekannten und nicht bekannten Einflussfaktoren auf alle Gruppen wird sichergestellt. Dazu muss die Anzahl der zu untersuchenden Personen ausreichend groß sein. Form und Durchführung der Randomisierung müssen in der Studie angeführt werden. Alle randomisierten Studien sind auch kontrollierte Studien.
Kontrolliert bedeutet, dass die Ergebnisse in der Studiengruppe mit denen der Kontrollgruppe (der Gruppe mit einem Referenzwert) ohne Intervention verglichen werden. Die Kontrollgruppe wird auch bezeichnet als Vergleichs- oder Plazebogruppe (falls Plazebos eingesetzt werden).

5.3 Frühzeitige wissenschaftliche Untermauerung des Maitland-Konzeptes

Durch Maitlands offenes (Brickwall) Denkmodell und die frühzeitige wissenschaftliche Untermauerung der Manuellen Therapie akzeptierten nach dem Maitland-Konzept arbeitende Manualtherapeuten bereits frühzeitig, dass:

- klinische Tests des neuromuskuloskelettalen Systems eher keine Goldstandardtests sind. Die Tests, um Merkmale zu messen oder diagnostizieren, sind nicht perfekt (Sackett et al. 1998, Rothstein 1999).
- Variationen existieren, d.h., dass menschliche Profile und körperliche Strukturen individuell verschieden sind, z. B. Anomalien im peripheren Nervensystem und Variationen der Orientierung der Apophysealgelenke (Boyle et al. 1998).
- bei Patient A mit Diagnose X konstatierte Zeichen und Symptome nicht übertragen werden können auf Patient B mit der gleichen Diagnose X (Maitland et al. 2001).

Als Folge dieser Ergebnisse legt das Maitland-Konzept hohen Wert auf folgende Strategien und Statements, um möglichst effektiv zu behandeln:

- Priorität der Bewegungsanalyse,
- Klassifizierung klinischer Testverfahren,
- Multitestergebnisse,
- Probebehandlung.

5.3.1 Priorität der Bewegungsanalyse

Das Modell der Bewegungsanalyse ist biomechanischen oder anatomischen Modellen übergeordnet. Nach dem Maitland-Konzept arbeitende Therapeuten analysieren zuerst die Parameter Widerstand, Symptome sowie Schutzspasmus und ordnen sie in Muster ein, bevor sie sich Gedanken über mögliche biomechanische oder strukturspezifische Hypothesen machen.

5.3.2 Klassifizierung der klinischen Testverfahren

Weil die Sensitivität und die Validität klinischer Tests niedrig sind, sollten Testverfahren die unten stehenden Eigenschaften erfüllen, um möglichst genaue Testergebnisse zu erhalten:

- Reproduktion der Symptome oder vergleichbarer Symptome,
- Unterschiede zwischen Limitierung (L) und Widerstand (R) einer Bewegung sowie im Vergleich mit normalen Reaktionen (Referenzwerte),
- unterstützende Hinweise anhand der strukturellen Differenzierung,
- unterstützende Hinweise aus der subjektiven Untersuchung,
- unterstützende Hinweise aus der physischen Untersuchung,
- unterstützende externe Evidenz (z. B. Tests zur Nervenleitungsgeschwindigkeit oder Röntgenbilder).

Je mehr dieser Eigenschaften auf einen Test zutreffen, desto höher wird er in der Hierarchie der für einen speziellen Patienten geeigneten Tests stehen. Die Therapeutin wählt ihn als Test für den Wiederbefund und als Basis für die Behandlung aus.

Fallbeispiel

Bei einem Patienten mit Schmerzen im Glutaealbereich testet die Therapeutin den SLR, der die Beschwerden reproduziert: Es ist ein Seitenunterschied von 20° vorhanden. Die Dorsalextension im oberen Sprunggelenk und die passive Nackenflexion ändern die Intensität der Symptome im Glutaealbereich. Eine MRT (Magnetresonanztomografie) der Glutaealregion ergibt eine deutliche Verdickung einiger Zweige des Plexus sacralis. Für dieses Testverfahren (SLR) ist die Wahrscheinlichkeit hoch, dass es sich um eine neuropathische oder neurogene Dysfunktion der dorsalen peripheren Nerven der unteren Extremität handelt.

5.3.3 Multitestergebnisse

Je mehr klinische Tests die Daten der Anamnese unterstützen, desto höher sind Validität und Relevanz der Tests. Wenn z. B. bei einem Patienten mit einem lumbalen Extensionsschmerz vermutlich das rechte ISG eine Rolle spielt und von den *fünf* lokalisierten ISG-Tests in die Kontranutationsrichtung *vier* deutlich reproduzierbare Zeichen liefern, dann ist die Wahrscheinlichkeit groß, dass das rechte ISG etwas mit dem Problem des Patienten zu tun hat.
Weitere Bespiele hierfür sind die Distraktions- und Kompressionsdifferenzierungstests am Schultergelenk oder Rotationsdifferenzierungstests in der zervikothorakalen Region wie beim Fallbeispiel des Patienten in Kapitel 3.

5.3.4 Probebehandlung

Ziel der Probebehandlung ist, dass man aufgrund der gesammelten Daten mit dem Patienten mögliche Behandlungseffekte bespricht. Das Vorgehen im Maitland-Konzept ähnelt der *unkontrollierten Untersuchung* der experimentellen Kontrolle (Domholt 1993).
In der Probebehandlung steht U1 (Untersuchung/Messung 1) für eine oder mehrere Variablen (Abb. 5.3). Diese Variablen sind im Maitland-Konzept die standardisierten subjektiven Parameter, wie Schmerz, Aktivitätenniveau und die reprodu-

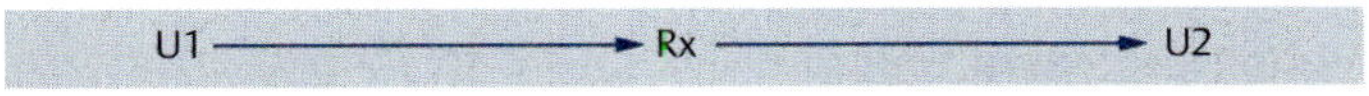

Abb. 5.3 Untersuchung 1 (U1), therapeutische Technik bzw. Therapie (Rx) und Untersuchung 2 (U2) sind die Elemente der Probebehandlung.

zierbaren und/oder vergleichbaren Zeichen. Die Therapeutin misst die Variablen mit möglichst hoch klassifizierten Tests (siehe oben). Danach setzt sie therapeutische Techniken (Rx) ein und wiederholt die Messungen mit den gleichen standardisierten Tests (U2). Aufgrund des Wiederbefunds der standardisierten Messungen kann die Therapeutin eine Aussage über die Effektivität der angebrachten Therapie/Technik inklusive der Dosierung für diesen individuellen Patienten treffen. Das Ergebnis des Wiederbefunds ist die Basis für ihre weiteren klinischen Entscheidungen.

Weil die kreierten Tests möglichst hochwertig klassifiziert und aufgrund von Multitestergebnissen klinische Muster erkannt oder bestätigt werden sollen, kann man zwei Therapieformen (in diesem Fall zwei verschiedene manuelle Behandlungstechniken) gut bezüglich ihrer Effektivität für einen bestimmten Patienten vergleichen. Dieser Vergleich von zwei verschiedenen Behandlungstechniken wird auch *Zeitserienuntersuchung* oder *single-case research* genannt. Diese Arbeitsweise entspricht der Evidenzstufe III. Für diese Untersuchungsart gelten zwei Basiseigenschaften:

- Die Therapeutin führt viele standardisierte Messungen durch.
- Es findet ein Wechsel statt zwischen Therapie *a* und *b* oder zwischen Therapie und Ruhephasen (Ottenbacher 1986).

Für die Zeitserienuntersuchung ist außerdem der Wechsel zwischen „Therapiemessung" und „keine Therapiemessung" typisch. Das Vergleichen der Auskünfte stimmt sehr stark mit dem traditionellen *retrospektiven Assessment* überein. In dieser Phase kann die Therapeutin feststellen, ob die Therapie tatsächlich noch effektiv ist und ob es sinnvoll ist, *diese* Therapie weiterzuführen.

Wissenschaftliche Untermauerung der Praxis mit dem Ziel maximaler Evidenzbasierung.

Fallbeispiel

Bei einem Patienten, Profihandballer, mit Ausdauerproblemen und Schmerzen während des Werfens führt die Therapeutin eine glenohumerale posterior-anteriore Mobilisation aus, weil der Widerstand deutlich erhöht ist und die Symptome reproduziert werden. Nach der Behandlung testen die Therapeutin und der Patient die Ausdauer und stellen fest, dass sie sich nach der glenohumeralen Mobilisation verbessert hat. Die Behandlung wird zweimal mit gutem Erfolg für die Ausdauer durchgeführt. In der dritten Behandlung führt die Therapeutin Screeningtests der zervikalen Wirbelsäule durch, die in den Segmenten C4–6 sehr steif ist. Sie behandelt die mittlere zervikale Wirbelsäule manuell und stellt fest, dass die Ausdauer im Vergleich zur glenohumeralen Behandlung deutlich besser ist. Auch andere Testergebnisse, die hier nicht beschrieben sind, wie der Upper Limb Neurodynamic Test (ULNT-1) und die statischen Tests, sind deutlich verbessert (Qualität). Daraus ergibt sich die Schlussfolgerung, dass bei diesem Patienten die mittlere zervikale Behandlung im Vergleich zur Schultermobilisation zu besseren Ergebnissen führt (Abb. 5.4).

Fazit

Nach dem Maitland-Konzept arbeitende Manualtherapeuten treffen aufgrund der gesammelten Daten eine (Therapie-)Entscheidung auf Basis des besten Beweises, der für dieses individuelle Problem besteht (Sackett et al. 1998, Linton 1998). Dieser Prozess des Suchens von klinischen Evidenzen mit wissenschaftlichen Kenntnissen und Methoden führt zu maximaler „evidence practice", die das Maitland-Konzept anstrebt.

Mitte der 1990er-Jahre fasste Twomey, ein bekannter Anatom, die Therapie nach dem Maitland-Konzept bereits folgendermaßen zusammen: „Maitland's emphasis on very careful and comprehensive examination leading to the *precise* application of treatment by movement and followed in turn by *assessment* of the effect of movement forms the basic of *modern clinical approach* and is close to *scientific methodology*"(Twomey 1995, o.S.).

(Übersetzt: Maitlands Betonung einer äußerst sorgfältigen und umfassenden Untersuchung, die zu einer *präzisen* Anwendung der Behandlung durch Bewegung führt, auf die wiederum eine *Bewertung* der Wirkung der Bewegung folgt, bildet die Grundlage des *modernen klinischen Ansatzes* und ist eng verwandt mit der *wissenschaftlichen Methodologie*.)

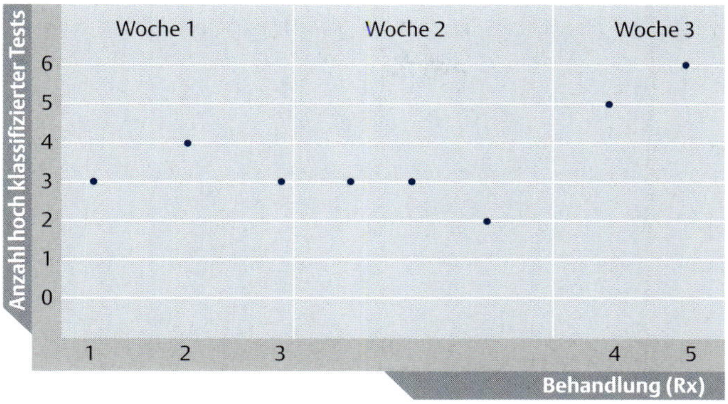

Abb. 5.4 Beispielhaftes Modell für eine Zeitserienuntersuchung bei einem semiprofessionellen Handballer. In der 1. Woche wird mit glenohumeraler Posterior-anterior-Mobilisation behandelt. Von den sechs relativ hoch klassifizierten standardisierten Tests verbessern sich nach der Behandlung Nr. 3–4 (z. B. Ausdauer, Flexion im Schultergelenk, Abduktion und der statische Test der Außenrotation). In der 2. Woche wird trotz eines Therapiestopps ein Assessment durchgeführt. Die Anzahl der Tests, die eine verbesserte Schmerzsituation zeigen, ist deutlich erhöht. Das Widerstandsverhalten bleibt gleich oder nimmt eher ab (Ende der 2. Woche). In der 3. Woche wird die mittlere zervikale Wirbelsäule behandelt und die Anzahl der verbesserten Tests nach Behandlung 4 und 5 (resp. 5 und 6) steigt. Man kann vorsichtig schlussfolgern, dass die P/A-Mobilisation des Schultergelenks zwar effektiver ist als Ruhe, sie ist jedoch weniger effektiv als die manualtherapeutische Behandlung der mittleren zervikalen Wirbelsäule.

5.4 Einige Beispiele von höchster Evidenz in Manueller Therapie

Wie bereits angemerkt legen verschiedene Evidenzstufen mit unterschiedlichen Kriterien die wissenschaftliche Evidenz fest (siehe Kapitel 5.2). An höchster Stelle der hierarchischen Stufen stehen die systematischen Reviews (Stufe I) und die RCT (randomised controlled trials, Stufe IIa) (Tab. 5.1). Trotz des Paradigmenwechsels in Richtung wissenschaftliche Fundierung der Physiotherapie gibt es momentan im Vergleich zu anderen Fachdisziplinen wie Orthopädie, Pflege und Zahnmedizin relativ wenig RCT und Reviews.

5.4.1 Literaturreviews

Nach einer Literatursuche in den Datenbanken CINAHL, Cochrane, PubMed und PEDro mit den Stichwörtern „manual therapy", „literaturreview" und „outcome" (inklusive assoziierte Themen dieser Stichwörter) stellt man fest, dass für 2007 nur neun Literaturreviews bekannt sind. Fünf dieser neun Reviews finden sich in der Datenbank Cochrane. Die Ergebnisse der Literatursuche in der Cochrane-Datenbank werden im Folgenden kurz vorgestellt und diskutiert.

Effectiveness of hand therapy interventions in primary management of carpal tunnel syndrome: a systematic review (Muller 2004)

Ziel der Studie war es festzustellen, welche Art von Handtherapie anhand der Level of Evidence nach Sackett et al. (1996) am effektivsten ist. Von insgesamt 2027 Artikeln erfüllten nur 30 die von Muller aufgestellten Ein- und Ausschlusskriterien. Die Behandlung mittels Schienen, Ultraschall, Magnetresonanztherapie und Manueller Therapie mit Nervengleit- und Karpaltunneltechniken erwies sich als deutlich effektiv. Aufgrund verschiedener Studiendesigns konnten die Techniken nicht miteinander verglichen werden.

Box 2

Forschung: Methodische Suche nach neuen Erkenntnissen, ihre systematische Dokumentation und Veröffentlichung in Form von wissenschaftlichen Arbeiten. Prinzipiell soll jeder die Forschungsergebnisse nachvollziehen, überprüfen und für sich nutzen können. Lehre ist die organisierte und systematische Weitergabe der Grundlagen des wissenschaftlichen Forschens und die Vermittlung eines Überblicks über das Wissen eines Forschungsfelds, den aktuellen Stand der Forschung.

Sensitivität: Die Möglichkeit eines positiven Testerfolgs bei vorhandener Pathologie. Synonyme sind „Richtig Positiv-Rate", Empfindlichkeit oder Trefferquote (*engl.* sensitivity oder true positive rate). Sensitivität ist nicht direkt korreliert mit der Ursache (Strukturen), die getestet wird. Bsp.: Wenn der lumbale Quadrant deutliche Zeichen und Symptome reproduziert, kann man daraus schlussfolgern, dass diese Bewegung sensitiv ist, aber keine deutliche Aussage über die Struktur oder die pathobiologischen Mechanismen liefert.

Spezifität: Die Möglichkeit eines negativen Testerfolges bei nicht vorhandener Pathologie. Synonyme sind „Richtig Negativ-Rate" oder „Kennzeichnende Eigenschaft" (*engl.* specifity oder true negative rate). Bsp.: Laterale Aufnahmen haben eine höhere Spezifität bei Patienten mit und ohne Tibiafraktur (Pathologie). Eine passive longitudinale Bewegung nach kranial mit veränderten Schmerzen und Widerstand ist nicht aussagekräftig, nur im Zusammenhang mit einer Tibiafraktur.

Validität (von *engl.* validity: Gültigkeit; von lat. validus: kräftig, wirksam): Bezeichnet in erster Linie das argumentative Gewicht einer (vornehmlich wissenschaftlichen) Feststellung bzw. Aussage, Untersuchung, Theorie oder Prämisse. Sie gilt vor allem für empirische Untersuchungen als Inbegriff des Vorhandenseins exakter methodisch-logischer Qualitätskriterien und wird neben der Reliabilität (Messgenauigkeit) und der Objektivität (Beobachterübereinstimmung) als Maßstab für die Gültigkeit einer wissenschaftlichen Feststellung verstanden.

Wissenschaft: Gesellschaftlich, historischer und institutioneller Rahmen, in dem der Erwerb von Wissen durch Forschung und die Weitergabe dieses Wissens durch Lehre organisiert und betrieben wird, sowie die Gesamtheit des so erworbenen menschlichen Wissens.

Effectiveness of rehabilitation for patients with subacromial impingement syndrome: a systematic review (Michener et al. 2004)

Michener et al. (2004) kritisieren die Literatur zur Effektivität der Rehabilitation von Patienten mit nicht operativen subakromialen Impingements. Von 635 potenziellen Studien konnten sie nur 12 Arbeiten (RCT) mit einer moderaten Qualität herausfiltern. Die Autoren kommen zu der Schlussfolgerung, dass Manuelle Therapie durch Gelenkmobilisation kombiniert mit Übungen am effektivsten ist, um Schmerzen zu reduzieren und die Lebensqualität der Patienten zu verbessern.

Manual therapy for mechanical neckdisorders: a systematic review (Gross et al. 2002)

Ziel der Autoren ist es festzustellen, ob Manuelle Therapie allein oder in Kombination mit anderen Therapien zu positiven Effekten führt im Hinblick auf Schmerzen, Funktion und Patientenzufriedenheit. In diesem Review beurteilen sie 20 RCTs. Die Schlussfolgerung ist, dass bei mechanischen zervikalen Dysfunktionen mit oder ohne Kopfschmerzen die Kombination von Manueller Therapie und Übungen effektiver ist als der alleinige Einsatz von Manueller Therapie.

Manual therapies in myofacial trigger point treatment: a systematic review (De Las Penas et al. 2005)

De Las Penas und sein Team untersuchen die Effektivität von manualtherapeutischen Techniken bei Patienten mit sogenannten Myofacial Pain Syndromes (MPS). Die Untersucher konstatieren, dass es kaum gute methodologische RCT gibt (nur 2). Ergebnis der wenigen guten RCT ist, dass Manuelle Therapie andere Effekte hat als eine Behandlung mit einem Plazebo.

A systematic review of the effectiveness of exercise, manual therapy, electrotherapy, relaxation training and biofeedback in the management of temporomandibular disorder (Medicott et al. 2006)

In dieser analysierten Studie hat man die Effektivität von verschiedenen physiotherapeutischen Möglichkeiten untersucht. Die Schlussfolgerung ist, dass im Vergleich mit einer Kontrollgruppe Manuelle Therapie zusammen mit Haltungsschulung effektiver ist. Die Studie verdeutlicht nicht, ob Manuelle Therapie auch effektiver ist als andere Interventionen, wie z. B. Laserelektrotherapie oder elektromyografisches Training.

Fazit

Die am häufigsten vorkommende Schlussfolgerung der Untersucher der systematischen Reviews ist, dass die meisten Studien verschiedene Definitionen/Umschreibungen für eine Dysfunktion oder Diagnose nutzen. Sie stellen außerdem folgende Defizite fest

- häufig eher niedrige methodologische Qualität,
- kleine Untersuchungskohorten,
- verschiedene Ein- und Ausschlusskriterien für die Probanden,
- Mangel an Langzeitstudien und Nachbeobachtungen in den Studien (Long-term, Follow-up).

Die Untersucher empfehlen daher, mehr RCT mit guter methodologischer Qualität durchzuführen (Muller 2004, Michener et al. 2004, Gross et al. 2002, De Las Penas et al. 2005, Medicott et al. 2006).

5.4.2 Randomisierte kontrollierte Studie (RCT)

In den letzten 10 Jahren wurden viele RCTs zur Manuellen Therapie publiziert. Es ist kein Geheimnis, dass es bei verschiedenen RCTs wichtige methodologische Einschränkungen gibt aufgrund der unzureichenden Validität der Studien. Sie erschwert es, die Ergebnisse der Studien zu interpretieren (Koes 2004). RCTs haben noch weitere Nachteile: Sie sind im Allgemeinen zeitraubend und ziemlich teuer. Andere Kommentare zu RCTs sind, dass eine Randomisierung von Patienten in eine Kontroll- und Plazebogruppe ethisch nicht vertretbar ist. Isolierte manualtherapeutische Interventionen standardisiert nach einem Standardprotokoll reflektieren nicht die tägliche klinische Praxis, da stets individuelle, auf den Patienten zugeschnittene Entscheidungen getroffen werden. Das Gleiche gilt häufig für die Ein- und Ausschlusskriterien der Probanden, die nicht die durchschnittlichen Patienten repräsentieren. Also gibt es zur Manuellen Therapie leider, rein aus Sicht der „hard core“-Wissenschaft, (noch) keine Arbeiten mit hochwertiger Evidenz. Trotzdem haben die bestehenden Arbeiten klinische Entscheidungen und Therapieinhalte geändert. Häufig sind sie die Basis für zukünftige RCTs in diesem Gebiet. Einige dieser klassischen RCTs werden hier kurz vorgestellt:

The initial effects of a cervical spine manipulative physiotherapy treatment on the pain and dysfunction of lateral epicondylalgia (Vicenzino et al. 1996)

In dieser Studie wurde eine Gruppe von 15 Patienten mit einer lateralen Epikondylopathie mittels einer zervikalen Technik, der „Side Glide“-Technik nach Elvey, behandelt sowie mit einer Plazebo- und Kontrollgruppe verglichen. Die Schmerzschwelle (pressure pain treshold), schmerzfreier Griff, Krafttest und neurodynamische Tests der oberen Extremität waren nach 24 Stunden signifikant besser ($p < 0.05$).

Schlussfolgerung: Die Studie beweist, dass kurzfristige hypoalgetische Effekte der oberen Extremität möglich sind durch zervikale manualtherapeutische Interventionen.

Effectiveness of manual physical therapy and exercise in osteoarthritis of the knee: a randomized, controlled trial (Deyle et al. 2000)

Die Autoren wollten in dieser Studie bei 83 Patienten mit Arthrose im Kniegelenk die Wirkung Manueller Therapie beurteilen. Diese Studie vergleicht ein auf jeden einzelnen Patienten abgestimmtes Behandlungsprogramm mit einer Plazebobehandlung mit deutlichen Ein- und Ausschlusskriterien. Die Behandlung fand 8-mal (2-mal wöchentlich) statt und dauerte jeweils 30 Minuten. Die Manuelle-Therapie-Gruppe (n = 42) erhielt Manuelle Therapie für das Knie-, Hüftgelenk und die LWS sowie ein angepasstes Übungsprogramm. Die Plazebogruppe erhielt dagegen eine minimal dosierte lokale Ultraschallbehandlung (10 Minuten, 0,1 W/cm2, intermittierend) und wurde angehalten, im Alltag wie bisher in Bewegung zu bleiben.

In der MT-Gruppe zeigte der 6-Minuten-Gehtest nach 4 Wochen eine Verbesserung um 12,3% und nach 8 Wochen um 13,1% (Plazebogruppe: keine Veränderungen). Der *WOMAC Score* (Fragebogen mit 24 Fragen zu Schmerzen, Steifigkeit und funktionellen Einschränkungen) hatte sich in der MT-Gruppe nach 4 Wochen um 51,8% und nach 8 Wochen um 55,8% verbessert (Plazebogruppe: 15,8- und 14,6prozentige Verbesserung).

Auch RCTs erfassen nicht immer die realen Verhältnisse.

Schlussfolgerung: Bei Patienten mit Arthrose im Kniegelenk führt die Behandlung mit Manueller Therapie zu einer deutlichen Besserung der Ergebnisse in beiden Protokollen gegenüber der Plazebogruppe. Die Besserung hält auch nach dem Behandlungsintervall an.

Randomized controlled trial of exercises and manual therapy for cervicogenic headache (Jull et al. 2002)
In fünf großen Behandlungszentren wurden 200 Patienten mit Kopf- und Nackenschmerzen von 25 erfahrenen Physiotherapeuten untersucht und behandelt. Die Studie ist eine der ersten mit einer 12-monatigen Follow-up-Untersuchung nach Beendigung der Therapie. Die Patienten mit Einschlusskriterien nach Sjaastad et al. (1998) wurden in drei Gruppen eingeteilt: Kontrollgruppe, Manuelle-Therapie-Gruppe und spezifische Übungsgruppe. Die wichtigsten Ergebnisse sind, dass in der Behandlungsgruppe der Gebrauch von Medikamenten um 93–100% abnahm, wohingegen er in der Kontrollgruppe um 33% zunahm. In beiden Gruppen verringerten sich im Vergleich zur Kontrollgruppe signifikant die Häufigkeit und Intensität der Kopf- und Nackenschmerzen. Die Patienten der Kombinationsgruppe wiesen eine 10-prozentige Verbesserung auf gegenüber denjenigen, die eine Monotherapie erhielten, was klinisch gesehen relevant ist.
Schlussfolgerung: Bei Patienten mit chronisch mittelstarken zervikalen Kopfschmerzen ist die Kombination von Manueller Therapie und spezifischen Übungen am effektivsten.

Immediate effects of thoracic manipulation in patients with neck pain: a randomized clinical trial (Cleland et al. 2005)
Das Ziel der Studie bestand darin, die sofortigen Auswirkungen einer thorakalen Manipulation bei Patienten mit zervikalen Schmerzen zu untersuchen. Einschlusskriterien waren das Alter (18–60 Jahre) und Schmerzen im zervikothorakalen Bereich, die sich durch Nackenbewegungen verstärkten. Bei dieser Studie mit 36 Patienten waren sowohl die Patienten als auch der die Messung des Behandlungsergebnisses vornehmende Therapeut blindiert. Der Therapeut untersuchte bei allen Patienten die segmentale BWS-Beweglichkeit in der Flexions- und Extensionsrichtung und notierte die Segmente mit Bewegungseinschränkungen. Anschließend wurden die Patienten randomisiert in eine Manipulations- und eine Plazebogruppe. Die Ergebnisse waren, dass sich bei der Manipulationsgruppe der VAS-Score von 41,7 auf 25,6 mm verbesserte. Diese Verbesserung um 15,5 mm stellte eine klinisch signifikante Veränderung dar. Bei der Plazebogruppe verbesserte sich der VAS-Score von 47,7 auf 43,5 mm. Diese Verbesserung von 4,2 mm ist zu gering, um klinisch relevant zu sein.
Schlussfolgerung: Die BWS-Manipulation bewirkt bei Patienten mit primären zervikalen Symptomen eine sofortige Linderung der Nackenschmerzen.

5.5 Qualitative Forschung – Paradigmenwechsel in der Manuellen Therapie?

Qualitative Forschung entspricht den Zeitserienuntersuchungen.

RCTs gehören zur Kategorie quantitative Forschung. Sie reflektieren u.a. die objektive Realität und sollen verallgemeinert werden können. Ursache und Effekt können zunächst getrennt und dann analysiert werden. Qualitative Forschung ist eine Sammelbezeichnung für Methoden, die Wissenschaftler einsetzen, um aufzudecken und zu erforschen, wie Menschen bestimmte Situationen und deren Bedeutungen erfahren (Holliday 2002). Ein Faktor qualitativer Forschung ist, dass verschiedene Subjekte über multiple konstruierte Realitäten verfügen: Jeder Mensch konstruiert basierend auf seiner Wahrnehmung seine eigene Wirklichkeit. So erleben und beschreiben z. B. verschiedene Manualtherapeuten und Patienten ihre Interaktionen unterschiedlich. Es gibt nicht „eine Wahrheit", Untersucher und untersuchte Gruppe (Person) interagieren, sie beeinflussen sich wechselseitig. Dies sind keine Verallgemeinerungen; es ist nicht möglich, zwischen Ursachen und Effekten zu unterscheiden. Der Forschungsprozess ist eigentlich eher deskriptiv (Grant 2005).
Qualitative Forschung ist vielversprechend für die Zukunft der nach dem Maitland-Konzept arbeitenden Manualtherapeuten, die auf diese Weise in ihrer täglichen Praxis Zeitserienuntersuchungen durchführen können, unterstützt durch zuverlässige Messinstrumente und gesteuert durch Clinical-Reasoning-Prozesse, die im Maitland-Konzept bereits so tief verankert sind.

Zusammenfassung

Externe Evidenz der höchsten Evidenzstufe soll die Entscheidungen von Manualtherapeuten, die nach dem Maitland-Konzept arbeiten, im Clinical Reasoning Prozess unterstützen – jedoch nicht diktieren (Prinzip). Das Maitland-Konzept integrierte frühzeitig die klinische Evidenz, gesteuert durch das Brickwall-Denkmodell und das experimentelle Prae-post-hoc-Design (Evidenz Stufe IIa und Assessment/Reassessment).

Der Trend in der Manuellen Therapie ist, nach höheren Evidenzstufen zu streben, wie systematische Reviews und RCTs mit dem Ziel der „Professionalisierung" der Manuellen Therapie. Im Vergleich zu anderen Fachdisziplinen steckt diese Entwicklung einerseits noch in den Kinderschuhen. Andererseits hat sie jedoch ihre Grenzen, da nicht alle Faktoren, die therapeutische Ergebnisse beeinflussen, durch Zahlen erfasst bzw. objektiviert werden können. Vertiefung von qualitativer Forschung, wie Fallstudien (Prae-post-hoc-Design) werden heutzutage immer mehr angestrebt, wobei die Verbindung von Wissenschaft und Clinical Reasoning ein wichtiges Instrument ist und bleibt.

Literatur

Boyle J, Kevin P, Singer K, Milne N. Pattern of intervertebral disc degeneration in the cervicothoracic junctional region. Manual Therapy: 1998; 2: 72–77.

ClelandJA, Childs JD, Mcrae M. Immediate Effects of Thoracic Manipulation in Patients with Neck Pain: A Randomized Clinical Trial. Manual Therapy. 2005; 10: 127–135.

De Las Penas CF, Campo MS, Carnero JF, Page JCM. Manual therapies in myofascial trigger point treatment: a systematic review. J. bodywork movement ther. 2005.

Deyle GD, Henderson NE, Matekel RL, Ryder MG, Garber MB, Allison SC. Effectiveness of Manual Physical Therapy and Exercise in Osteoarthritis of the Knee – A randomized, controlled trial. Annals of Internal Medicine. 2000; 132: 173–189.

Domholt E. Physical Therapy research. Principles and applications. Philadelphia: W.B Saunders Company; 1993.

Grant A. The use of qualitative research methodologies within musculoskeletal physiotherapy practice. Manual Therapy. 2005; 1: 1–3.

Gross AR, Kay T, Hondras M, Goldsmith C, Haines T, Peloso P, Kennedy C, Hoving J. Manual therapy for mechanical neckdisorders; A systematic review. Manual Therapy. 2002; 3.

Holliday A. Doing and writing qualitative research. London: Sage Publications Ltd; 2002.

ICHD II – The international classification of headache disorders. 2nd edition. Cephalalgia. 2004; 24 (Suppl 1): 1–150.

Jull G, Trott P, Potter H et al. A Randomized Controlled Trial of Exercises and Manual Therapy for Cervicogenic Headache. Spine. 2002; 17: 1835–1843.

Keneally M, Rubenbach H, Elvey B. The upper limb tension test: the SLR of the arm. In: Grant R, ed. Physical Therapy of the Cervical and Thoracic Spine. New York: Churchill Livingstone; 1988.

Koes BW. How to evaluate manual therapy: value and pitfalls of randomized clinical trials. Manual Therapy. 2004; 4: 183–184.

Linton SF. Evidence based practice – does it take the reason to take out of practice? Pain Forum; 1998.

Maitland GD, Hengeveld E, Banks K, English K. Maitland's Vertebral Manipulation. 6th edition. Oxford: Butterworth-Heinemann; 2001.

Medicott et al. A systematic review of the effectiveness of exercise, manual therapy, electrotherapy, relaxation training, and biofeedback in the management of temporomandibular disorder. Phys Ther. 2006; 7.

Michener LA, Walsworth MK, Burnet EM. Effectiveness of rehabilitation for patients with subacromial impingement syndrome: a systematic review. J hand ther. 2004; 2: 152–164.

Muller M. Effectiveness of hand therapy interventions in primary management of carpal tunnel syndrome: a systematic review. J hand ther. 2004; Apr–Jun.

Ottenbacher KJ. Evaluating clinical change. Strategies for occupational and physical therapists. Baltimore: Williams & Wilkins; 1986.

Perleth M, Antes G, Hrsg. Evidenz-basierte Medizin – Wissenschaft im Praxisalltag. München: MMV Verlag; 1998.

Rothstein JM. The sensitive practitioner. Phys Ther. 1999; 3: 246–247.

Sackett DL, Rosenberg WM, Gray JAM, Haynes RB, Richards WS. Evidencebased medicine: What it is and what it isn't. BMJ. 1996; 312: 71–72.

Sjaastad O, Fredriksen TA, Pfaffenrath V. Cervicogenic headache: Diagnostic criteria. Headache. 1998; 38: 442–425.

Twomey L. Musculoskeletal Physiotherapy. Vorwort. Oxford: Butterworth-Heinemann; 1995.

Vicenzino B, Collins D, Wright A. The initial effects of a cervical spine manipulative physiotherapy treatment on the pain and dysfunction of lateral epicondylalgia. Pain. 1996; 1: 69–74.

Kapitel 6

Kapitel 6

Blick ins Ausland

Renate Wiesner

Einführung

Die geschichtlichen Hintergründe des Maitland-Konzeptes machen es verständlich, dass die eigentliche Entwicklung des heutigen Kurssystems und die Aktivitäten der IMTA ihren Ausgangs- und Mittelpunkt in der Schweiz haben.

Ein wesentlicher Teil der Konzeptentwicklung fand im Fortbildungszentrum *Hermitage* in Bad Ragaz, Schweiz, statt. Wie bereits im Eingangskapitel beschrieben fanden hier zwischen 1978 und 1990 mehrere Kurse mit G.D. Maitland statt. Viele verschiedene Einflüsse, Gespräche, Diskussionen und Querverbindungen haben dazu geführt, dass Maitland in der Hermitage 1982 erstmals die Grundgedanken zu seinem Konzept darstellte, maßgeblich beeinflusst durch gemeinsame Gespräche mit Gisela Rolf und Pieter Wells. Den Engländer Pieter Wells und die Deutsche Gisela Rolf ernannte er dann auch Anfang der 1980er-Jahre als Erste zu Maitland-Instruktoren.

Die Hermitage entwickelte sich in diesen Jahren zu einem wahren Mekka für Fortbildungen im Bereich der Physiotherapie. Ein internationaler Treffpunkt für Referenten und Kursteilnehmer, da ein Großteil der Kurse anfangs in englischer Sprache gehalten wurde. Hier wurde ein wichtiger Grundstein gelegt für die Verbreitung des Maitland-Konzeptes in weitere europäische Länder. Kapitel 6 stellt die Verbreitung und Entwicklung in den einzelnen Ländern vor.

6.1 Internationale Verbreitung

Nach dem Start im Fortbildungszentrum Hermitage war die Ausbildung einer zweiten Generation von Instruktoren ein weiterer Impuls für die Verbreitung des Gedankenguts von G.D. Maitland. 1988 ernannt er fünf weitere Physiotherapeuten zu Instruktoren (Abb. 6.1): Pierre Jeangros aus der Schweiz, den Holländer Pieter Westerhuis, den Engländer Robin Blake, die Schweizerin Martha Hauser und Di Adisson aus Australien.

Ehemalige Kursteilnehmer der Hermitage wollten gerne die Organisation von Maitland-Kursen auch in ihren eigenen Ländern initiieren. Durch die neuen Lehrer konnte man diesem Wunsch gerecht werden. Nach 1988 wurden in Deutschland, Österreich und Holland deutlich mehr Kurse durchgeführt.

6.1.1 Schweiz

Bis 1990 fanden alle Maitland-Kurse in der Hermitage statt. Nachdem Gisela Rolf die Leitung der Hermitage beendete, fanden 1992 und 1994 noch zwei weitere Kurse mit G.D. Maitland im FBZ (Fortbildungszentrum) Zurzach statt (Abb. 6.2).

Die Gruppe der Lehrer vergrößerte sich 1990 und 1992. Innerhalb der Gruppe tauschte man bereits seit längerer Zeit Gedanken aus, wie man sich organisieren könnte. So kam es 1992 zur offiziellen Vereinsgründung der International Maitland Teachers Association (IMTA). G.D. Maitland übertrug der Gruppe das Recht, als *Einzige* seinen Namen für Unterrichtszwecke zu gebrauchen, und traf damit eine weitreichende Entscheidung. Er sicherte somit die gemeinsame Weiterentwicklung der Inhalte bzw. der Lehrer und letztlich die Konzeptqualität.

Neben der Hermitage und dem FBZ in Zurzach kamen später noch Derendingen und Melchtal als deutschsprachige Kursorte dazu. In Lutry bei Lausanne finden regelmäßig Kurse in französischer Sprache statt.

Die Schweiz konnte trotz der zunehmenden Kursanzahl im benachbarten Ausland ihren Bestand

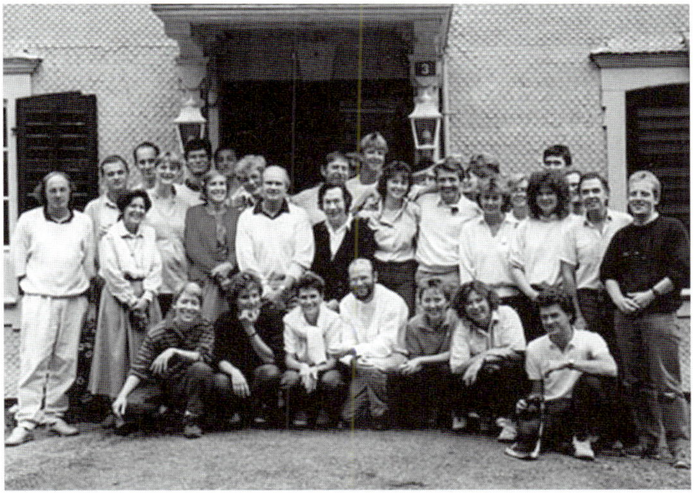

Abb. 6.1 Kursgruppe mit Geoff und Anne Maitland (in der Mitte) vor der Hermitage 1988 (Foto: Pierre Jeangros privat).

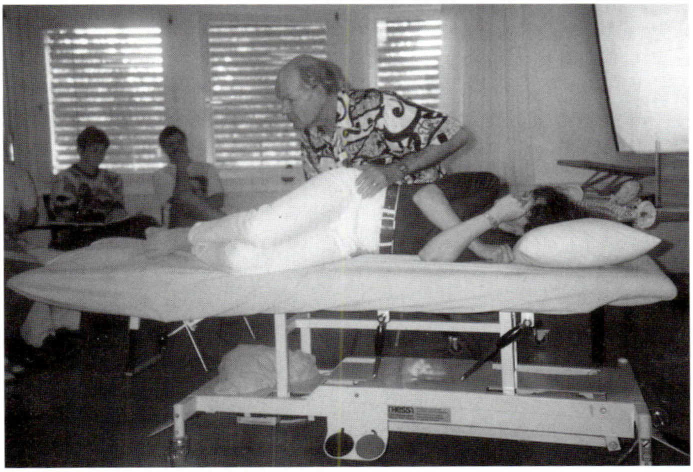

Abb. 6.2 G.D. Maitland 1994 im Fortbildungszentrum in Zurzach bei seinem letzten Kurs in der Schweiz (Foto: Renate Wiesner privat).

an Kursen halten und wird immer noch gerne von deutschen und österreichischen Therapeuten als Kursort gewählt. Es finden aktuell 7 Grundkurse pro Jahr in der Schweiz statt, regelmäßige Aufbaukurse Level 2A und 2B und auch Level-3-Kurse (siehe Anhang).

Parallel zur Entwicklung der Kurse und der Lehrervereinigung fand auch die Gründung der Interessenvereine zur Verbreitung des Maitland-Konzeptes statt. Pierre Jeangros wurde 1985 der erste Präsident des SVMP (Schweizerischer Verband für Manipulative Physiotherapie), der 1997 mit der AMT (Arbeitsgruppe für Manuelle Techniken) fusionierte. Der neue Verein mit der Bezeichnung SVOMP (Schweizerischer Verband für Orthopädische Manipulative Physiotherapie) vereint die Interessen der GAMT (Gesellschaft für die Ausbildung in Manueller Therapie – Kaltenborn-Evjenth-Konzept) und der Maitland-Gruppe. Seit 2001 bietet der SVOMP eine OMT-Ausbildung (nach IFOMT-Standard) an. Die OMT-Ausbildung (Orthopädische Manuelle Therapie) basiert auf einem integrierten Modell, das den Zugang sowohl über das Kaltenborn- als auch über das Maitland-Kurssystem ermöglicht.

Box 1

Interview mit David Frei, Leiter der Geschäftsstelle der IMTA

Herr Frei, früher waren Sie in leitender Position für IBM tätig. Heute sind Sie eigentlich im „Ruhestand" und leiten die Geschäftsstelle der IMTA. Wie sind Sie auf die Idee gekommen, die Geschäftsstelle zu managen?

David Frei: Bevor ich mich bei der IBM mit 58 Jahren pensionieren ließ, war mir klar, dass ich eine Beschäftigung suchen werde, bei der ich meine Erfahrungen, mein Wissen und meine Fähigkeiten einbringen kann. Zudem sollte es auch keine 100-Prozent-Stelle sein und eine Arbeit, die ich so lange ausüben kann, so lange sie mir Freude macht und mein Auftraggeber meine Arbeit schätzt. Eine Bekannte, die Treuhänderin der IMTA ist, machte mich auf den Job aufmerksam.

Was sind Ihre Aufgaben und was macht Ihnen besonders viel Freude bei Ihrer Arbeit für die IMTA?

David Frei: Ich bin Geschäftsleiter der IMTA und fühle mich mitverantwortlich, dass es der IMTA heute, morgen und auch in 10 Jahren gutgeht. Konkret mache ich alle Büroarbeiten, habe viel Kontakt mit den Kurszentren in ganz Europa und entwickle zusammen mit dem Vorstand und anderen IMTA-Mitgliedern Strategien und Konzepte, die sicherstellen, dass unser Produkt auf dem Markt führend ist und bleibt.

Von welchen Erfahrungen, die Sie bei IBM gemacht haben, profitiert die IMTA besonders?

David Frei: Unser Verein besteht aus Physiotherapeuten und es ist klar, dass unsere Mitglieder primär auf diesem Gebiet und in der Weiterbildung ihre Stärken haben. Ich komme aus dem kaufmännischen und Verkaufsbereich und so liegen meine Stärken eher im „Businessbereich", also im Erstellen von Konzepten, Entwickeln von Strategien, in der Kundenorientierung und im Management. Da ich während meinen 35 Jahren IBM 12 völlig verschiedene Jobs gemacht habe, sind Flexibilität, Einfühlungs-, aber auch Durchsetzungsvermögen sicherlich Eigenschaften, die mir bei dieser Arbeit zugutekommen.

Welche Parallelen zwischen IBM und IMTA gibt es?

David Frei: In jeder Firma, sowohl in der IBM als auch in der IMTA, ist das Produkt das Wichtigste. Und das Produkt muss hervorragend sein, um sich auf Dauer im Markt zu behaupten. An zweiter Stelle kommen die Kunden. Bei IBM waren es unter anderem ABB, Crédit Suisse, Novartis etc., jetzt sind es unser Kursbesucher und unsere Kurszentren. Wichtig ist es, dass unsere Kunden das Gefühl haben, dass wir für sie da sind und wir uns mit ihnen identifizieren. Und dann kommen die Mitarbeiter oder die Mitglieder. Da liegt die Herausforderung darin, dass wir nicht unsere persönlichen Interessen in den Vordergrund stellen, sondern das Wohl unserer Firma. Konkret heißt das, dass wir alle zusammen, jeder mit seinen Begabungen und Fähigkeiten, mit voller Identifikation die gemeinsam gesteckten Ziele erreichen.

Herzlichen Dank für das Interview!

6.1.2 Deutschland

Die ersten Kurse in Deutschland fanden ab 1988 in Bad Hersfeld, Mainz und Hamburg statt. Im Jahr zuvor wurde der Deutsche Verband für Manuelle Therapie im Maitland-Konzept (DVMT) gegründet. So entstand 1991 der erste Grundkurs in Hamburg in Zusammenarbeit mit dem DVMT.

Der DVMT hat wesentlich dazu beigetragen, dass die Maitland-Kurse in Deutschland heute einen großen Marktanteil in der Manuellen Therapie haben. In den vergangenen Jahren wurden über 2500 ausgebildete Physiotherapeuten pro Jahr von IMTA-Lehrern unterrichtet. Die Kurse sind inzwischen auch geografisch gut verteilt. Unsere Kurse finden vom südlichen Schwarzwald bis hoch in den Norden statt, genauso wie in den neuen Bundesländern.

Bereits seit 1990 ist es möglich, über die Maitland-Ausbildung die Zulassung zur Abrechnungsposition „Manuelle Therapie" zu erhalten. Seit 1996 ist dies gut organisiert durch den DVMT mit der Zertifikatsausbildung. Für einen weiteren Meilenstein sorgte der DVMT durch die OMT-Ausbildung. Die Mitgliedschaft im Dachverband DFAMT (Deutsche Föderative Arbeitsgemeinschaft für Manuelle Therapie) ermöglichte die Anerkennung der Ausbildung durch die IFOMT. So wird seit 1996 den Absolventen der Maitland-Ausbildung die Möglichkeit geboten, eine OMT-Qualifikation mit internationaler Anerkennung zu erreichen.

6.1.3 Österreich

Im Herbst 1994 wurde in Wien der ÖVMPT (Österreichische Verein für manuelle Physiotherapie) mit dem Ziel gegründet, die Manuelle Therapie und besonders das Maitland-Konzept bekannt zu machen. Unabhängig davon fanden bereits ab 1991 Kurse in Österreich statt. Der erste Maitland-Kurs wurde an der Physiotherapieschule in Klagenfurt unter der Leitung von Hugo Stam gehalten (Abb. 6.3). Es folgten Kurs in Graz, Bad Dürnberg, Innsbruck und Linz. In Klagenfurt wurde bald ein professionelles Fortbildungszentrum aufgebaut und so erlebten die Maitland-Kurse einen deutlichen Aufschwung in Österreich.

Mit Unterstützung von Jan Herman van Minnen erfolgte nach etlichen Fortbildungstagen in Wien 1998 auch dort der erste Grundkurs. Bedingt durch zahlreiche Grundkurse konnte 1997 der erste Auf-

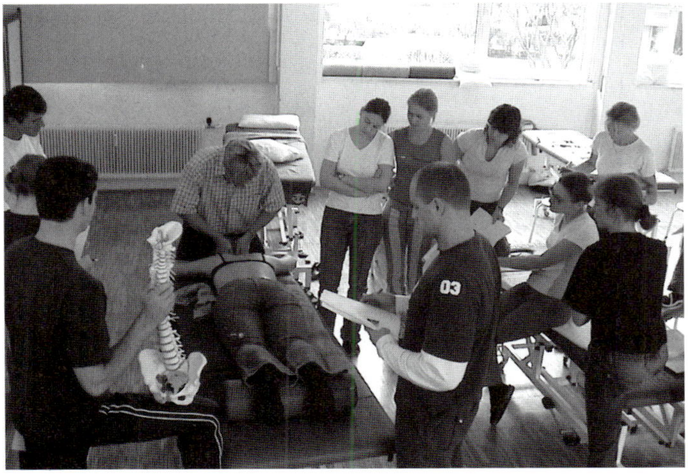

Abb. 6.3 Fortbildungszentrum in Klagenfurt (Foto: Werner Nafzger privat).

baukurs in Graz und 2003 in Klagenfurt der erste Level-3-Kurs durchgeführt werden.

Die Arbeit des ÖVMPT an einem OMT-Curriculum wurde 2000 mit der Aufnahme Österreichs (als Dachorganisation zusammen mit dem Kaltenborn-Konzept) in die IFOMT honoriert. Zwei OMT-Lehrgänge haben bereits stattgefunden. Somit besteht auch in Österreich die Möglichkeit, mit der Maitland-Ausbildung eine OMT-Qualifikation zu erreichen.

Da in Österreich die Physiotherapieausbildung ab 2007 an Fachhochschulen stattfindet und mit einem akademischen Titel abschließen wird, konzentriert sich der ÖVMPT derzeit auf die fachliche Qualität in diversen Masterausbildungen.

6.1.4 England

Die beiden Engländer Pieter Wells und Jill Guymer gehörten zu den ersten Absolventen des postgraduellen Kurses in Adelaide. Ende der 1960er-Jahre luden sie G.D. Maitland ein, in England einige Wochenendkurse zu unterrichten. Auch Pieter Wells und Jill Guymer leiteten weitere, zahlreiche Wochenendkurse. Nach seiner Qualifikation als Instruktor organisierte der Engländer Robin Blake 1989 einen kompletten Grundkurs in seiner Praxis. Seitdem finden regelmäßig 1–2 Grundkurse und auch Aufbaukurse in England statt. In Großbritannien ist das Maitland-Konzept jedoch zum Teil in die physiotherapeutische Grundausbildung integriert. Deshalb bietet die IMTA dort nicht so viele Kurse an.

6.1.5 Italien

Auch in Italien sind über viele Jahre kleinere Kurse organisiert worden, vor allem an Wochenenden. Es dauerte aber bis 1997, bis die ersten offiziellen IMTA-Kurse durchgeführt werden konnten. Gleichzeitig starteten Kurse in Bologna mit Elly Hengeveld, in Albenga/Ligurien mit Renate Wiesner und in Rom mit Pierre Jeangros.

Seit 2001 konnte durch die Ausbildung von zwei weiteren Italienisch sprechenden Instruktoren die Kurszahl in Italien deutlich gesteigert werden. Gleichzeitig kam es zu einer ständig wachsenden Nachfrage in Italien, sodass aktuell 9 Grundkurse pro Jahr zwischen Mailand und Sizilien stattfinden.

Nach dem ersten Level-2B-Kurs in Rom 2005 (Abb. 6.4 und 6.5) gründeten motivierte Italiener einen Interessenverein, um die Belange des Konzeptes in Italien zu vertreten. Der Zeitpunkt schien genau richtig zu sein, denn Italien war gerade IFOMT-Mitglied geworden und der neue Verein hatte es sich zur Aufgabe gemacht, eine vom IFOMT anerkannte OMT-Ausbildung, basierend auf dem Maitland-Konzept, auf die Beine zu stellen. 2008 wird in Rom der erste Level-3-Kurs stattfinden und somit ist auch in diesem Land der Meilenstein gelegt, das gesamte Ausbildungsschema ist etabliert.

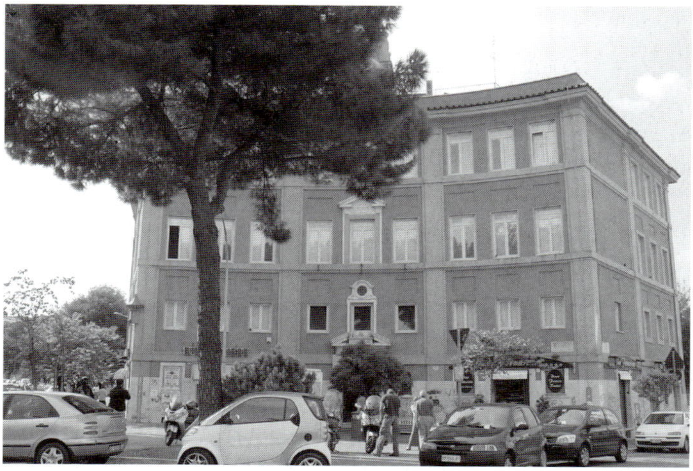

Abb. 6.4 Fortbildungszentrum Newmaster in Rom.

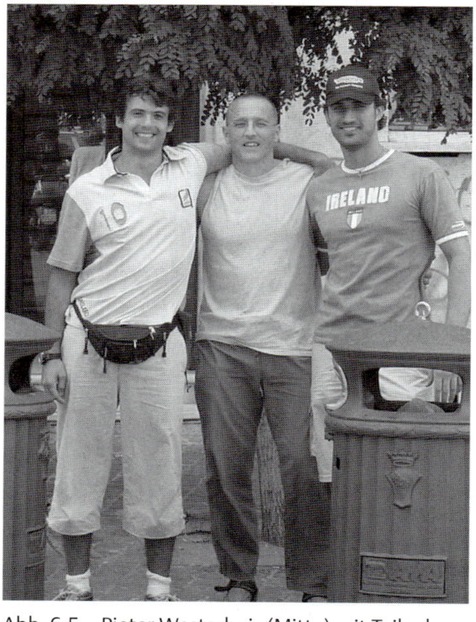

Abb. 6.5 Pieter Westerhuis (Mitte) mit Teilnehmern des ersten Level-2B-Kurses in Rom.

Hochschule Utrecht: Das Konzept ist in den Masterstudiengang integriert.

6.1.4 Niederlande

Hier wurden viele Jahre lang Wochenendkurse von verschiedenen Referenten gehalten. Unter anderen gingen auch die englischen Referenten Pieter Wells und Robin Blake mehrmals nach Holland. Dies motivierte holländische Therapeuten, nach Bad Ragaz zu reisen, um die Maitland-Kurse zu besuchen. Nach einem Aufbaukurs 1986 mit G.D. Maitland gründeten einige holländische Teilnehmer gemeinsam einen Verein, um das Maitland-Konzept in Holland zu verbreiten. Fast 20 Jahre organisierte dieser Verein kontinuierlich Kurse in Holland, sodass das heutige Ausbildungscurriculum der IMTA etabliert war.

Dank intensiver Bemühungen und Entwicklungen von Ausbildungscurricula durch Elly Hengeveld konnte die Maitland-Ausbildung im Jahr 2006 als Teil der Masterausbildung in Manueller Therapie an der Hochschule in Utrecht integriert werden.

6.1.5 Finnland

Seit 2000 findet in Finnland regelmäßig ein Grundkurs pro Jahr statt. Bereits ein Jahr später wurde der finnische Maitland-Verein gegründet, der in Zukunft alle weiteren Kurse in Zusammenarbeit mit dem Polytechnikum in Lahti organisierte. Auch hier wurde Vorarbeit geleistet durch Einführungskurse und Themenkurse, die Pieter Wells und Pieter Westerhuis hielten.

Durch die Regelmäßigkeit der Kurse und die Aktivitäten des Verbandes konnten bereits ab 2002 Aufbaukurse durchgeführt werden. Wie in anderen Ländern auch braucht es einige Jahre bis das Kurssystem, bis zum Level 3 organisiert werden kann. Ende 2007 wurde auch in Finnland dieses Ziel erreicht!

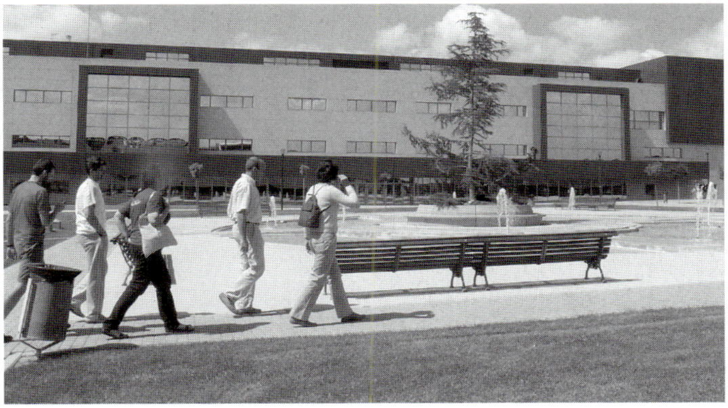

Abb. 6.6 An der Universidad Rey San Carlos in Madrid fand 2005 der erste Grundkurs statt (Foto: Renate Wiesner privat).

6.1.6 Spanien

In Spanien lief die Entwicklung über die Behandlungsliege des Fußballprofivereins FC Valencia. Hier wurde ein langjähriger Profi von einem Schweizer Therapeuten mit Maitland-Hintergrund behandelt. Aus dem Fußballprofi wurde selbst ein Physiotherapeut und er suchte nun nach einem Maitland-Instruktor, um Kurse in Spanien zu organisieren. Durch seinen Schweizer Therapeuten lernte er Pieter Westerhuis kennen, der ab 2000 regelmäßig nach Valencia reiste, um Einführungskurse zu geben. Unterstützung bekamen wir gleich von Anfang an durch Ellen Tamarit-Degenhart, die alle Kurs simultan ins Spanische übersetzte.

Aufgrund dieser Vorbereitung konnte 2005 der erste offizielle Grundkurs in Madrid durchgeführt werden (Abb. 6.6), organisiert durch Ellen Tamarit-Degenhart (Abb. 6.7). Im Dezember 2006 begann der zweite Grundkurs, diesmal in Valencia. Für 2008 ist der erste Level-2A-Kurs in Spanien geplant.

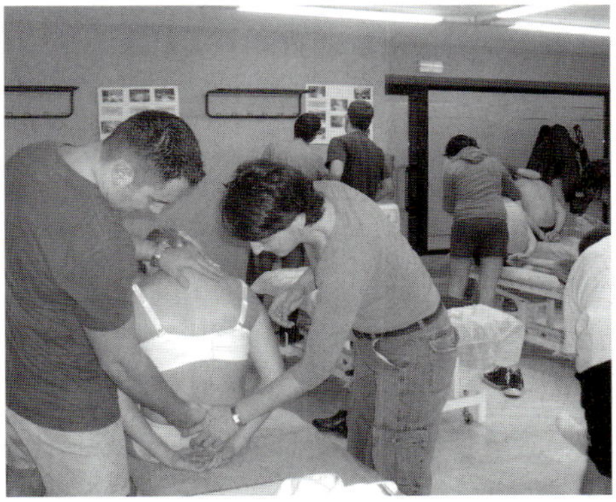

Abb. 6.7 Ellen Tamarit-Degenhart in Valencia 2007 (Foto: Renate Wiesner privat).

6.1.7 Dänemark

In den 1980er-Jahren hielt Pieter Wells hier ebenfalls Wochenendkurse (Einführungskurs ins Konzept). Diese Kurse motivierten dänische Therapeutinnen, komplette Kurse in der Schweiz zu besuchen. Durch ihre Aktivitäten im dänischen Physiotherapieverband flossen einzelne Inhalte aus dem Maitland-Konzept auch in die dänische Manualtherapieausbildung ein.

Fast 20 Jahre später begann Gisela Rolf in Dänemark Neurodynamikkurse für neurologische Patienten zu unterrichten. So erwachte erneut das Interesse, einen Maitland-Grundkurs in Dänemark durchzuführen. Wiederum war es eine motivierte und engagierte Einzelperson, die dieses Ziel verfolgte: Der dänisch-persische Physiotherapeut Amad Shayan aus Aarhus hatte bereits mehrere Maitland-Kurse in Deutschland besucht. Im Frühling 2006 konnte der erste offizielle Grundkurs mit einer kleinen Gruppe in seiner Praxis „Neuroklinik" in Aarhus beginnen (Abb. 6.8a–b).

Auch die Initiative Einzelner verbreitet das Konzept.

6.1.8 Ungarn

Auch in unserem jüngsten Unterrichtsland sind es die Bemühungen von engagierten Therapeuten, die es möglich machen, dass 2007 in Budapest der erste offizielle Grundkurs stattfinden kann. Tünde Bühler-Bagári, die Frau eines deutschen nach dem Maitland-Konzept arbeitenden Manual-

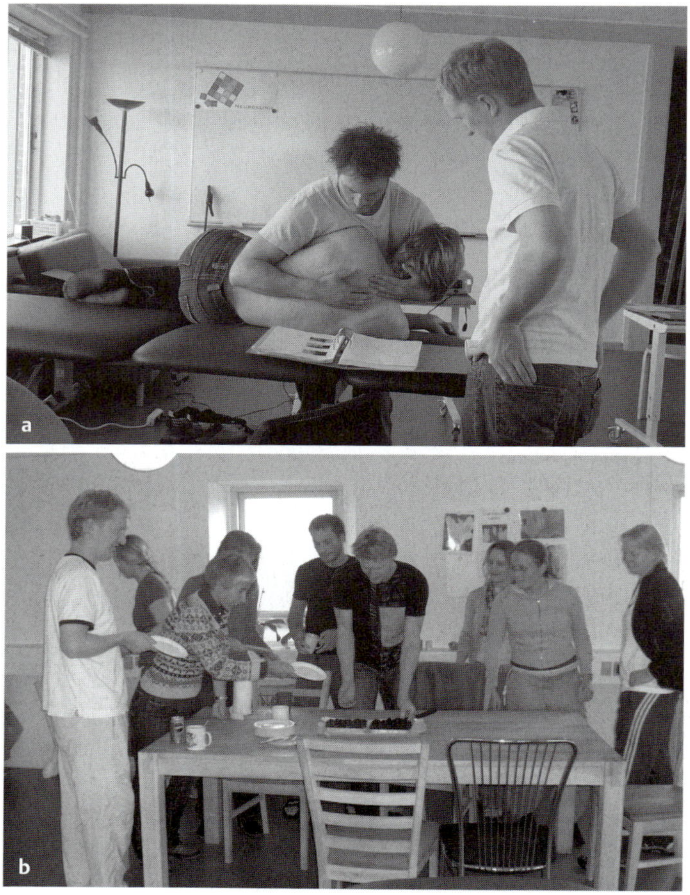

Abb. 6.8a–b Neuroklinik in Aarhus. **a** Kursteilnehmer. **b** Tageshöhepunkt: an jedem Nachmittag dänischer Kuchen! (Fotos: Renate Wiesner privat)

therapeuten, lud über die Beziehungen zu ihrem Heimatland erstmals John Langendoen für einzelne Themenkurse nach Ungarn ein. Über diese Kurse entstanden Verbindungen zu Andrea Rigo, der Leiterin der ungarischen Manualtherapie Gruppe. Diese Gruppe möchte gern eine IFOMT-Ausbildung auf Grundlage des Maitland-Konzepts auf die Beine stellen.

6.2 Zukunftspläne

In den letzten fünf Jahren erreichten uns durch die Präsenz im Internet zahlreiche Anfragen aus aller Welt. Das Interesse reicht von Argentinien, Brasilien, Venezuela, Kanada, den USA, Griechenland, Portugal, Norwegen, Polen, Kroatien, Irak, Indien bis nach Bangladesch und Katar.

Die organisatorischen Hürden müssen zuerst überwunden, eventuell kürzere Einführungs- und Themenkurse geplant werden, bis konkret der erste Kurs organisiert werden kann. In diesem Prozess scheitern einige Träume, und wenn es konkret zur Durchführung kommt, ist nochmals viel Engagement erforderlich, bis es gelingt.

Mit einem Konzept in einem Land zu beginnen, in dem noch nie ein Kurs stattgefunden hat, bedeutet entweder, dass das Konzept noch nicht so bekannt ist oder dass es schon genügend andere Anbieter für Kurse in Manueller Therapie gibt. Auch die finanziellen Aspekte unserer Berufsgruppe in den verschiedenen Ländern spielen eine Rolle. Umso mehr freuen wir uns (Abb. 6.9), wenn es gelingt und wenn sich nach der anfänglichen Zähigkeit die folgenden Kurse schon durch Mund-zu-Mund-Propaganda füllen.

Für 2007 und 2008 sind mehrere Kurs in „neuen" Ländern definitiv geplant. Unter anderen werden wir in Norwegen und Polen Kurse geben und zum ersten Mal auch außerhalb Europas: am Hamad Medical Center in Doha, Katar.

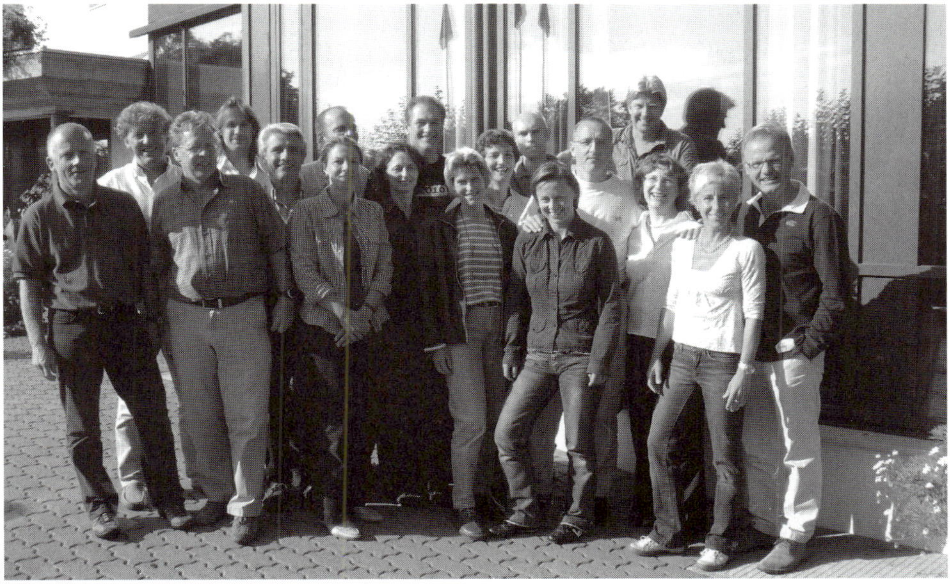

Abb. 6.9 Die internationale Gruppe der Lehrkräfte (IMTA) 2007 während eines Treffens in Zurzach, Schweiz (Foto: Renate Wiesner privat).

Zusammenfassung

2008 ist ein besonderes Jahr: Vor 30 Jahren unterrichtete G.D. Maitland zum ersten Mal in der Schweiz. Seither hat eine unglaubliche Entwicklung stattgefunden. Nun sind es 21 Lehrer, die in 13 verschiedenen Ländern das Maitland-Konzept unterrichten.

Es stehen uns wichtige Jahre bevor, denn im Prozess der Akademisierung der Physiotherapie wird sich auch der Bereich der Weiterbildung verändern. Durch regelmäßige Treffen der IMTA-Teachers (zweimal jährlich) sowie interne und externen Fortbildungen versuchen wir proaktiv zu sein, um uns für die Zukunft gut vorzubereiten.

Anhang

Glossar

Assessment. Die gesamte Beurteilung der Situation des Patienten. Es beinhaltet alle Befundergebnisse aus der Erstuntersuchung des Patienten, die Veränderungen durch Behandlung und die analytische Beurteilung während und am Ende der Behandlungszeit.

Bewegungsdiagramm. Zweidimensionale grafische Darstellung einer passiven Bewegung. Im Diagramm wird die Art und Weise dargestellt, wie sich die Faktoren Schmerz (P), Widerstand (R) und Spasmus (S) während der passiven Bewegung verhalten.

Clinical Reasoning. Klinische Entscheidungsprozesse der Therapeuten während Untersuchung und Behandlung. In einem hypothesengesteuerten analytischen Denkprozess werden ständig Hypothesen aufgestellt und auf ihre Gültigkeit überprüft. Um die Gedankengänge zu strukturieren, werden die Hypothesen in 7 verschiedene Hypothesenkategorien eingeteilt.

Differenzierungsteste. Teil der Funktionsuntersuchung. Wenn an einer Testbewegung mehrere Gelenke/Strukturen beteiligt sind, kann durch kleine Bewegungen an einem Gelenk, während das andere Gelenk möglichst ruhig gehalten wird, herausgefunden werden, woher die Symptome möglicherweise kommen.

Evidenzbasierte Medizin (EBM, *engl.* evidence: Beweis, Nachweis, Hinweis). Die korrekte Übersetzung wäre „beweisgestützte Heilkunde“. Sie zielt darauf, patientenorientierten Entscheidungen in der Medizin öfter eine wissenschaftlichere Grundlage zu geben, als dies oft der Fall ist → Evidenz.

Grade der Bewegung. Sie beschreiben, in welchem Abschnitt des Bewegungsausmaßes die passive Mobilisation durchgeführt wird. Die Mobilisationen werden in vier verschiedene Grade eingeteilt und mit römischen Zahlen bezeichnet. Manipulation entspricht dem Grad V.

Irritierbarkeit. Im weiteren Sinn: Reizbarkeit; die Symptome werden bereits durch eine geringe Aktivität ausgelöst und halten an. Im engeren Sinn: Maitland definierte drei Aspekte der Irritierbarkeit: wie schnell die Symptome provoziert werden, wie stark sie sind und die Zeitdauer, bis sie nachlassen. Ein solches Problem wird auch schmerzdominant genannt.

Mechanische Berührungsfläche: Das unmittelbar den Nerven umgebende Gewebe, z. B. Knochen, Muskeln, Ligamente etc.

Neuraxis: Nervensystem entlang der Körperlängsachse (Gehirn und Rückenmark).

Neurodynamik: Dieser Begriff beinhaltet sowohl die mechanischen als auch die physiologischen Aspekte des Nervensystems.

Neurodynamische Tests: Sie testen die mechanische und physiologische Adaptationsfähigkeit des Nervensystems, inklusive seiner bindegewebigen Anteile, auf mechanische Belastungen.

Neuropathische Stelle: Stelle, an der die Nervenzelle geschädigt ist.

Passive Nackenflexion (PNF): ein neurodynamischer Test, bei dem aus der Rückenlage der Nacken gebeugt wird. Damit wird das Nervensystem in longitudinaler Richtung untersucht.

PAIVMs (Passive Accessory Intervertebral Movements). Passive akzessorische intervertebrale Bewegungen, Gleitbewegungen in unterschiedliche Richtungen wie z. B. ein postero-anterior Gleiten.

PPIVMs (Passive Physiological Intervertebral Movements). Passive physiologische intervertebrale Bewegungen, anguläre Bewegungen wie Flexion, Extension etc.

Prone Knee Bend (PKB). Neurodynamischer Test, bei dem aus der Bauchlage das Bein im Kniegelenk gebeugt wird. Bei diesem Test kommt der N. femoralis unter Spannung.

Red Flags. Bedeuten Gefahrensituation für die Untersuchung und Behandlung; es kann sich um schwerwiegende Pathologien handeln oder um Schmerz, der keinen mechanischen Ursprung hat.

Referenzwerte. Durchschnittswert (Data) eines standardisierten Tests, bezogen auf eine experimentelle Untersuchungspopulation, z. B. das durchschnittliche Bewegungsausmaß des SLR bei Männern zwischen 20 und 40 Jahren ohne Rücken- und Beinbeschwerden.

Responsiveness (*engl.*: Empfindlichkeit eines Tests). Das Maß, in dem ein Messinstrument bei einem Patienten klinisch relevante Veränderungen in der Zeit registrieren kann. Bsp.: Der SLR ist in der zweiten Behandlung 5° besser. Die Frage ist, ob diese Veränderung klinische Relevanz hat.

Schutzspasmus. Unwillkürliche Schutzspannung der Muskeln, die der Patient nicht kontrollieren kann.

Sensibilität/Sensitivität. Fähigkeit eines Tests, zu zeigen, dass eine pathologische Veränderung vorhanden ist → Spezifität.

Spezifität. Die Fähigkeit eines Tests, zu zeigen, dass kein positiver Befund vorhanden ist → Sensitivität.

Straight leg raise (SLR). Neurodynamischer Test, bei dem das gestreckte Bein aus der Rückenlage gehoben wird. Bei diesem Test kommt der N. ischiadicus unter Spannung.

Überdruck (*engl.* overpressure). Jedes Gelenk kann über sein aktives Bewegungsende hinaus bewegt werden. Dies geschieht in der Regel durch die Therapeutin, die das Gelenk mit der nötigen Sorgfalt, je nach Bewegungsrichtung weiter bewegt. Ein normales Gelenk bleibt bei Überdruck schmerzfrei.

Upper Limb Neurodynamic Test (ULNT). Neurodynamischer Test des Plexus brachialis. Es gibt drei ULNT, die aufgrund von verschiedenen Armpositionen unterschiedliche periphere Nerven testen, den N. medianus (ULNT1 und ULNT2a), N. radialis (ULNT2b) und N. ulnaris (ULNT3).

Hinweise auf die Weiterbildung

Gerti Bucher-Dollenz

Das Maitland-Konzept wird durch die IMTA (International Maitland Teachers Association) vertreten, eine internationale Vereinigung der Maitland-Instruktoren. Sie hat sich verpflichtet, die Manuelle Therapie nach dem Maitland-Konzept zu standardisieren, weiterzuentwickeln, zu verbreiten und Physiotherapeuten auszubilden (Abb. 1, Tab. 1).

Qualitätssicherung der IMTA

Alle IMTA-Instruktoren und IMTA-Assistenten verpflichten sich, neben ihrer regelmäßigen Unterrichtstätigkeit mindestens 600 Stunden im Jahr mit dem Maitland-Konzept klinisch zu arbeiten. Die Qualitätssicherung der IMTA garantiert zudem, dass sich die IMTA-Instruktoren regelmäßig sowohl fachlich als auch methodisch-didaktisch weiterbilden, damit die hohe Qualität des Unterrichts gewährleistet bleibt. Besonderes Augenmerk wird auch auf das Peertutoring als Teil der Qualitätssicherung gelegt.

Orthopaedic Manipulative Therapy: OMT-Qualifikation

Die IMTA-Lehrgänge sind in verschiedenen europäischen Ländern eine Voraussetzung, um die Qualifikation in Orthopädischer Manueller Therapie nach IFOMT-Richtlinien (International Federation Orthopaedic Manipulative Therapists) zu erlangen. Der OMT Abschluss ist die höchste internationale Qualifikation in Manueller Therapie (Tab. 2).

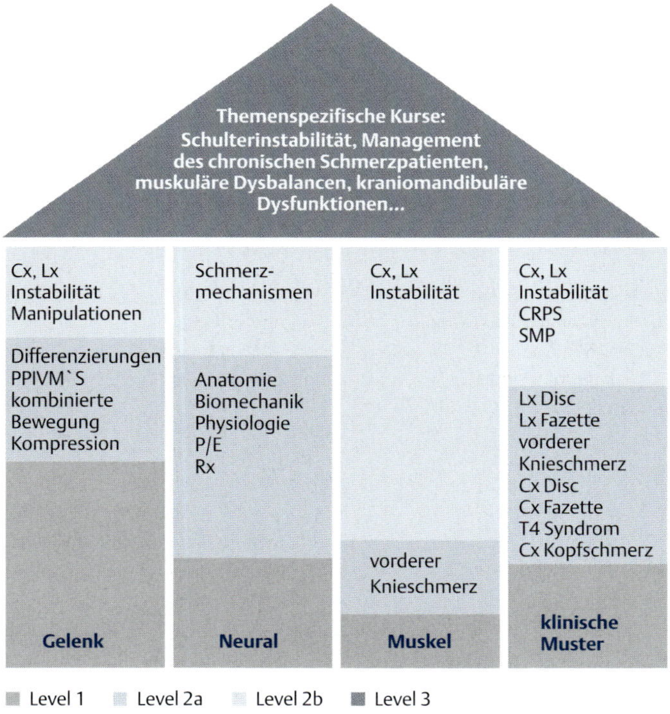

Abb. 1 Aufbau des Kurssystems (PPIVMs = Passive physiologische intervertebrale Bewegungen, P/E = Physical Examination, körperliche Untersuchung/Funktionsuntersuchung, Rx = Behandlung, Cx = HWS, Lx = LWS, T4 = BWS, 4. Segment). (CRPS = komplexes regionales Schmerzsyndrom, SMP = sympatisch unterhaltende Schmerzen)

Tab. 1 IMTA-Kurssystem und Qualifizierungsmöglichkeiten

Level 1 Einführungskurs	**Level 2a Aufbaukurs**	**Level 2b Aufbaukurs**	**Level 3 Aufbaukurs**
4 Wochen	2 Wochen	2 Wochen	3 Wochen
■ Einführung in das Maitland-Konzept: – Biopsychosoziales Paradigma – Clinical-Reasoning-Prozesse – Evidenzbasierte Praxis ■ Analyse, Interpretation und spezifische Behandlung von Bewegungsdysfunktionen mit Betonung der peripheren neurobiologischen Mechanismen ■ Befundaufnahme und Untersuchung – Wirbelsäule – Periphere Gelenke – Neurale Strukturen ■ Anwendung des Maitland-Konzeptes in der Untersuchung und Behandlung von Patienten mit Störungen im Bereich des Bewegungssystems ■ Planung und Durchführung einer effektiven Behandlung	■ Festigung der Kenntnisse (Level 1) und Vertiefung des Verständnisses des Maitland-Konzeptes ■ Fortgeschrittene Handlungskompetenzen in Untersuchung und Behandlung – Alle peripheren Gelenke – Wirbelsäule – Inklusive Beurteilung der funktionellen Demonstration ■ Differenzierungstests ■ Erkenntnisse und deren praktische Anwendungen – Biomechanik – Kombinierte Bewegungen – Kompression ■ Detaillierte Untersuchung und Behandlung der neurodynamischen Strukturen, theoretische Hintergründe ■ Untersuchung und Behandlung ausgewählter klinischer Syndrome – Diskogene versus fazettenbedingte Probleme (LWS) – Akuter blockierter Nacken – T4-Syndrom – Patellofemorale Schmerzen – Zervikogener Kopfschmerz ■ *Optional: Zertifikatsprüfung (siehe unten)*	■ Vertiefung der Kenntnisse (Level 1 und 2a) ■ Kritische Betrachtung des Maitland-Konzeptes ■ Fortgeschrittene Handlungskompetenzen in Untersuchung und Behandlung des Bewegungssystems – Problemorientiertes Vorgehen – Aufstellen von multiplen Hypothesen ■ Manipulationstechniken (Grad V) mit Indikationen und Kontraindikationen ■ Fortgeschrittene Untersuchung und Behandlung der neurodynamischen Strukturen ■ Einführung: Prinzipien der dynamischen Stabilität der Wirbelsäule ■ Fortgeschrittenes Verständnis – Neurophysiologische Schmerzmechanismen – Konsequenzen für die praktische Arbeit (Schmerzmanagement) ■ Weitere Untersuchung und Behandlung ausgesuchter klinischer Syndrome – Lumbale und zervikale Instabilität – Chronische Schmerzprozesse ■ Analyse und praktische Implikationen der evidenzbasierten Praxis ■ Vertiefung Clinical Reasoning	■ Weitere Vertiefung der Inhalte (Level 1 und 2) ■ Fortgeschrittenes Schmerzmanagement – Clinical Reasoning – Psychosoziale Aspekte der Untersuchung und Behandlung ■ Ergänzungen und Revisionen von Manipulationen (Grad V) der Wirbelsäule ■ Diskussion spezifischer pathobiologischer Risikofaktoren ■ Prinzipien, Untersuchung und Behandlung von dynamischen Kontrollstörungen im Bereich Becken, Hüft-, Kniegelenk ■ Untersuchung und Behandlung von kraniomandibulären Dysfunktionen und damit verbundenen Schmerzsyndromen ■ Untersuchung und Behandlung von klinischen Syndromen ■ Schulterinstabilität ■ Schulterimpingement ■ Lumbale Stenose ■ Vertiefung Management und Ergänzung zur zervikalen Instabilität ■ Vertiefung Clinical Reasoning, Problemlösungs- und Schmerzmanagementstrategien

Tab. 1 Fortsetzung

▪ Insgesamt 440 Zeitstunden (11 Wochen) ▪ Ziel: praxisorientierte und evidenzbasierte Ausbildung in Manueller Therapie nach dem Maitland-Konzept ▪ Handlungs- und transferorientierter Unterricht mit umfassendem Problemlösungs- und Managementansatz für Patienten mit Bewegungsdysfunktionen des neuromuskuloskelettalen Systems ▪ In allen Kursen untersuchen und behandeln die Kursteilnehmer Patienten unter Supervision ▪ Praktische Demonstrationen von Patientenbehandlungen durch die IMTA-Kursinstruktoren ▪ Ein detaillierteres Curriculum mit Lernzielen finden Sie auf der Homepage der IMTA: www.imta.ch	
Zertifikatsprüfung in Manueller Therapie (Deutschland)	▪ Nach Abschluss des Level-2a-Kurses besteht die Möglichkeit einer Zertifikatsprüfung in Manueller Therapie des DVMT (Deutscher Verband für Manuelle Therapie, Maitland-Konzept) ▪ Mit dieser von den Krankenkassen anerkannten Zusatzqualifikation können Physiotherapeuten in Deutschland die Abrechnungsposition „Manuelle Therapie" verrechnen
Instruktorenausbildung	Instruktorenausbildungslehrgang der IMTA für qualifizierte Physiotherapeuten, die Kurse in Manueller Therapie nach dem Maitland-Konzept unterrichten möchten: ▪ Dauer: mindestens sieben Jahre, inklusive Methodik-Didaktik-Ausbildung und mindestens 22 Wochen Assistenz in IMTA-Kursen ▪ Nach dem Erwerb einer IFOMT-anerkannten OMT-Qualifikation und erfolgreicher Beendigung der Instruktorenausbildung kann der Bewerber zur Instruktoren-Prüfung zugelassen werden ▪ Dreitägige Abschlussprüfung: schriftliche Arbeiten, Patientenbehandlungen, einen Vortrag und eine umfassende Technikenprüfung ▪ Siehe Qualitätssicherung

Tab. 2 OMT-Qualifikation in verschiedenen europäischen Ländern

Land	Voraussetzungen	Informationen
Deutschland	Level 3	Deutscher Verbund Manuelle Therapie (Maitland-Konzept) www.dvmt.de
Großbritanien	Level 3	MACP: www.macp-online.co.uk CSP: www.csp.org.uk
Niederlande	IMTA-Kurssystem ist in die OMT-Ausbildung integriert Anmerkungen: ▪ Ausbildungsdauer 4 Jahre, regelmäßige Lernzielüberprüfungen ▪ Aufnahme in das „Qualiteitsregister Manuele Therapie" des KNGF (Koninklijk Nederlands Genootschap voor Fysiotherapie) bei erfolgreichem Abschluss	Opleiding Manuele Therapie Maitland Concept NL www.cb.hu.nl
Österreich	Level 2a Freistellungen für Absolventen IMTA Level 3	ÖVMPT – Österreichischer Verbund für Manuelle Physiotherapie www.maitland-konzept.at
Schweiz	IMTA Level 2A Freistellungen für Absolventen IMTA Level 3	SVOMP – Schweizer Verbund für Orthopädische Manipulative Physiotherapie www.svomp.ch

Masterstudiengänge

Die IMTA arbeitet mit mehreren europäischen Fachhochschulen und Universitäten bei der Gestaltung und Durchführung von Masterstudiengängen zusammen. Der erste Masterstudiengang in Zusammenarbeit mit dem DVMT und der IMTA wird in Hildesheim (D) durchgeführt. Aktuelle Angebote über Masterstudienlehrgänge in Zusammenarbeit mit der IMTA finden Sie auf der Webseite der IMTA: www.imta.ch (Tab. 3).

Tab. 3 Internetseiten

Adresse	Inhalte
www.imta.ch	Informationen über die IMTA und das Maitland-Konzept für Physiotherapeuten, Patienten und Ärzte: ▪ Curriculum der IMTA ▪ Aktuelles Kursangebot in den verschiedenen Ländern ▪ Aktuelle Masterstudiengänge ▪ CATs zu aktuellen Themen der Manuellen Therapie ▪ Hilfreiche Linkseite
www.dvmt.org	Informationen über den DVMT und die Zertifikatsprüfung für Manuelle Therapie in Deutschland
www.maitland-konzept.at	Informationen über den ÖVMPT (Österreichischen Verein für Manuelle Physiotherapeuten)
www.maitgroup.it	Informationen über die MA.IT.GROUP (Maitland Italian Group of Manual Therapy)
www.svomp.ch	Informationen über den SVOMP (Schweizer Verein für Orthopädische Manuelle Therapie)
www.cb.hu.nl	Informationen über die Opleiding Manuele Therapie Maitland Concept NL
www.ifomt.org	Informationen über IFOMT
www.hawk-hhg.de/hawk/fk_soziale_arbeit/130419.php	Informationen über den Masterstudiengang für Physiotherapie an der Fachhochschule Hildesheim (D)

Sachverzeichnis

A

B

G

H

I

K

L

M

N

O

P

R

S

T

U

V

W

Z